Genezing volgens het Medicijnwiel

De auteur

Marielu Lörler beschouwt haar werk als genezeres, auteur en kunstenares als een stimulans om in een wonderbaarlijke wereld te leven. Haar boodschappen tonen de praktische weg, eenvoud, originaliteit, waakzaamheid voor het nu en overvleugelen de norm. Reizen onder natuurvolken en vriendschappen met sjamanen lieten in haar het visioen van de 'regenboogmens' opkomen: een mens die zich niet meer uit de reidans van de schepping terugtrekt en zijn bezit verdedigt, maar zijn volledigheid en verbondenheid ontdekt en beleeft en ze in elk ander levend wezen respecteert.

Het boek

We kunnen veel van de sjamanen leren, die het meer dan 45.000 jaar oude weten van het evenwicht van al het leven voor ons hebben bewaard: oog voor het geheel, dat we in het tijdperk van specialisatie en rationalisatie niet meer hebben, het ontwaken van onze instincten en intuïtieve krachten, waarvan we onszelf met geweld hebben ontdaan. De auteur wijst de weg waarlangs we ons midden weer kunnen vinden, en de onuitputtelijke kracht van de kosmos die we in ons dragen.

Dank aan alle mensen die me met hun hulp en inspiratie terzijde
hebben gestaan bij de geboorte van dit boek.

Dank aan alle bomen die zichzelf hebben geschonken
om tot papier voor dit boek te worden.

Marielu Lörler

Genezing volgens het Medicijnwiel

Sjamanen wijzen u de weg

Uitgeverij Verba

Bij Uitgeverij Verba verschenen reeds:

Egyptische symbolen
Talismannen en amuletten
Symbolen uit het Oude Oosten
Keltische symbolen
Boeddhistische symbolen
Indiaanse symbolen
Symbolen van de islam
Symbolen van de Inka, Maya en Azteken
Symbolen van Afrika
Voodoo-rituelen

Nieuwe delen in voorbereiding.

Niets uit deze uitgave mag worden verveelvoudigd, opgeslagen in een geautomatiseerd gegevensbestand of openbaar gemaakt, in enige vorm of op enige wijze, hetzij elektronisch, mechanisch, door fotokopieën, opnamen, of enig andere manier, zonder voorafgaande schriftelijke toestemming van de uitgever.

Oorspronkelijke titel: Hüter des alten Wissens
Vertaling: Drs. Hans P. Keizer
Omslagontwerp: Murat Karaçay, Kirsten Glück
Illustraties: Andreas Kloker
© Copyright by Schirner Verlag, Darmstadt, 2000
© Copyright voor deze uitgave: Verba b.v., Hoevelaken, 2004
Distributie: RuitenbergBoek, Soest
NUR 739
ISBN 90 5513 515 1

Inhoud

Voorwoord 11

I Wezen en geschiedenis van het sjamanisme 15
Wat is een sjamaan? 16
De roeping tot het sjamanendom 18
Het verwerven van sjamaanse vermogens 19
Sjamanisme en kosmisch wereldbeeld 27
De taken van een sjamaan 29
Sjamaanse heelsessie 32
De sjamaan als kunstenaar 36
Sjamanisme bij onze voorvaderen 37
• Sjamaanse activiteit bij de Kelten 39
• Sjamaanse activiteit bij de Germanen 44
Magiërs, tovenaars, genezers, medicijnmannen, heksen 50

II De boodschap van de sjamanen voor het tijdperk van de Waterman .. 53
Dienaars van de aarde 55
De Hopi en hun profetie 63

III Het wiel van openbaring 69
Het scheppingsverhaal van de oerreligie 75
Het Medicijnwiel 83
• De 20 Heilige Getallen 85
• De kracht van de zon 87
• De kracht van de aarde 89
• Het rijk der planten 92
• Het rijk der dieren 95
• Het rijk der mensen 98
• Het rijk der voorouders 99
• Het rijk der dromen 102

Inhoud

- De kracht van de Grote Wetten 104
- De kracht van beweging 109
- De kracht van het Hogere Zelf 112
- De rijken van de Hogere Kosmische Wezens 116

De kleuren van het Medicijnwiel 120
Magie op de krachtplaats 121
Het Medicijnwiel in een vertrek 123
- Het reinigen en wijden van de plaats 125
- Het neerleggen van de Heilige Richtingen 126
- De krachtplaats in het Medicijnwiel 130
- Meditatieoefeningen 132
  Kleine-dood-ademhaling 132 • Aarde-hemel-ademhaling 133 •
  Het spreken of zingen van een krachtwoord 133

Het permanente Medicijnwiel in de natuur 135
- Het vinden van de persoonlijke krachtplaats in de natuur 135
  De energiedans 136
- Het aanroepen van de krachten 140
- Het midden van de cirkel – het kindvuur 145

De vier schilden van de mens 146
- Het zuidschild 151
- Het oostschild 152
- Het noordschild 153
- Het westschild 154
- Praktisch werken met de vier schilden 157

Werken met de vier schilden in het dagelijks leven 157
Werken met de vier schilden in het Medicijnwiel 159
Werken met de vier schilden in de natuur 161
- De waarneming van de vier schilden door vier personen 165
- De vier-schildenoefening bij de boom 167

De tien energiecentra of chakra's van de mens 170

Inhoud

- De 1e chakra – het zonnewiel 174
- De 2e chakra – het aardewiel 176
- De 3e chakra – het plantenwiel 177
- De 4e chakra – het dierenwiel 178
- De 5e chakra – het mensenwiel 179
- De 6e chakra – het voorouderwiel 180
- De 7e chakra – het droomwiel 181
- De 8e chakra – het karmawiel 182
- De 9e chakra – de aura 183
- De 10e chakra – ons Hogere Zelf 184
- Praktisch werken met de chakra's 184

Het opwekken van de chakra's 185
Ademhalingsoefeningen voor de eerste zeven chakra's .. 186
    Scheppersadem 186 • Vrouwelijke/passieve adem 186 •
    Mannelijke/actieve adem 186 • Reinigingsadem 187 • Gelukkige adem 187
    • Kalmerende adem 187 • Kleine-dood-ademhaling 187

De tonen of het wakker zingen van de chakra's 188
- Kleurenmeditatie 190

Ziekte en genezing 191
- Magisch genezen in het Medicijnwiel 195

De voltooiing van de afzonderlijke chakra's tot de Heilige 20 196
De geneeskracht van kristallen 207
    Pendeldiagnose 208 • Armdrukmethode • 209

De drie bondgenoten van de mens 212
    De stenen bondgenoot – de eerste en oudste verwant van de mens 213
    • Steenmeditatie 221 • Kristallen als bondgenoot 223
    • De plantaardige bondgenoot – de tweede verwant van de mens 226
    • De dierlijke bondgenoot – de derde verwant van de mens 238
    • Reizen in de wereld der dieren 242 • Krachtlied 252 • Krachtoverbrenging 253

Het medicijnschild 259

Inhoud

- Trommel en kalebas 261
  Optrommelen van Heilige Krachten 262
- De wetskring 266
De verdeling en betekenis van de acht plaatsen 268

IV Ritueel voor de helingsweg 273
Reinigings- en balanceringsrituelen 277
- De spiraal 278
  Rituelen van de spiraal 280
- De zweethut – het ritueel van dood en wedergeboorte 284

Rituelen van de vier elementen 294
- Het vuurritueel 294
- Het aarderitueel 299
- Het waterritueel 304
- Het luchtritueel 307

Het ochtend- en het avondritueel 309
- Het ochtendritueel 310
- Het avondritueel 313

Het vollemaanritueel 315
  Chakrameditatie 318
Het verjaardagsritueel 322
Het dagelijks leven, een ritueel 327

V De acht jaarfeesten of zonnefeesten van de aarde 331
21 december – het feest van het zuiden 338
4 februari – het feest van het zuidoosten 340
21 maart – het feest van het oosten 341
6 mei – het feest van het noordoosten 342
21 juni – het feest van het noorden 344
8 augustus – het feest van het noordwesten 345

Inhoud

23 september – het feest van het westen........................346
8 november – het feest van het zuidwesten......................347

Aan de geest van het boek 349
Literatuur 350

Voorwoord

Met dit boek wil ik geen wetenschappelijk of antropologisch werk over het thema sjamanisme aanbieden, want daar is al veel over geschreven. Ik ga er veel meer vanuit dat in de laatste jaren een beweging is begonnen waarin de hoeders van het Oude Weten, alom bekend als sjamanen en medicijnmannen, geïnspireerd door visioenen, besloten hun land te verlaten om naar ons, hun Blanke Broeders, te komen. Hun komst is niet toevallig, het tijdstip is zinvol gekozen binnen het scheppingsplan dat aan alles ten grondslag ligt. Het is het begin van het tijdperk van de Waterman, nadat de zon meer dan tweeduizend jaar lang in het sterrenbeeld Vissen heeft gewerkt. Met het opduiken van de Waterman en het zinken van de Vissen staan we nu op een keerpunt in de geschiedenis. Het is nog open hoe de strijd eindigt: overwint de door velen geprofeteerde catastrofe of ontwikkelt zich een nieuwe bewustzijnsdimensie? De beslissing ligt in de wil van de mensheid zelf en in een eeroude, voor ons echter pas onlangs herboren zienswijze: in het holistische wereldbeeld van de mens en zijn plaats in het geheel.

Wij bevinden ons midden in de geboorteweeën van een nieuw tijdperk. De geboorte van het Waterman-geesteskind kan alleen gezond en voorspoedig verlopen als het Oude Weten een verbintenis aangaat met ons intellectuele weten. Als ideologieën, dogma's, sekten... hun sluier afwerpen en de mens zijn oerreligie in een directe, levendige ervaring terugvindt. De sjamanen en de Blanke Broeders zijn nu samen bruggenbouwers van een nieuw – kosmisch – wereldbeeld, dat op grond van zijn geest een deel is van de Grote Geest, de Goddelijke, en daarmee een scheppende medewerker van het universum wordt. De sjamanen die nu tot ons zijn gekomen, wisten dat nu de tijd van uitwisseling en van het begrijpen van de meest uiteenlopende culturen is aangebroken. Alle mensen die willen horen, kunnen het symbool bevatten, niet meer met het rationalistisch georiënteerde denken, maar met het denken van het hart, dat de enige ware communicatie van alle volken is.

We kunnen veel van de sjamanen leren: oog voor het geheel, het ontwaken van onze instincten en onze intuïtieve krachten, de ware kracht van het denken, de toegang tot de oerbron, waaruit wij onze visioenen ontvangen. Ze kunnen ons leren onze persoonlijke plaats binnen het geheel te vinden en de daarmee verbonden

Voorwoord

opdracht tot genezing van de aarde in te zien. Van ons, hun Blanke Broeders, kunnen de sjamanen leren hoe men door rekening met het intellect te houden het oorspronkelijke theoretisch kan ordenen en het bewustzijn structuur kan geven. De boodschap van de sjamanen is geen uitnodiging aan ons om naar voorbije perioden van de wereldgeschiedenis terug te gaan op zoek naar de leefwijze van de mensen in die tijd. Het gaat er veel meer om de blik helemaal (!) op het huidige te richten en de plek van ons persoonlijke centrum, het midden van ons wezen, te ontdekken. Het gaat er niet meer om op de verlosser te wachten, maar de verlossing zelf in de hand te nemen. De Nieuwe Tijd vraagt om het werk, of liever de medewerking, van ieder afzonderlijk; het gaat om werken voor het geheel, werken voor het evenwicht van het hele leven, werken voor de vrede en voor de genezing van onze planeet. Ieder van ons wordt in deze tijd aangemoedigd zijn talent daarvoor op een zinvolle manier in te zetten, waarbij de zin zich altijd daar zal vertonen waar de mens zijn verbondenheid met het geheel waarneemt.

Het voor onze westerse cultuur zo kenmerkende nemen en uitputten van de aarde moeten we zelf weer in evenwicht brengen. Dat kunnen we alleen als we ons het gescheiden-zijn van onze ware oorsprong bewust maken en ons weer met deze scheppende oerbron verbinden, want wie zich aan haar water laaft, ervaart de kracht van inspiratie. Hier vindt door de persoonlijke verbinding met de goddelijke geest de individuele doop tot ware Waterman plaats. En daar sluit ieder op sjamaanse wijze zijn verbond met de krachten van de kosmos, waarin ieder voor zich leert zijn eigen lot te lezen en zijn wetmatigheid te volgen. Uit deze bron kan iedereen datgene putten wat hij individueel tot genezing en verfraaiing aan de aarde wil teruggeven. Het geven van ieder van ons is het overkoepelende thema dat de mensen bij elkaar brengt en waaraan ze vol vreugde en inventiviteit hun persoonlijke opdracht zullen ontdekken of, zoals het bij de sjamanen heet, 'hun droom wakker dansen, hem van de hemel op de aarde brengen'. Het carrièrestreven en het machtsmisbruik voor eigenbelang of onderdrukking, allebei metgezellen van eenzaamheid en onmenselijkheid, kunnen we omzetten in echt meesterschap en vriendschap, als ieder zich bewust is van zijn samenhang met het

Voorwoord

geheel. – Alleen vandaaruit stimuleert ieder de ontplooiing van zijn eigen talent en dat van de anderen.

En hier komen we bij de bedoeling van dit boek: in de zin van de Waterman wil het een vriendschappelijke begeleider zijn, die, natuurlijk steeds binnen de beperking van een boek, het meer dan 45.000 jaar oude weten van de Heilige Cirkel wil delen, dat ons nu pas door zijn hoeders en bewakers, de Noord-Amerikaanse indianen, weer is geopenbaard: het Medicijnwiel.

Het is mijn persoonlijke wens de vier wegen van het wiel samen met u te begaan voor de tijdsspanne van het boek en ze voor u te openen, voorzover dat mogelijk is. Ik wil u aansporen, impulsen geven en praktische oefeningen bieden, die u aanmoedigen uw eigen fantasie op te wekken om uw eigen medicijn te vinden dat u aan het geheel kunt schenken. Dit boek wil de kring openen, het weten uitdragen, het openbaar maken, want het is niet bestemd voor speciale uitverkorenen. Daarom heb ik ook geprobeerd zo te schrijven dat er geen esoterische kennis nodig is om het boek te begrijpen.

Om het begrip 'sjamanisme' wat aanschouwelijker en levendiger te maken heb ik in hoofdstuk I de geschiedenis en de inhoud ervan kort samengevat. In hoofdstuk II verbind ik de eigenlijke boodschap van de sjamanen voor het heden met de historische keten. Het centrum van het boek is hoofdstuk III. Hierin bouw ik het Medicijnwiel op, verklaar de structuur ervan, de vier Heilige Richtingen, de vier tussenrichtingen, de Openbaring van de Volledigheid in de 20 Heilige Getallen. Alle praktische oefeningen die telkens het theoretische met het concrete leren in het doen verbinden, zijn gebaseerd op de grondstructuur van het Medicijnwiel, dat ik gewoon het gereedschap van de Waterman noem.

Wij zijn allemaal leerlingen die de bron van de ware meester in zich dragen tijdens de zoektocht naar visioenen, die ieder afzonderlijk in medicijnman of medicijnvrouw verandert.

In de hoop dat ik daarmee alle lezers kan laten deelhebben aan een krachtig medicijn, aan liefde tot de mensen

Marielu Lörler

I
Wezen en geschiedenis van het sjamanisme

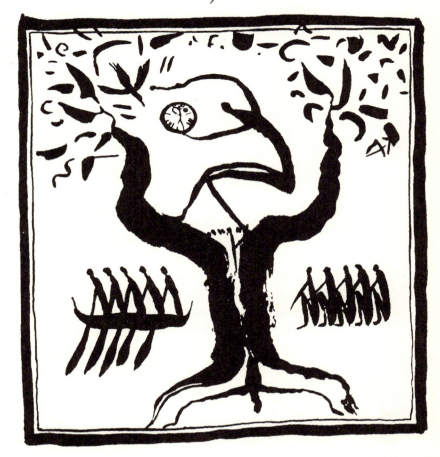

I Wezen en geschiedenis van het sjamanisme

Wat is een sjamaan?

Sjamanen, medicijnmannen, genezers, tovenaars, magiërs, heksen – er zijn vele betekenissen en in wetenschappelijke werken over dit onderwerp komen we heldere en minder heldere definities tegen. Zoals al vermeld heeft dit boek echter geen strikt wetenschappelijke pretenties. Maar om de kern van hun levensfilosofie te kunnen begrijpen moeten we een gemeenschappelijke definitie van deze functies hebben teneinde aan hun gedachtegoed deel te kunnen hebben. Daarom zullen we hier hun wezenlijke kenmerken, vooral ten aanzien van hun opdracht, beschrijven en geen antropologische verhandeling over de veelvoud van hun verschijningsvormen geven.

We zijn het meest geïnteresseerd in het begrip 'sjamaan', omdat dit het meest oorspronkelijke en meest omvattende is. Het woord 'sjamaan' komt uit het Oost-Siberische gebied, waar het sjamanisme het sterkst tot ontwikkeling was gekomen en waar misschien ook zijn oorsprong ligt. 'Sjamaan' betekent 'zich aansteken, verbranden, met hitte of vuur werken'. In deze begrippen vinden we meteen ook het wezenlijke kenmerk van een sjamaan. Hij is meester van de energie, van het vuur als medium van verandering. Hij weet dat al het leven van de aarde achter het materiële gewaad een energetisch gewaad draagt, waarmee het in verbinding staat in wederzijdse uitwisseling met de Andere Wereld, de onzichtbare, geestelijke wereld. In de begrippen 'energie, hitte, vuur, branden' weerspiegelt zich de ervaring van een sjamaan, die hij daadwerkelijk ondergaat als hij in de Andere Wereld verblijft en daar de geesten, goden of het

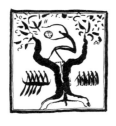

I Wezen en geschiedenis van het sjamanisme

Wat is een Sjamaan?

Hoogste Wezen ontmoet. Het karakteristieke vermogen van een sjamaan is zijn werkelijke toegang en contact met de wezens van de Andere Wereld, de wezens van de hemel. De aanraking met deze wereld beleeft hij als magische vlucht, als extase, met het inzicht in de oorspronkelijke eenheid van hemel en aarde, van God en mens. Hij wordt ook medeweter van de schepping en de belangrijkste bemiddelaar van de beide werelden binnen zijn leefgemeenschap, voor welks harmonisch voortbestaan hij de wil van de goden als enig maatgevende kon verklaren. Op zijn magisch-extatische reizen in buitenaardse gebieden wordt hij ingewijd in het hoofdmotief van het mysterie van dood en wedergeboorte, dat in alle culturen van de vroegste geschiedenis bekend was en dat hij concreet met zijn eigen lichaam navoelt. Hij beleeft dit geheim in de transformatie van het lichamelijke naar het psychische. De sjamaan kan willekeurig zijn lichaam tijdelijk verlaten en in het rijk van de zielen doordringen, omdat hij zelf helemaal tot ziel wordt.

Mircea Eliade, een man die zich bijna zijn hele leven met het sjamanisme heeft beziggehouden, beschrijft het extasevermogen van de sjamaan als een oerverschijnsel, omdat het, onafhankelijk van historische veranderingen en van beschavingsvormen, een onderdeel van de menselijke constitutie is; hij was bekend met de hele archaïsche of primitieve mensheid. Aan de extatische ervaring, die de sjamaan in het werkelijke (zij het tijdelijke) sterven ondergaat, ontspringt zijn kennis van de onsterfelijkheid van de ziel en het bestaan van de Andere Wereld met al haar wezens. Dit vermogen was het privilege van de sjamaan. Als uitverko-

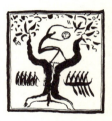

I Wezen en geschiedenis van het sjamanisme

Wat is een Sjamaan?

rene, die toegang tot het rijk van de goden had, werd hij door zijn gemeenschap vereerd en zijn instructies werden als stemmen van de goden opgevolgd.

De roeping tot het sjamanendom

Talloze voorbeelden van natuurvolken tonen aan dat de sjamaan op een bijzondere manier tot zijn beroep is gekomen. We kunnen daarom ook beter van 'roeping' spreken, van een goddelijke uitverkiezing. Maar hoe komt dit voor de toekomstige sjamaan tot uitdrukking? Vaak krijgt hij een teken tijdens een zware ziekte, die uiteindelijk als genezingsweg de boodschap geeft dat hij alles achter zich moet laten en de weg van de sjamaan moet gaan.

Een andere wijze van 'roepen' is die van het plotselinge visioen, waarin een geestelijk wezen (meestal een geest van zijn voorouders of van een gestorven sjamaan) aan de geroepene verschijnt en hem de opdracht geeft om te sjamaniseren. Ook in een droom, waarin de kandidaten soms hun hele leerweg tot het inwijdingsritueel in trancevorm beleven, kunnen ze hun roeping beleven. Weer anderen worden door een bliksem getroffen, die hen niet doodt, maar alleen hun persoonlijke geschiedenis tot dan toe uitwist, en hun plotseling inzicht geeft in hun eigenlijke opdracht. Er zijn ook voorbeelden van erfelijk doorgeven van het sjamanengoed, dat eeuwenlang binnen een familie kan blijven.

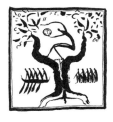

I Wezen en geschiedenis van het sjamanisme

Het verwerven van sjamaanse vermogens

In de traditie van het sjamanisme zijn twee leerwegen te onderscheiden, die de sjamaan kan begaan om zich zijn krachten eigen te maken. Op de ene weg wordt de kandidaat in de ervaring van de extase naar geestelijke wezens geleid, die hem meestal voor de rest van zijn leven als leraar en bijzondere bescherm- of hulpgeesten begeleiden. Het zijn z'n bondgenoten, die stapsgewijs de Andere Wereld voor hem openen. De andere weg bestaat uit een leertijd bij een ervaren sjamaan. Bij alle natuurvolken op aarde zijn op de weg naar de verwerving van sjamaanse vermogens gemeenschappelijke patronen te herkennen, die beslissende fasen in de sjamaanse leertijd vormen en die leerlingen zich eigen moeten maken om tenslotte zelf extatisch meester te worden.

Een van de belangrijkste fasen is de ervaring van de eigen dood en de daaruit volgende wedergeboorte, waarin de novice de vernieuwing van zijn persoon beleeft, die nooit meer de oude kan worden. Daarmee begint de eigenlijke intrede in zijn ware roeping. In deze belevenis overschrijdt hij voor het eerst de grenzen van zijn aardse bestaan en bereikt hij zijn goddelijke oorsprong. Uit de verslagen van toekomstige sjamanen weten we dat ze de doorbraak in de Andere Wereld als een daadwerkelijk gemaakte reis beleven, die ze als ziel zonder hun lichaam beginnen. Ze zijn gewichtloos en hebben het vermogen om te vliegen, verstaan de taal van de dieren, planten en stenen, ontmoeten andere zielen...

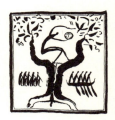

I Wezen en geschiedenis van het sjamanisme

Het verwerven van sjamaanse vermogens

Luister hier naar het verslag van een avam-samojedische sjamaan uit Siberië van zijn inwijdingsreis*:

* Mircea Eliade: *Schamanismus und archaische Ekstasetechnik.*

Deze (de sjamanenkandidaat) kreeg de pokken en was drie dagen lang bewusteloos, bijna dood, zodat men hem bijna op de derde dag had begraven. Gedurende die tijd vond zijn initiatie plaats. Hij herinnerde zich dat hij naar het midden van een meer gedragen werd. Daar hoorde hij stemmen van de ziekte (dus van de pokken) tot hem spreken: 'Jij krijgt van de heer van het water de gave tot sjamaniseren. Je sjamanennaam is huottarie (duiker).' Daarop bracht de ziekte het water van het meer in beroering. Hij steeg uit het water en beklom een berg. Daar ontmoette hij een naakte vrouw en begon aan haar borst te zuigen. De vrouw, waarschijnlijk de heerseres van het water, zei tegen hem: 'Jij bent mijn kind, daarom laat ik je aan mijn borst zuigen. Je zult veel moeilijkheden tegenkomen en het heel moeilijk hebben.' De echtgenoot van de heerseres van het water, de heer van de onderwereld, gaf hem nu twee gidsen, een hermelijn en een muis, die hem naar de onderwereld leidden. Toen ze op een hooggelegen plaats waren aangekomen, lieten zijn gidsen hem zeven tenten met verscheurd dak zien. Hij stapte de eerste binnen en trof daar de bewoners van de onderwereld en de mannen van de grote ziekte (de pokken) aan. Deze rukten het hart uit zijn lichaam en wierpen het in een kookpot. In de andere tenten leerde hij de heer van de waanzin kennen en de heren van alle zenuwziekten, ook die van de slechte sjamanen. Op die manier leerde hij

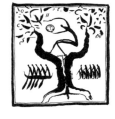

I Wezen en geschiedenis van het sjamanisme

Het verwerven van sjamaanse vermogens

de verschillende ziekten kennen die de mensen kwellen. Daarna kwam de kandidaat, steeds achter zijn gidsen aan, in het land van de sjamaninnen, die zijn keel en stem krachtig maakten. Vandaar werd hij naar de oevers van de Negen Meren gedragen. In het midden van een van deze meren vond hij een eiland en in het midden van het eiland verhief zich een jonge berk tot aan de hemel. Dat was de boom van de heer van de aarde. In zijn nabijheid groeiden negen kruiden, de voorouders van alle planten op aarde. De boom was omgeven door meren en in elk meer zwom een vogelsoort met de bijbehorende jongen; er waren verschillende soorten eenden, een zwaan, een sperwer. De kandidaat bezocht al deze meren; sommige daarvan waren zout, andere weer zo heet dat hij hun oever niet kon naderen. Toen hij daarmee klaar was, hief de kandidaat zijn hoofd op en nam in de top van de boom mensen uit verschillende landen waar: Tavgy-Samojeden, Russen, Dolganen, Jakoeten en Toengoezen. Hij hoorde stemmen: 'Er is besloten dat jij een tamboerijn (dat wil zeggen een trommelstok) uit de takken van deze boom zult krijgen,' waarop de kandidaat met de meervogels wegvloog. Toen hij van de oever wegging, riep de heer van de boom hem toe: 'Mijn tak is zojuist naar beneden gevallen, pak hem op en maak er een trommel van, hij zal je je hele leven dienen.' De tak had drie splitsingen en de heer van de boom beval hem er drie trommels van te maken, die door drie vrouwen bewaakt moesten worden, elke trommel voor een speciale ceremonie; een voor het sjamaniseren bij de kraamvrouwen, de tweede voor de genezing van zieken en de laatste voor het terugvinden van in de sneeuw verdwaalden. Zo ook gaf de heer van de boom aan alle andere mannen in de boomkruin een tak. Maar toen steeg hij in

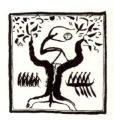

I Wezen en geschiedenis van het sjamanisme

Het verwerven van sjamaanse vermogens

mensengedaante tot aan zijn borst uit de boom omhoog en riep: 'Eén tak geef ik de sjamaan niet, maar bewaar ik voor de overige mensen. Zij mogen uit deze tak woningen maken en hem ook anderszins gebruiken. Ik ben de boom die alle mensen het leven geeft.' De kandidaat drukte de tak tegen zich aan en wilde zijn vlucht vervolgen, toen hij opnieuw een menselijke stem hoorde, die hem de medicinale krachten van de zeven planten mededeelde en aanwijzingen voor de kunst van het sjamaniseren gaf. Hij moest echter met drie vrouwen trouwen (wat hij overigens ook deed; hij trouwde met drie wezen die hij van de pokken had genezen).

Daarop kwam hij bij een oneindig groot meer en vond daar bomen en zeven stenen. Deze stenen spraken op de rij af met hem. De eerste had tanden als van een beer en een holte in de vorm van een mand en onthulde hem dat hij de steen van de aardpersing was; hij verzwaarde met zijn gewicht de akkers, opdat ze door de wind werden weggedragen. De tweede diende voor het smelten van ijzer. Hij bleef zeven dagen bij de stenen en leerde op die manier waartoe ze de mensen konden dienen. De twee gidsen, de muis en de hermelijn, leidden hem nu een hoge, ronde berg op. Hij zag een opening voor zich en drong een lichtgevend hol binnen; het was met spiegelglas bekleed en in het midden was iets wat er als een vuur uitzag. Hij nam twee naakte, maar met haren bedekte vrouwen waar, alsof het rendieren waren, en hij zag dat geen van de vuren brandde, maar dat het licht van boven door een opening binnenkwam. Een van de twee vrouwen deelde hem mede dat ze zwanger was en twee rendieren ter wereld zou brengen; het ene zou het offerdier van de Dolganen en Evenken zijn, het andere dat van de Tavgy. Ze gaf hem nog een haar, die hem van pas kon komen

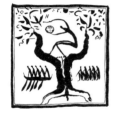

I Wezen en geschiedenis van het sjamanisme

Het verwerven van sjamaanse vermogens

als hij voor de rendieren moest sjamaniseren. De andere vrouw bracht eveneens twee rendieren ter wereld, symbolen van de dieren die de mens bij het werk moesten helpen en hem ook als voedsel zouden dienen. Het hol had twee openingen, een naar het noorden, een naar het zuiden; naar elk stuurden de vrouwen een jong rendier, dat de bosmensen (de Dolganen en Evenken) moest helpen. Ook de tweede vrouw gaf hem een haar; als hij sjamaniseerde, moest hij zich in zijn geest naar dit hol wenden. Nu kwam de kandidaat in een woestenij en zag hij in de verte een gebergte. Na een mars van drie dagen kwam hij daar aan, drong door een opening naar binnen en ontmoette een naakte man, die met een blaasbalg werkte. Boven het vuur hing een ketel 'zo groot als de halve aarde'. De naakte man keek de novice aan en greep hem met een reusachtige tang; hij kon nog net denken: 'Ik ben dood!' De man sneed zijn kop af, verdeelde zijn lichaam in kleine stukken, wierp alles in de ketel en kookte het lichaam daarin drie jaar lang. Daar waren ook drie aambeelden en de naakte smeedde zijn kop op het derde, waarop de beste sjamanen werden gesmeed. Toen wierp hij de kop in een van de drie potten die daar stonden, waarin het water het koudst was. Bij deze gelegenheid ontdekte hij het volgende: Als hij bij iemand werd geroepen om hem te genezen en het water erg heet was, was het zinloos om te sjamaniseren, want de mens was dan al verloren; bij lauwwarm water was hij ziek, maar zou hij weer gezond worden, en het koude water was het kenmerk van een gezond mens.

De smid viste nu zijn beenderen op, die in een rivier zwommen, voegde ze samen en bedekte ze met vlees. Hij telde ze en deelde hem mede dat hij drie stukken te veel had, hij moest zich dus drie sjamanenkostuums aanschaffen. Hij smeedde zijn

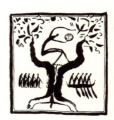

I Wezen en geschiedenis van het sjamanisme

Het verwerven van sjamaanse vermogens

kop en toonde hem hoe de letters daarin te lezen zijn. Hij verwisselde zijn ogen, daarom ziet hij, als hij sjamaniseert, niet met zijn vleselijke ogen, maar met deze mystieke. Hij doorstak zijn oren en gaf hem daarmee het vermogen om de taal van de planten te verstaan. Daarop bevond de kandidaat zich op de top van een berg en ontwaakte eindelijk in zijn joerte bij de zijnen. Nu kan hij eindeloos zingen en sjamaniseren, zonder ooit moe te worden.

Hier eindigt het verslag. Uit alle beschrijvingen van inwijdingen komt naar voren op welke speciale manier de sjamanennovice zijn persoonlijke geneeskrachtige gebied toegewezen krijgt; de mythische en religieuze symbolen lijken echter verbazingwekkend veel op elkaar. Zo vindt ieder zijn eigen bondgenoten, zijn hulp- of beschermgeesten, die hem de eenheid van alle leven tonen en hem altijd terzijde staan. Omdat de sjamanenkandidaat in het zojuist gegeven verslag zijn oude leven werd ontnomen, zijn gebruikelijke wijze van waarnemen stierf en hij opnieuw werd samengesteld – wedergeboren met mystieke zintuigen werd hij één met alle wezens, vooral de natuurkrachten, waarvan hij de taal nu verstond. Veelzeggend is ook altijd de nieuwe naam die de novice krijgt, die hem aan de vernieuwing van zichzelf en zijn nieuwe taak moet herinneren, en de tovervoorwerpen die de helpers hem overhandigen en die voor hem gedurende de rest van zijn leven belangrijke antennes voor de onzichtbare wereld blijven, als hij ze tenminste rechtmatig, dat wil zeggen voor geneeskundige doelen, gebruikt. Deze voorwerpen heten krachtvoorwerpen. Als symbolen van kracht zet de sjamaan

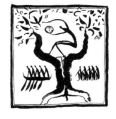

I Wezen en geschiedenis van het sjamanisme

Het verwerven van sjamaanse vermogens

ze bij zijn rituele ceremoniën in, waarbij hij in de verschillende gebieden waarvoor deze symbolen staan, kan binnendringen en van hun geesten hulp en advies krijgt, zonder welke hij nooit kan genezen. Het is verbazingwekkend dat in de meest uiteenlopende culturen het sjamanengereedschap of de medicijnbundel bijna altijd dezelfde dingen bevat: trommel, kalebas, veren, kruiden, de Heilige Pijp, tabak, kristallen, stenen, diermaskers, vachten, huiden, beenderen, schelpen, spiegels, munten en een ceremoniekleed. Het zijn allemaal rituele instrumenten met verschillende functies voor heelsessies.

Een andere leermethode die de novice toegang tot de magische krachten geeft, is de ervaring in de eenzaamheid, buiten in de natuur, die meestal gepaard gaat met vasten en andere persoonlijke offers. Bij de Noord-Amerikaanse indianenstammen noemt men deze oefening 'zoeken naar een visioen'. Men smeekt om een visioen, om zijn 'medicijn', men vraagt de natuurkrachten om een teken. Een oude Huichol-indiaan uit de Mexicaanse Hoogvlakte vertelde op een sjamanenbijeenkomst van zijn zoektocht naar een visioen, die ik hier met mijn eigen woorden wil weergeven. Hij bracht drie maanden op een hoge berg door. Gedurende die tijd vastte hij, zag geen mens, sprak met niemand behalve met het vuur, dat hij continu dag en nacht liet branden. Hij bad tot de geest van dit element, vertelde hem zijn dromen en wendde zich met alle vragen in vertrouwen tot hem. Geleidelijk ging hij begrijpen wat het vuur hem leerde. Al zijn innerlijke twijfels en angsten weerspiegelden zich in de wezens die hem 's nachts verschenen, kwelden en zwaar beproefden. Maar hij hield stand en aan het eind van

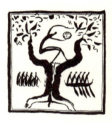

I Wezen en geschiedenis van het sjamanisme

Het verwerven van sjamaanse vermogens

de derde maand openbaarde de geest van het vuur hem zijn medicijn. Er verrees een vonk uit het vuur, die hem op zijn voorhoofd tussen zijn ogen trof zonder hem te verwonden. Hij voelde veeleer hoe hij daardoor met kracht en liefde werd vervuld. Het vuur doopte hem tot sjamaan, deelde hem zijn opdracht mede en schonk hem zijn medicijn, de kracht tot genezing. Gelukkig en gesterkt keerde hij terug naar zijn dorp, waar hij nog steeds als machtig sjamaan werkt.

Het leren in de natuur door geduldig waarnemen zonder verwachting, door oefening in intuïtief waarnemen zoals een dier, dat vermogen tot overgave is iets noodzakelijks voor veel sjamanenleerlingen. Hun zintuigen moeten gevoelig worden gemaakt om de verschillende stromingen en trillingen van de aarde te kunnen waarnemen en uiteindelijk de onzichtbare wereld en hun wezens te kunnen zien. Bij veel volken wordt het leren in de natuur ondersteund met het ritueel roken van hallucinogene kruiden of met de inname van bepaalde dranken of paddestoelen die een roesachtige werking hebben. Op deze reizen verschijnt aan de leerling de geest van het magische kruid, die hem in de plantengeneeskunst onderwijst – vooropgesteld dat dit het gebied van de geneeskunst is dat hem is toegewezen.

Tot slot is de innerlijke houding van de leerling belangrijk. Elke dag betekent opnieuw leren, zolang hij op aarde leeft.

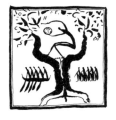

I Wezen en geschiedenis van het sjamanisme

Sjamanisme en kosmisch wereldbeeld

Zoals we al hebben gehoord, is het een kenmerk van de sjamaan dat hij al op aarde toegang tot de Andere Wereld heeft. Met zijn wil kan hij helemaal in de voor normale stervelingen onzichtbare wereld overgaan, zonder daar schade van te ondervinden – zoals bij 'krankzinnigen' en 'gekken' in onze maatschappij het geval is, die weliswaar het vermogen bezitten om de Andere Wereld te bereiken, maar dat uitstapje niet meer met het aardse weten te verbinden. Een sjamaan komt niet 'gek' van zijn reis terug op aarde, want hij bezit de code waarmee hij zijn bovenaardse ervaringen kan ontcijferen, hun symboolkarakters kan indelen en ze echt te laten worden zoals zijn opdracht om voor het welzijn en het heil van zijn gemeenschap te zorgen, dat verlangt. Binnen zijn stam is hij de uitverkorene, uit wiens stem de stem van het Hoogste Wezen spreekt. In het archaïsche sjamanisme, dus daar waar hij ons in zijn oorspronkelijkheid ontmoet, openbaart zich de Andere Wereld als boven- en onderwereld, waarbij de bovenwereld de hemel en het rijk der goden symboliseert en de onderwereld het rijk van de doden, de zielen. Waar is het idee om de wereld op deze manier in te delen vandaan gekomen?

In de mythische of prehistorische tijd, toen de mens nog geen kalender had bedacht, hief men de blik naar de hemel met zijn sterren. Daar stonden de Grote Wetten van de universele beweging geschreven, daar lieten de loop van de zon en die van de maan de kringloop van leven en sterven zien, waaruit weer leven wordt geboren, dat weer moet sterven en zich eindeloos op die manier voortbeweegt, gedragen door

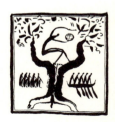

I Wezen en geschiedenis van het sjamanisme

Sjamanisme en kosmisch wereldbeeld

een wetmatigheid die ten grondslag ligt aan alles wat is. En de mensen die de tekens, de taal van de sterren verstonden, zagen in dat wat Boven is, zich Beneden weerspiegelt en andersom. Zo vond men de verbinding van de aarde met de hemel en van de aarde in de diepte, en als symbool diende de wereldboom, de middenas van de aarde, de zonnewendeas met zijn beide polen, de zomerzonnewende en de winterzonnewende, de hoogste en de laagste stand van de zon, haar sterven en opnieuw geboren worden. De opening naar de hemel was de poolster, waar de andere sterren omheen staan. In de Oude Tijd werd elke plaats die de toegang of intrede van bovenaardse wezens mogelijk maakte, als middelpunt van de aarde beschouwd. Daaruit vloeide ook de gelijkstelling voort van de wereldboom met het middelpunt van de wereld en de heiliging van de boom. In elke boom zagen ze de verbinding van het aardse met het goddelijke, omdat hij dat zeer aanschouwelijk uitdrukt met zijn wortels, die diep in de duisternis doordringen en hem houvast in de aarde verlenen, en met zijn kruin, die met de uitwaaierende takken naar het licht streeft! De Oude Mens kon zich nog vol vertrouwen openstellen voor het weten van de boom; voor de sjamaan was hij de belangrijkste plaats, omdat hij hem aan een doorbraak in het rijk van de goden en in het rijk van de zielen hielp. Soortgelijk gedachtegoed vinden we in de mythe van de levensboom in de paradijstuin, die de doodsboom wordt wanneer de mens de directe eenheid met het goddelijke kwijtraakt en kennis van de scheiding, van de tegenstelling verwerft. Voor de sjamanen bestaat de oorspronkelijke paradijselijke toestand nog: de wereldboom is de levensboom, de nooit opdro-

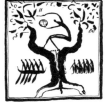

I Wezen en geschiedenis van het sjamanisme

Sjamanisme en kosmisch wereldbeeld

gende bron, waarin het idee van de schepping zich in zijn lichtheid (volledigheid, voltooiing) manifesteert, hem laat deelhebben door de gave van de inspiratie. Daarom zitten bij veel natuurvolken de sjamanen tegenwoordig nog in de toppen van bomen, waar ze als in een trance in het rijk van goden en zielen verblijven, waar ze onderricht krijgen en vaak een blik in de toekomst mogen werpen.

De sjamaanse reis in de onderwereld, in het rijk van de gestorvenen, vond plaats na de opening van de wereldboom naar onderen, in de duisternis van het aardrijk. Daartoe diende meestal een groot knoestgat of een bron die bijna altijd bij een Heilige Boom hoorde. De belevenissen van de sjamanen verhalen uitvoerig over het oversteken van een groot water, waarbij ze door allerlei monsters worden gehinderd. De reis naar het rijk van de doden gaat altijd gepaard met een gevaar, dat alleen een wetende sjamaan kan trotseren. In het oorspronkelijke sjamanisme was de afdaling in de onderwereld bijna uitsluitend nodig voor de genezing van een zieke ziel – tegenwoordig wordt dat nog door veel sjamanen gedaan, wanneer hij naar de wortel van een ziekte zoekt.

De taken van een sjamaan

Waarom werd en wordt aan een sjamaan zoveel betekenis toegeschreven? Werd hij alleen vergoddelijkt omdat hij magische kunststukjes wist op te voeren, omdat hij in de ogen van anderen ware wonderen verrichtte? Nee, dat kunnen alleen uiterlijke waarnemingen zijn, die aan het

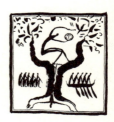

I Wezen en geschiedenis van het sjamanisme

De taken van een sjamaan

wezenlijke voorbijgaan. Een sjamaan geniet alleen daarom zoveel respect en aanzien van de kant van zijn stamgenoten omdat hij absoluut noodzakelijk is voor de samenhang van de gemeenschap. Hij was niet alleen de tovenaar die boven allen uitstak; zijn functie was ingebed in een netwerk van verplichtingen die het leven in een gemeenschap stelt aan iemand die in het bezit is van magische krachten. Daardoor was de sjamaan meteen ook beschermd: door zijn bovenaardse krachten neemt hij een machtspositie in, die hem aan de top van zijn stam stelt en die hij ook zou kunnen misbruiken. Elke sjamaan moet zich zijn leven lang weren tegen dit gevaar van machtsmisbruik, hij is daar nooit van gevrijwaard en moet telkens weer verantwoordelijkheid voor zijn handelen laten blijken. Daarom moet hij ook bij zijn inwijding tot sjamaan een openbaar verdrag sluiten, waarin hij onder ede verklaart dat hij alleen dan tot sjamaniseren zal overgaan als het bevorderlijk is voor de gemeenschap of afzonderlijke leden ervan.

Laten we eens kijken naar de taken van een sjamaan, zijn dienstverlening aan de stam. In hem is een hele reeks beroepen geïntegreerd, variërend van priester, arts, psycholoog, ceremoniemeester, weermaker, waarzegger, astronoom en astroloog tot kunstenaar. Al deze beroepen zijn samen te vatten onder de noemer 'heler', als we in het woord 'helen' de samenhang met de woorden 'helen' 'heilig' en 'heel maken' inzien (vergelijk ook de Engelse woorden 'whole', 'holy' en 'heal'). In al zijn functies gaat het alleen om het helen, om het overzicht, om overkoepelend weten van de relatie tussen het afzonderlijke en het geheel. Het uitgangspunt van elke sjamaanse handeling is dat hij een

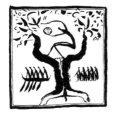

I Wezen en geschiedenis van het sjamanisme

De taken van een sjamaan

probleem tot op de wortels naspeurt en de heling of oplossing daarvan zoekt in de herstelde verbinding met het geheel, met de kosmische wet, met het lot.

Bij de natuurvolken beschouwt men ziekte of een losbarstend onheil dat de mens overkomt, altijd als een teken dat er niets niet meer klopt met zijn ziel. Het idee van de eigen verantwoordelijkheid en van het schuldig zijn aan het ontstaan van een ziekte is daarbij ook belangrijk. Het is dan de taak van de sjamaan om de onbalans te ontraadselen, zodat de ziel van de zieke weer in harmonie met zijn lichaam en zijn geest kan leven, een toestand die we aanduiden met het woord 'gezondheid'. Hij legt aan de hulpzoekende uit dat de ziekte waaraan hij lijdt, voor hem goed kan uitpakken als hij zich inspant de boodschap erachter te ontcijferen, omdat de ziekte een teken is dat hij zich op een dwaalweg bevindt, die in werkelijkheid niets te maken heeft met zijn lotsbestemming. De ziekte laat hem alleen zien wat er met hem gebeurd is, want lichamelijk gezien is de ziekte altijd een proces dat, los van de totale bouw van het organisme, zijn eigen wil doorzet tot schade van het geheel. De sjamaan als heler helpt de zieke zijn relatie met het geheel terug te krijgen, wat in de eerste plaats op het religieuze of spirituele vlak gebeurt, maar waarbij ook lichaam en ziel betrokken zijn. Hij helpt de zieke in zoverre dat hij obstakels blootlegt die het zicht op het geheel belemmeren. Het eigenlijke genezende werk begint dan bij de zieke zelf, want door dit 'voorwerk' is nu zijn eigen 'innerlijke heler' opgewekt, met wiens hulp hij de boodschap van zijn ziekte kan vernemen en haar tenslotte in gezondheid kan veranderen, als hij de inhoud van deze boodschap serieus neemt

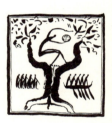

I Wezen en geschiedenis van het sjamanisme

De taken van een sjamaan

en daarmee zijn weg terugvindt.

Uit de vele berichten over sjamaanse heelsessies kunnen we vernemen dat het lichaam op zich nooit in het middelpunt van de genezing staat, maar altijd in samenhang met het psychische of geestelijke respectievelijk het religieuze wordt gezien, en dat daarom voor elke zieke een bij hem persoonlijk passend medicijn moet worden gevonden. Het gaat niet om een maagzweer die met een algemeen middel te behandelen is. Psycho-somatiek (ziel en lichaam) is een zienswijze die op het gebied van onze huidige geneeskunde geleidelijk erkenning krijgt, zich afwendt van de daarmee verbonden symptoombehandeling en zich openstelt voor de samenhang van lichamelijke en psychische krachten die op elkaar inwerken. Voor de sjamaan is de psychosomatiek echter een stap naar achteren, want daarbij ontbreekt de derde component van de mens, zijn geest, zijn spiritualiteit, de aanknopingsplaats van zijn geest met de Grote Geest van het universum.

Sjamaanse heelsessie

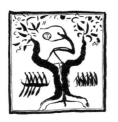

Laten we nu eens kijken naar het uiterlijke verloop van een sjamaanse heelsessie. Ook hier valt op hoe bij sjamanen over de hele wereld toch steeds meer dezelfde structuren zijn aan te wijzen, waarvan ik hier de meest wezenlijke kenmerken wil noemen.

Ten eerste wordt de plaats waar de genezing zich voltrekt, gewijd en daarmee tot een Heilige Ruimte verklaard. Dat gebeurt door het roken met kruiden of het trekken van een

I Wezen en geschiedenis van het sjamanisme

Sjamaanse heelsessie

cirkel met meel of tabak onder aanroeping van de Heilige Krachten van het universum, waarbij de sjamaan zich met de zon mee tot de vier windstreken, de aarde en de hemel wendt en vraagt of ze hun krachten naar de plaats van genezing willen sturen. Daardoor is de plaats veranderd in een kring die de volledigheid van het universum in zich draagt, iets wat voor het sjamaanse helen beslist noodzakelijk is. Ten tweede valt de aanwezigheid van de familieleden van de zieke op. De familieleden, die de maatschappelijke omgeving van de zieke voorstellen, moeten absoluut in het helingsproces betrokken worden omdat bij een groot aantal ziekten de oorzaak daar te vinden is. Vervolgens begint de sjamaan met het aanroepen van zijn hulp- en beschermgeesten. Daarvoor maakt hij gebruik van trommels en monotoon gezang, waarmee hij de geestelijke wereld kan binnendringen en in direct contact met de onzichtbare krachten kan komen. Deze tonen hem dan de wortels van het 'kwaad' en het heilbrengende medicijn. Daarbij kan de sjamaan de instructie krijgen om met bepaalde voorwerpen uit zijn medicijnbundel, bijvoorbeeld de veer of een kristal, over het lichaam van de zieke te gaan, die symbolisch de verandering van de zieke in een gezonde uitdrukken. Vaak wordt aan de zieke gevraagd of hij echt bereid is zich van zijn ziekte los te maken en haar in te leveren, dat wil zeggen, zijn leven te veranderen.

Tot slot, als de sjamaan een overzicht over alles heeft gekregen, laat hij zijn hulpgeesten gaan, bedankt hen voor hun ondersteuning en wendt zich tot de zieke en zijn familieleden. Nu volgen de verklaringen en voorschriften waaraan de zieke (en vaak ook de betrokken familieleden) zich de

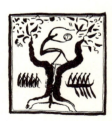

I Wezen en geschiedenis van het sjamanisme

Sjamaanse
heelsessie

komende tijd moet houden. Als afsluitend ritueel voeren alle deelnemers een dankrite uit. Om de sjamaanse geneeswijze ten volle te begrijpen moeten we het volgende beseffen. De sjamaan weet dat hij de genezing nooit alleen kan verrichten. De genezing lukt alleen doordat hij, bij wijze van spreken, een zuiver kanaal voor het instromen van kosmische krachten en daarmee hun werktuig wordt.

Nu zullen we de andere taken van de sjamaan onder de loep nemen. Zijn functie als weermaker en waarzegger spreekt voor zich en we zullen daar nu niet op ingaan en ons richten op de functies die voor ons nog steeds van belang zijn, bijvoorbeeld die van ceremoniemeester, die de leiding over de rituelen en de religieuze feesten in zijn gemeenschap heeft. Zoals we hiervoor al hebben vermeld, is in het leven van een natuurvolk de wil van de goden doorslaggevend; daarom heeft de sjamaan ook als taak om die wil te vernemen en kenbaar te maken. Om steeds dichter bij deze wil te komen is het noodzakelijk hem steeds intensiever waar te nemen. Daarvoor dienen de rituelen en de Heilige Feesten, die volgens nauwkeurige instructies van de sjamaan worden gehouden. In rituelen ervaart de mens heling, want ze zijn heilig (in de zin van 'heel') en dus heilbrengend voor de afzonderlijke deelnemers en voor de samenhang van de gemeenschap. De kracht van het ritueel bestaat eruit dat ze de mensen bij elkaar brengt, hen zonder onderscheid laat deelhebben aan een gemeenschappelijk thema, waarin het individu wordt opgeheven en allen zich openstellen voor de bron des levens. In het ritueel ervaart elke deelnemer de communicatie met het goddelijke en daaruit ontspruit de kracht van vernieuwing en verbondenheid.

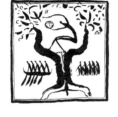

I Wezen en geschiedenis van het sjamanisme

Sjamaanse heelsessie

Ook als kenner en duider van de sterren maakt de sjamaan zich verdienstelijk. Alle oude volken wisten hoe belangrijk de blik op de hemel was om in harmonie met de hemelse wetten, het goddelijke plan, te kunnen leven. Het was noodzakelijk om met de sterren, met de tijdgeest, in verbinding te staan en de ideële inhoud ervan op aarde tot uitdrukking te laten komen. Daarvoor waren mannen en vrouwen nodig die de tekens konden begrijpen en interpreteren. Om het inzicht in de tijdgeest duidelijker te maken veroorloven we ons hier een uitstapje naar kosmische gebeurtenissen waaraan lange tijd geen aandacht meer is geschonken, maar die in ons tijdperk weer aan het licht zijn getreden.

De oude volken kenden niet alleen het kleine zonnejaar van twaalf maanden met zijn vier uitersten of kardinale punten (zomer- en winterzonnewende, lente- en herfstdag-en-nachtevening), maar ook het grote zonnejaar, dat 25.920 jaar duurt. Daarvan getuigen tegenwoordig nog bestaande overleveringen zoals de Aztekenkalender of de zonnepoort van Tiwanaku van de Inka. Deze wijze astronomen berekenden dat de zon in 25.920 jaar eenmaal de hele dierenriem doorloopt, waarbij ze 2160 jaar in elk van de twaalf tekens blijft, een wereldmaand lang. Ze wisten ook dat elk teken, als het voor meer dan 2000 jaar het huis van de zon wordt, in overeenstemming met zijn betekenis een uitwerking op aarde heeft die wij tegenwoordig 'tijdgeest' noemen.

In het wereldjaar met zijn twaalf wereldmaanden wordt aan de mens het goddelijke scheppingsplan getoond, dat het universele weten als idee bevat. De Ouden wisten dat de

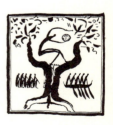

I Wezen en geschiedenis van het sjamanisme

Sjamaanse
heelsessie

mens er deel van uitmaakt en dat het altijd zijn taak is geweest als dienend werktuig op aarde gestalte aan het geestelijke plan te geven. Dit weten werd duizenden jaren lang in de Heilige Mysteriën bewaard en door ingewijden doorgegeven aan ingewijden, tot wie ook de sjamanen behoorden. De loop van de zon door de tekens van de dierenriem openbaarde hun een weten dat in overeenstemming met elke cultuurperiode zijn wereldmaand ontwikkelde en aards maakte. De tijdwende, ofwel de overgang van de zon van het ene teken van de dierenriem naar het andere, was altijd een periode van crisis, want de mens moest afscheid nemen van het oude en dapper het nieuwe, het onbekende tegemoet treden. En zoals de zon midden in het teken weer voortgaat, streeft ook de nieuwe cultuur naar haar hoogtepunt, vanwaar ze, met de zon mee, weer moet wegzakken om plaats te maken voor een teken dat vervolgens door de zon wordt beschenen. De sjamanen van de Oude Tijd konden nog in de hemelse sferen van hun sterren doordringen. Ze waren voorbereid op de aardse gebeurtenissen en hun weten kwam ten goede aan het leven van hun volk, dat ze als geestelijk leider telkens weer in harmonie konden brengen met de wet van hun 'bezonnen' gesternte.

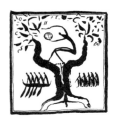

De sjamaan als kunstenaar

Vanuit onze beschouwingen tot nu toe over de verschillende taken van een sjamaan komen we bij die welke het wezen van een kunstzinnig mens definieert. Want de kunstenaar

I Wezen en geschiedenis van het sjamanisme

De sjamaan als kunstenaar

ontvangt zijn inspiratie uit de oerbron van de Goddelijke Geest, in zijn handelen 'schept' hij, ervaart hij zichzelf als schepper. Zijn werk straalt de kracht van de oorsprong uit, die dan ook de beschouwer toegang kan bieden tot zijn eigen kunstzinnige wezen, als hij zich door deze kracht laat raken.

De sjamaan, een mens met al deze kunstzinnige vermogens, was en is voor zijn medemensen de levende getuige van de geestelijke vrijheid van de mens, die zich alleen kan ontplooien en de materie kan overstijgen als ze de toegang tot het geheel mogelijk maakt. De sjamaan herinnert aan de onsterfelijkheid van de ziel, aan het eeuwig draaiende wiel van ontstaan en vergaan, aan de Wet van de Grote Kringloop. Zijn vermogens verkondigen de mens tevens zijn geestelijke verval, zijn achteruitgang. De sjamaan vormt voor ons ontwortelden het oerparadijselijke beeld van de mensheid, waarin allen eens in de Al-eenheid leefden en niet de hulp van een sjamaan nodig hadden. Uit hem spreekt de wijsheid dat leven en dood hetzelfde zijn.

Sjamanisme bij onze voorvaderen

Misschien wekken de uiteenzettingen tot nu toe de indruk dat het verschijnsel sjamanisme iets exotisch is, wat zich op onze breedtegraad niet voordoet. Die dwaling berust op het feit dat het weten van onze voorvaderen in de duisternis is weggezakt en in de begintijd van het christendom verboden werd. Als intellectuele soort in de geschiedenis van de mensheid, die zich aan de natuurlijke kringlopen heeft ontrukt,

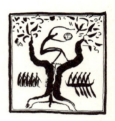

I Wezen en geschiedenis van het sjamanisme

Sjamanisme bij onze voorvaderen

ziet menigeen tegenwoordig de noodzaak weer in evenwicht met de natuurlijke vormen van het leven te komen. Daarvoor is het echter onmisbaar dat we bij het erfgoed van onze voorvaderen aanknopen.

Laten we nu proberen ons een beeld te vormen van het leven van de Kelten en Germanen aan de hand van het weinige dat ons is overgeleverd. Daarbij zullen we onze aandacht met name richten op de levensuitingen die erop wijzen dat het sjamanisme ook hier werd beleefd.

Alleen al de namen 'Kelten' en 'Germanen' vormen een aanwijzing die ons verder helpt en ons onderzoek meteen in een duidelijke richting stuurt. Het gaat bij die namen niet alleen om een ras, ze drukken ook een geestelijke inhoud uit, waaronder verscheidene volksstammen zich bij elkaar aansloten die rond de vierde eeuw n.Chr. tijdens de grote Indo-Europese volksverhuizing naar Europa kwamen.

Uit taalonderzoek is gebleken dat zowel het woord 'kel' als het woord 'ger' het woord 'staf' bevat. Kelten en Germanen waren dus stafdragers! Maar wat betekent dat? We kennen de staf als attribuut van koningen en hoge functionarissen. De staf was in de Oudheid altijd een teken van geestelijke volwassenheid. Door de staf spreekt de wijsheid van een mens die door de kracht van zijn geest bij de Eeuwige Geest is aangesloten en op die manier handelt en denkt. De staf symboliseert ook de zonnewendeas, die bij de Kelten en Germanen een belangrijke rol speelde.

De kringloop van de zon was het grote voorbeeld voor het aardse leven. Daarbij speelden de twee uitersten, de zomerzonnewende in juni en de winterzonnewende in december, een bijzondere rol. Hun verbindingslijn is de zomerzon-

I Wezen en geschiedenis van het sjamanisme

newendeas. De Grieken vierden de hoogste stand van de zon tijdens haar jaarlijkse omloop met een bijzonder ritueel: de 'Hieros Gamos', de Heilige Bruiloft.

De kracht van de zon, uitdrukking van de levensbehoudende energie en geestelijke helderheid, begint op haar hoogtepunt af te nemen en haar licht wendt zich sterker naar de duisternis van de aarde tot aan het andere uiterste, de winterzonnewende met de langste nacht van het jaar. En vanuit deze diepste stand gaat ze weer omhoog en wordt opnieuw geboren. In de Hieros Gamos speelden onze voorvaderen deze wijsheid over leven, dood en wedergeboorte die de zon hun voorleefde, met hun eigen lichaam na. Daarin konden ze via de ervaring van volledigheid heling vinden, de Al-eenheid beleven.

Hier vindt het huwelijk tussen de tegenstellingen plaats, niet alleen tussen man en vrouw, maar ook tussen mens en God in de eenheid van leven en dood. Want zowel de hoogtijd van de zon als het huwelijk (in het Duits 'Hochzeit', dus 'hoogtijd') van man en vrouw draagt het zaad van nieuw leven in zich en daarmee ook de kiem van de dood. De ingewijden in dit weten waren de geestelijke leiders van onze voorvaderen. Evenals de sjamanen bij andere volken hadden ze de taak de mensen naar hun volledigheid en heling te leiden.

Sjamanisme bij onze voorvaderen

Sjamaanse activiteit bij de Kelten

De uittocht van de Kelten uit hun oorspronkelijke woongebied, het Oeralgebergte, samen met diverse Indogermaanse

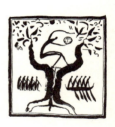

I Wezen en geschiedenis van het sjamanisme

Sjamanisme bij onze voorvaderen

• Sjamaanse activiteit bij de Kelten

volksstammen, vond ongeveer plaats tussen het vierde en het tweede millennium v.Chr. In het grote zonnejaar was het de wereldmaand Stier die aan haar einde kwam en door het Ramtijdperk werd afgelost.

De wereldmaand Ram was de bloeitijd van de Kelten en Germanen. Ze werden de 'Ram-mannen' genoemd en droegen hoornsymbolen op hun hoofd. Deze geweldige kosmische overgang bepaalde het lot van de Kelten en kende hun op grond van het kosmische plan een bijzondere taak toe, die een fundamentele betekenis voor de hele Europese ontwikkeling had. Hun invloed op de Europese volken was zo sterk dat er zelfs een gemeenschappelijke taal en religie ontstonden. Ze waren wegbereiders van de Europese eenheid, die ook bevorderlijk was voor de snelle verspreiding van het latere christendom.

Alleen met de kennis van het grote wereldjaar kunnen we toegang tot het leven en werken van de Kelten krijgen; er bestaan namelijk geen aantekeningen van hun hand omdat ze het schrift als een groot kwaad beschouwden. De enige tekens die voor de Keltische mens betekenis hadden, waren de tekens van de dierenriem. De sterrenkundigen waren bij de Kelten de druïden, de Keltische sjamanen. Zoals we ook bij het sjamanisme van andere volken kunnen waarnemen, hadden ze functies die voor het stamleven onontbeerlijk waren: het waren staatslieden, filosofen, geneeskundigen, astrologen en astronomen, waarzeggers, dragers en leraren van de inwijding in mysteriën. Ze moesten om te beginnen de negen tekens van de wereldorde leren kennen. Alleen dan konden ze aan hun stamgenoten uitleggen hoe ze met het aanbreken van de nieuwe wereldmaand tot de bloeitijd

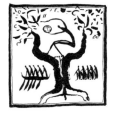

I Wezen en geschiedenis van het sjamanisme

van hun cultuur zouden opgroeien en dan, in overeenstemming met de natuurlijke wet, weer zouden afdalen.

Dat de druïden op de hoogte waren van het ontstaan en vergaan van culturen, bewijzen verschillende rotstekeningen die ons zijn overgeleverd, evenals de in ringmuren geplaatste hoge keien van Stonehenge, Carnac, Externsteine... Deze plaatsen gebruikten ze voor het waarnemen van sterren en het berekenen van belangrijke tijdstippen, bijvoorbeeld de zonnewenden en de dag-en-nachteveningen.

De vorming van druïden duurde lang en was erg moeilijk. Pas op rijpere leeftijd gingen ze hun kennis daadwerkelijk toepassen. Ze wisten dat achter de zichtbare vorm van de werkelijkheid, van mineralen, planten, dieren en mensen, een andere wereld werkzaam was, en ze voelden zich verwant met de geestelijke inhoud van die wereld. De basis voor hun natuurwaarnemingen lag in de natuurlijke loop van de zon. De winterzonnewende was het begin van hun nieuwe jaar. In die tijd komt de geboorte van het licht op gang. De aarde maakt haar langste nacht door en verzamelt krachten en sappen om dan met het opstijgende licht van de zon opnieuw te ontwaken. De druïden merkten dat de aardenergie zich begin december terugtrekt en tot zichzelf inkeert en dat de mens in deze tijd op zijn eigen krachten is aangewezen. De druïden namen dan bijzondere maatregelen voor de gezondheid in acht, ze dienden kruidenextracten toe, ze spoorden mensen aan te vasten en zich te onthouden van het verwekken van kinderen. Na het joelfeest, tijdens de winterzonnewende, volgden de twaalf nachten tussen Kerstmis en Driekoningen, die bij de Kelten

Sjamanisme bij onze voorvaderen
• Sjamaanse activiteit bij de Kelten

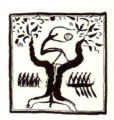

I Wezen en geschiedenis van het sjamanisme

Sjamanisme bij onze voorvaderen

• Sjamaanse activiteit bij de Kelten

een grote rol speelden. Bij de vorming van de druïden was dit de tijd van de inwijding in de mysteriën. Daarvoor gingen ze diepe, onderaardse holen binnen, waarin zich een zogeheten slaapsteen bevond. Daarop ging de initiant liggen en door bepaalde instructies van zijn meester raakte hij in een tranceachtige slaap, waarbij hij, net als bij de extatische ervaring van een sjamaan, zijn dood ervoer, in het oerbegin en de samenhang van de kosmos werd ingewijd en na de twaalf nachten opnieuw ontwaakte tot het nieuwe leven, dat van een druïde. Omdat de druïde wist dat de elektromagnetische kracht van de zonnestraling in deze twaalf nachten aanzienlijk toenam, bedachten ze speciale maatregelen om zich daartegen te beschermen. Deze maatregelen zien we voor een deel nog terug in onze gebruiken, zij het zonder inzicht in de diepere samenhang: als bescherming tegen straling diende het ophangen van maretakken, het roken met bepaalde kruiden, het afvegen van mens en vee met rijsbezems van hazel-, berken- of wilgentakken, het dragen van gouden en zilveren amuletten...

Door de inwijding in het mysterie van de onsterfelijkheid van de ziel werd de druïde een priester. Hij verkondigde zijn stamgenoten dat al het leven een voortdurend veranderend proces van ontstaan en vergaan is en dat zelfs de goden aan dit verloop onderworpen zijn.

De Kelten hadden een natuurreligie. Er waren geen dogma's en geen zedenleer. De familie en de gemeenschap golden als heilig; het individu schikte zich er vrijwillig naar, want het leven in de gemeenschap was uitdrukking van haar religie. Daarvoor stonden ook de rituelen en ceremoniën die door de druïden werden geleid.

I Wezen en geschiedenis van het sjamanisme

Sjamanisme bij onze voorvaderen
• Sjamaanse activiteit bij de Kelten

Behalve de oriëntatie op de loop van de zon was bij de druïden ook de maankalender in gebruik. De druïden geloofden dat de maan eens met de aarde verenigd was. Nadat deze hemellichamen gescheiden waren, bleven bepaalde krachten, de zogeheten maanimpulsen, in de aarde achter; ze zijn tot het middaguur en tijdens de zomerzonnewende bijzonder krachtig waar te nemen. Zo ontdekten de druïden in welke mate de maan de groei op aarde beïnvloedt. Ze constateerden dat maan en aarde dragers van gelijkpolige stralingskrachten zijn en tegenkrachten voor de zon vormen. Daaruit trokken ze de conclusie dat de maan en de aarde net als een magneet de zonnekracht aantrekken, wat vooral bij volle maan en nieuwe maan goed is waar te nemen. Deze tijdstippen waren voor hen van belang om de geheimen van het leven te bestuderen.

Dat de druïden bij de Kelten als sjamanen werkzaam waren, blijkt uit beschrijvingen van de Romeinen. In hun verhalen heten de druïden 'boomkundigen', die onder of op bomen zitten en daar met het heilige spreken. Daarmee zijn we weer bij de wereldboom van de sjamanen, die ook voor de druïde een heilige verbinding tussen de aarde en de hemel vormde. Verder heet het in de Romeinse verslagen dat de Kelten geen tempels voor de aanbidding van hun goden oprichtten, maar ze in Heilige Wouden of bij bronnen en bomen verheerlijkten. Het leven van de Kelten was een levendige religie, die het goddelijke in de schoonheid van de natuur zag.

Evenals in het sjamanisme werd in het druïdendom het contact met de gestorvene in stand gehouden. Om in het rijk van de doden te komen ging de druïde 's nachts op het

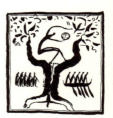

I Wezen en geschiedenis van het sjamanisme

Sjamanisme bij onze voorvaderen

• Sjamaanse activiteit bij de Kelten

kruispunt van de 'oerstralen' zitten, die bijzonder sterk uitstralende elektromagnetische banen van de aarde zijn. (Onderzoekingen van Keltische cultusplaatsen hebben uitgewezen dat ze allemaal op bijzonder sterk geladen stralingsvelden liggen.) Deze stralingsenergie maakte het voor de druïden gemakkelijker contact te leggen met de zielen van de overledenen, die ze vaak om raad vroegen.

Omstreeks 1000 v.Chr. bereikte de Keltische cultuur haar hoogtepunt. Met het wegzakken van het Ram-teken begon de vervolging van de druïden door de Romeinen en met de intrede van de zon in het teken van de Vissen begon hun volledige uitroeiing door het christendom.

De geestelijke wijsheid van de Kelten raakte voor lange tijd in vergetelheid omdat de verkondigers van het christendom niet wilden toegeven dat ze niet anders konden dan voortbouwen op de door de Kelten ontwikkelde bewustzijnstoestand. Ze waren niet in staat het oude in het nieuwe te integreren, maar veroordeelden de Keltische religie als heidendom en ketterdom om daarmee hun 'Heilige Oorlog' (!) te kunnen verantwoorden. Pas in onze tijd ontwaakt de interesse voor de Kelten weer. Misschien krijgen hun prestaties in het tijdperk van de Waterman eindelijk weer erkenning.

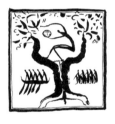

Sjamaanse activiteit bij de Germanen

De Germanen kwamen eveneens tijdens de grote Indo-Europese volksverhuizing nog onder het teken van de Stier naar Europa, waar ze zich overeenkomstig hun plaats van

I Wezen en geschiedenis van het sjamanisme

nederzetting opsplitsen in Noord-Germanen (Zweden, Denen, Noren, IJslanders), Oost-Germanen (Vandalen, Goten, Bourgondiërs, Longobarden) en West-Germanen (Franken, Alemannen, Bajuwaren, Saksen, Chatten enzovoort). Ook zij waren Ram-mensen en hun lot vertoont overeenkomsten met dat van de Kelten. Beiden, Kelten en Germanen, hebben elkaar beïnvloed en hebben in de tijd van het beginnende christendom zelfs in dezelfde stammen geleefd.

Omdat ons op enkele runenvondsten na ook van de Germanen geen schriftelijke stukken zijn overgeleverd, moeten we ons voor hun ontraadseling voornamelijk baseren op de sterrenkunde en op overblijfselen die een eigen taal spreken, zoals rotstekeningen, graven in heuvels, grafvondsten. Ook de Oudnoorse verzameling liederen van de *Edda*, die uit de achtste, negende of dertiende eeuw stamt, geeft ons enige informatie.

Op de rotstekeningen zien we weer de symbolen van zonnewielen, swastika's, schepen, speren, bijlen, maansikkels, spiralen, labyrinten. Onder de grafgeschenken heeft men dingen ontdekt die allemaal goed in de medicijnbundel van een sjamaan zouden passen: schedels waarin boringen zijn verricht – dat zijn allemaal aanwijzingen dat magie en sjamanisme bij de Germanen een rol speelden. Maar welke?

Als we de *Edda* erbij nemen, komen we daar Odin tegen, ook Wodan geheten. Hij was een van de belangrijkste godheden van de Germanen; hij behoorde tot de grote godengroepen van de Asen. In Odins runenbericht 3 van de *Edda* heet het:

Sjamanisme bij onze voorvaderen

• Sjamaanse activiteit bij de Germanen

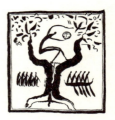

I Wezen en geschiedenis van het sjamanisme

Sjamanisme bij onze voorvaderen

• Sjamaanse activiteit bij de Germanen

*Ik weet dat ik aan de winderige boom hing
negen nachten lang,
vastgenageld met de speer,
gewijd aan Odin,
als offer voor mezelf
gebonden aan die boom,
want het is aan ieder onbekend
uit welke wortel hij groeit.
Zij gaven mij geen spijs of drank;
neer boog ik mij,
nam de runen, nam ze roepend op;
neer boog ik mij,
negen hoofdliederen leerde ik
van de verheven broeder van de Bestla,
de zoon van de Bölthorn;
van de Odrörir, de edelste mede,
nam ik een dronk.*

Herinnert ons dit niet aan de sjamaanse inwijdingsritus op de wereldboom? Ook Odin hangt aan de boom, aan de wereldboom, aan de zonnewendeas. Hier wordt hij in het geheim van het Eeuwige Leven ingewijd: met zijn hoofd, dat één is met de hoogste stand van de zon tijdens de zomerzonnewende en met de boomkruin verenigd naar het licht streeft, symboliseert hij de dood. Want vanaf haar hoogste stand daalt de zon af naar het duister, waar de voeten van Odin zich verenigen met de wortels van de boom en de beleving van de wedergeboorte tijdens de winterzonnewende. Onder aan de boom was een bron, de bron van de wijsheidsdrank, die de hangende, van boven in het water

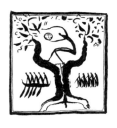

I Wezen en geschiedenis van het sjamanisme

Sjamanisme bij onze voorvaderen
• Sjamaanse activiteit bij de Germanen

kijkend, inzicht in zijn eeuwige bestaan schenkt. Want de stand van de zomerzonnewende (het hoofd), het beginnende sterven, spiegelt zich daar in de winterzonnewende (de voeten), het begin van het nieuwe leven. Zo verandert de boom des doods in de boom des levens en Odin ervaart dat ze beiden hetzelfde zijn. Hangend aan de boom ontvangt hij de runen, waarop het plan van de wereldorde geschreven staat, dat hier aan hem wordt geopenbaard. De runen (het woord komt nog voor in het Duitse *raunen*, 'fluisteren', en betekent 'geheim') speelden bij de Germanen een belangrijke rol in de magie. Er waren runen voor waarzeggerij en voor genezing. In de runen maakte de wil van de goden zich kenbaar aan de Germanen. Daarvoor gebruikten ze mannen en vrouwen die deze taal verstonden en konden vertalen voor niet-ingewijden, want ook hier was de wil van de goden de hoogste wet. De runen worden ook vermeld op een andere plaats in de *Edda*, Völuspa genoemd*:

> *Op het Idaveld ontmoeten de Asen elkaar*
> *En spreken daar van de reusachtige worm*
> *En denken daar de grote dingen*
> *En oude runen van de raadgevende vorsten.*
> *Opnieuw zullen de wonderbaarlijke*
> *Gouden tafels in het gras elkaar ontmoeten,*
> *Die voor oerdagen hun eigen tafels waren...*

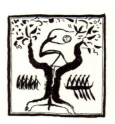

* Dat betekent 'Het zieneresgezicht', gezicht op openbaring. Daarin vertelde de zieneres Wala of Völva van de oertijd, het

I Wezen en geschiedenis van het sjamanisme

Sjamanisme bij onze voorvaderen
• Sjamaanse activiteit bij de Germanen

ontstaan van de wereld, de strijd van reuzen en goden, de godenschemering, de ondergang van de wereld en het ontstaan van een nieuwe wereld.

Het Idaveld was bij de Germanen het veld om de poolster, die, zoals we weten, vanaf de wereldboom van de sjamaan de opening naar de hemel is. In de Germaanse mythologie houden de goden hier hun raadsvergaderingen, de zogeheten dingen. Odin laat in zijn inwijding de Germanen zien hoe ook de mens een blik in het ding van de goden kan werpen: door aan de boom te hangen waaraan de mens zijn gescheiden-zijn overwint en geestelijke vrijheid verkrijgt in de eenheid van al het leven. Daarom plaatsten de Germanen voor hun bovenaardse rechtspraak en beraadslagingen in het midden van de kring waarin ze zaten, een paal waarvan de punt gericht was op het Idaveld, de poolster, opdat de mens niet in zijn beperktheid zou rechtspreken of beraadslagen, maar de goden door hem zouden spreken. – De andere naam van Odin, Wodan, wat 'woede' of 'opwinding' betekent, definieert Odin als god van de extase. Hij beheerst de magische vlucht met behulp van zijn achtbenige paard Sleipnir. Hij bezit het vermogen zich in dieren te veranderen, bijvoorbeeld in een arend, een raaf of een slang. Zijn hulpgeesten zijn de twee raven Munin (de herinnering) en Hugin (de gedachte) en zijn beschermgeesten de wolven Freki en Geri. Zijn speer is een toverwapen. Met deze speer vol runen raakt hij over gigantische afstanden zijn doel, maar hij kan er ook mee genezen. Odin, of Wodan, heeft toegang tot het rijk der doden, tot de hel. Hij was de god van het slagveld en bracht de gevallen krij-

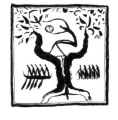

I Wezen en geschiedenis van het sjamanisme

gers naar het huis van de gesneuvelden, het walhalla, waar de Walkuren hun de godendrank aanbieden. Odin was god en mens en zoals alle Germaanse godheden niet onsterfelijk. Hij was als een mens aan zijn lot onderworpen, maar had contact met de Andere Wereld.

Dat alles pas bij uitstek bij het oerbeeld van een sjamaan. Odin liet de Germanen als eerste mens zijn inwijding zien, hij was 'Thrott', de moedige, en liet hun zien welke magische vermogens een mens kan verwerven als hij de aardse wereld met de buitenaardse verbindt. Dat de initiatie van Odin bij de Germanen inderdaad door ingewijden in stand werd gehouden, bewijzen de zogeheten Thrott-mysteriën, die vooral in Scandinavië en Rusland, maar ook in Duitsland werden verricht. Daarvan getuigen nog de Germaanse cultusplaatsen die voor een deel behouden zijn gebleven, zoals de Externsteine in het Teutoburger Woud. Dit inwijdingscentrum was actief vanaf 7000 v.Chr. tot de Karolingische tijd in de zevende eeuw, toen het volgens de Frankische annalen volledig werd verwoest. Toch kunnen we tegenwoordig nog de grote rotstekening van Odin, aan een boom hangend, zien, alsmede een graf met een slaapsteen, die op het inwijdingsritueel van dood en wedergeboorte wijst.

We mogen dus met zekerheid aannemen dat onder onze Germaanse voorvaderen ingewijden actief waren die we als sjamanen kunnen beschouwen, zoals een 8000 jaar oude runenspreuk getuigt:

Uruz – Ihwaz – Ingwaz

Al het leven is van kosmische oorsprong!

Sjamanisme bij onze voorvaderen

• Sjamaanse activiteit bij de Germanen

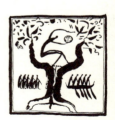

I Wezen en geschiedenis van het sjamanisme

Magiërs, tovenaars, genezers, medicijnmannen, heksen

Tot dusverre hebben we gesproken van sjamanen – maar wie zijn nu de anderen die we in het begin medicijnmannen, magiërs, tovenaars, genezers en heksen hebben genoemd?

Ze hebben veel gemeen met de oorspronkelijke vorm van het archaïsche sjamanisme, maar er is één belangrijk aspect dat hen daarvan onderscheidt, namelijk de extase. Ze beleven niet zoals de sjamaan de daadwerkelijke overgang van het lichaam in de Andere Wereld. Bij hen gebeurt dat op een geestelijke manier, in het gebied van de verbeelding. Voor allen geldt dat ze voor het verwerven van hun magische vaardigheden de hulp en het contact van wezens in de Andere Wereld nodig hebben. Het verschil is dat een sjamaan bij zijn sessies één met dit wezen wordt, terwijl de anderen het aanroepen of bezweren en beelden en tekens ontvangen die instructies voor de benodigde stappen vormen. Over het algemeen beschouw ik de definitie met betrekking tot het gebruik van macht als het meest zinvol. Dan zijn er twee groeperingen die we met Witte Magie en Zwarte Magie kunnen aanduiden. Als een mens, op welke manier dan ook, in aanraking komt met krachten uit de Andere Wereld die hem zijn nieuwe taak als magische genezer kenbaar maken, en tenslotte in het daarvoor noodzakelijke weten wordt ingewijd, moet hij bij de initiëring een verdrag of verbond met deze krachten sluiten. Dit verbond is een belofte en omvat zijn keuze voor de

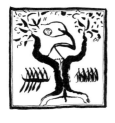

I Wezen en geschiedenis van het sjamanisme

Magiërs, tovenaars, genezers, medicijnmannen, heksen

Witte of de Zwarte Magie, voor het genezen of voor het beschadigen.

Tot de Witte Magie behoren alle genezers, medicijnmannen, magiërs en tovenaars, die gedurende hun hele leven hun macht zodanig gebruiken dat ze stimulerend en genezend werkt. Genezers en medicijnmannen beperken hun vermogens hoofdzakelijk tot het genezen van ziekten. Magiërs en tovenaars zijn eigenlijk heel vage benamingen. Ze hebben gemeenschappelijk dat ze ware staaltjes van tovenarij kunnen vertonen; ze kunnen bijvoorbeeld de zwaartekracht overwinnen en 'vliegen', weer maken, het onzichtbare materialiseren, in een brandend vuur staan, enzovoort. Ze houden hun macht voor zichzelf en zetten haar niet in om voor anderen genezing mogelijk te maken.

De zwarte magiërs en heksen gebruiken hun macht niet alleen voor zichzelf, zoals dus de magiërs en tovenaars doen, maar passen haar ook bewust toe om de gemeenschap schade toe te brengen. De heks heeft meestal dezelfde kennis als een witte magiër, maar zijn gerichtheid, zijn intentie is anders, hij baseert zich op afgunst en jaloezie en streeft de alleenheerschappij na. Overal waar het sjamanisme of de magische genezing wordt toegepast, vindt men ook de keerzijde ervan in de hekserij. In veel landen, vooral in Zuid-Amerika, zijn de praktijken van de Zwarte Magiërs zo wijd verbreid dat de genezers bijna uitsluitend bezig zijn met het herstellen van de aangerichte schade. Opvallend is ook dat in landen waarin het sjamanisme sterk heeft geleefd, als restanten nog zijn negatieve kanten zijn achtergebleven, wat vaak in allerlei gebruiken en vormen van bijgeloof tot uiting komt. Het 'boze oog' is ook in ons land bekend.

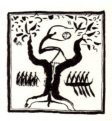

I Wezen en geschiedenis van het sjamanisme

Magiërs, tovenaars, genezers, medicijnmannen, heksen

Tegenwoordig is er vrijwel geen enkele sjamaan meer in zijn oorspronkelijke vorm te vinden. De weinigen die hebben kunnen overleven, werken in afzondering onder natuurvolken die door de beschaving onaangetast zijn gebleven. De kolonisatie was de eerste stap naar hun vernietiging en de volgende was de uitbuiting door de economische belangen van de industrielanden. De definitieve klap kwam van de toenemende macht van de klassieke geneeskunde, die niet bereid was tot een wederzijds vruchtbare samenwerking van arts en sjamaan, maar haar alleenheerschappij veilig wilde stellen.

Maar we willen hier niet klagen over dingen die onvermijdelijk zijn geweest, maar onze blik naar voren richten, waar we de aanzet zien tot een ommekeer die het verstarde westerse denken weer in beweging brengt. In de medische wetenschap dringt langzaam het inzicht door dat ze ondanks haar vooruitgang niet in staat is een einde te maken aan ziekten. En zodoende sluit zich een cirkel, men wendt zich na een lange odyssee weer tot het weten der Ouden.

De behoeders van de Oude Wijsheid noemen zich regenboogmensen. Het zijn mannen en vrouwen die hun leven aan het helen wijden. Het zijn bruggenbouwers, want ze werken samen met alle volken en rassen, rode, zwarte, blanke en gele, voor een gemeenschappelijk doel: de genezing van onze planeet met al zijn levende wezens.

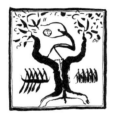

II
De boodschap van de sjamanen voor het tijdperk van de Waterman

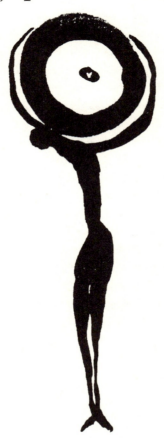

II De boodschap van de sjamanen voor het tijdperk van de Waterman

De tijd is gekomen dat de mysteriën van het tijdperk worden onthuld aan allen die licht op hun pad begeren, opdat ze tot het middelpunt van alle kracht en leven doordringen. Want er is een nieuwe geest in de wereld gekomen en de mens werpt zijn leiband af en volgt de blinde leiders niet meer blindelings. Hij zal alleen lessen aannemen van mensen die het onzichtbare waarnemen en het onuitsprekelijke horen, die van de geest vervuld zijn, met innerlijk weten spreken en aan de boeien van de godsdiensten en de overgeërfde geloofsleren van voorbije generaties zijn ontsnapt. Want de ziel van de mens heeft vrijheid nodig om in het Nieuwe Tijdperk te groeien en de kracht om de last van grotere verantwoordelijkheid te dragen. Daarom worden de gaven van de geest over velen uitgestort, opdat het licht de duisternis doordringt en de mensheid opnieuw geboren wordt, dichter bij het goddelijke oerbeeld. Het is de dag aller dagen, waarop veel krachten samenvloeien en onder hun toestroming veel vernietigd wordt; maar in de Oneindige Geest leeft het verheven denken, de creatieve drang tot volmaaktheid, en wij, die in de Eeuwige Harmonie vertoeven, zijn één met deze golven van kracht, en ons hele bestaan is onderworpen aan de onoverwinnelijke stroom van gedachtevormen van God. Allen zijn doorstroomd van de Goddelijke Kracht en ieder heeft deel aan het Goddelijke Plan en geeft wat hij heeft aan de universele erfgenaam*.

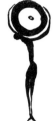

* Laurence Temple, The Shining Brother, *Psychic Press*, Londen.

Ik heb hier bewust geen sjamaan aan het woord gelaten, maar de visie van een geestelijk ontwaakte Europeaan

II De boodschap van de sjamanen voor het tijdperk van de Waterman

geciteerd om aan te tonen dat wij daadwerkelijk zelf weer sjamaans beginnen te denken. Deze visie vertelt van het aanbreken van een nieuwe tijd, de tijd van de Waterman. Het is het begin van een nieuwe ontwikkeling van het menselijk bewustzijn, dat, zoals we hierna zullen zien, nauw verbonden is met wat we hiervoor als sjamaanse levensvorm hebben omschreven. Het tijdperk van de Waterman is het wereldhistorische kader waarin we de boodschap van de sjamaan moeten interpreteren. Het is de Nieuwe Tijd, waarin de mysteriën die gedurende duizenden jaren door ingewijden in het verborgene bewaard zijn, aan de hele mensheid worden geopenbaard. De sjamanen leefden als traditionele behoeders van mysteriën altijd in harmonie met de eeuwige kosmische orde. Uit deze bron ontvingen ze ook hun visioen en hun opdracht om naar buiten te treden, voorbij de grenzen van hun land, om de mensheid op de toekomst voor te bereiden. Ze weten dat de nieuwe tijdgeest op hun ondersteuning is aangewezen. Nu pas kunnen ze vrij en openlijk spreken van datgene wat ze tot nu toe alleen in hun spirituele gemeenschap konden openbaren.

Dienaars van de aarde

We nemen allemaal waar hoe het schijnbaar stevige ideologische bouwwerk van het geloof, dat lange tijd norm en maatstaf voor ons leven is geweest, aan het instorten is. Door de verbrokkeling van deze zekerheid ontstaat bij velen een gevoel van paniek, angst, radeloosheid en de vertwijfelde poging om de oude bouwval te restaureren tot een

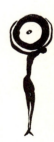

II De boodschap van de sjamanen voor het tijdperk van de Waterman

Dienaars van de aarde

houvast. Men voorvoelt voor de toekomst bedreigingen als kernoorlogen en andere catastrofen. Maar er zijn ook mensen die ruimte voor nieuwe levensvormen scheppen. Het gaat er echter niet meer om het oude te bestrijden, maar de energieën vastberaden op het opbouwen van het nieuwe te richten. De geschiedenis van de mensheid leert ons de noodzaak van crisis en chaos voor de geboorte van het nieuwe, waarin wat als meest gewaagde utopie is gedacht, werkelijkheid kan worden. Het visioen van het tijdperk van de Waterman is de 'Kosmische Mens', die dichter bij het Goddelijke Oerbeeld komt. Dat verkondigen ons de sjamanen, dat verkondigen ons ingewijden, geestelijk ontwaakte denkers en filosofen van de westerse traditie. Astrologisch gezien zakt in het grote wereldjaar het teken van de Vissen en daarmee de thematiek van de verlosser. Voor het christendom betekent het dat het wachten op een gepersonifieerde verlosser moet worden opgegeven en dat de volgende stap moet worden gezet: in het teken van de Waterman wordt de mens opgeroepen om religie als zoektocht naar zijn goddelijke oorsprong te ondernemen, zonder voorgeschreven geloofsleer, als individu, dat zichzelf echter een deel van het geheel weet en bovendien de zin van de gemeenschap ontdekt. Het beeld van de man die water uit een kruik giet, is symbool voor de meer dan 2000 jaar durende wereldmaand van onze tijd: het water is het hemelse voedsel, dat zich over de aarde uitstort, het is de geestesstroom die de mens in zijn eigen goddelijkheid raakt, hem opwekt en laat opkijken naar zijn spiegelbeeld, die hem leeftijdsloos en eeuwig tot 'Kosmische Mens' bestemt, hem een grotere verantwoordelijkheid toekent dan hij tot

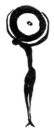

II De boodschap van de sjamanen voor het tijdperk van de Waterman

dusverre in zijn ontwikkelingsgeschiedenis heeft gehad, een verantwoordelijkheid die hem tot medewerker van God op aarde maakt. Voor deze Waterman-opdracht van de mensheid stellen de sjamanen als teken de regenboog, symbool van de geestelijke verbindingsbrug die rassen, religies en landsgrenzen, alles wat de mensen van elkaar scheidt, overwint. Het kosmische bewustzijn verlangt de geestelijke eenheid van alle volken, die alleen met een ander bewustzijn van ieder mens afzonderlijk te verwezenlijken is, een bewustzijn waarin de aarde als levend wezen wordt gerespecteerd.

In 1982 vond in Oostenrijk de eerste bijeenkomst van sjamanen plaats. Dat was een van de eerste impulsen van de Nieuwe Tijd voor het begin van een 'geestelijke politiek' met als doel onze afscheiding van de natuurlijke samenhangen ongedaan te maken en ons weer naar onze natuurlijke, voorbestemde plaats te leiden. Sjamanen, genezers, medicijnmannen, maar ook wetenschappers zaten in een kring en concentreerden zich op een thema: genezing van de aarde en de daarmee zeer strak verweven genezing van de mens. Allen waren het erover eens: de aarde is door de afscheiding van de mens uit zijn natuurlijke samenhang zodanig uit zijn evenwicht geraakt dat het absoluut noodzakelijk is geworden al het menselijk handelen op het herstel van het evenwicht te richten, domweg om te garanderen dat leven op aarde mogelijk blijft.

De geestelijke voorlopers van het westerse denken kozen het begrip 'holistische wereldvisie' voor het inzicht dat alle dingen met elkaar verband houden en bij elke daad of gedachte rekening gehouden moet worden met het effect op

Dienaars van de aarde

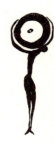

II De boodschap van de sjamanen voor het tijdperk van de Waterman

Dienaars van de aarde

het geheel. Het is het afscheid van het reductionistische denken, dat tot de grote dwaling heeft geleid dat het geheel niet meer zou zijn dan de som der delen. Zoals we nu kunnen zien is dat uitgemond in een steeds autonomer wordend proces van het uit elkaar vallen van de delen, die steeds meer de samenhang met het geheel zijn kwijtgeraakt en achter de glanzende façade van uitvindingen en kunstwerken aanzienlijke schade heeft berokkend.

De sjamanen gebruiken daarvoor andere woorden, die echter hetzelfde uitdrukken: het holistische wereldbeeld is voor hen nooit verloren geweest. Zij noemen het de 'eenheid met de Grote Geest', waarin de mens als deel van de aarde altijd is inbegrepen. Ze spreken niet eenvoudig over de aarde alsof het niets meer is dan een onsamenhangende hoop van minerale brokstukken. Vol respect noemen ze haar 'Moeder Aarde' of 'Grote Moeder' en dat is niet alleen een teken van respect, maar ook van verwantschap, waarmee ze 'Kinderen van de Grote Moeder' worden. Voor hen is de aarde een zorgzame en voedende moeder, een levend wezen binnen een groter organisme, het zonnestelsel, waarin ze de zon als hun 'Grote Vader' erkennen. De aarde, zo zeggen de sjamanen, bezit een structuur die verwant is aan die van het menselijk lichaam: ze heeft net zo'n adem als wij, namelijk de lucht. Ze heeft net zo'n bloedsomloop, de water- en olielagen. Ze heeft net zo'n hartslag, het vurige magma. Ze heeft net zo'n beenderstelsel, de bergen. Ze heeft net zulke spieren, de heuvels en de bossen. Ze heeft net zulke klieren, de bodemschatten... En ze heeft een bewustzijn, een eigen denken, waarvan wij slechts een aspect zijn. Ook onze wetenschap is nu precies tot die con-

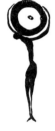

II De boodschap van de sjamanen voor het tijdperk van de Waterman

clusie gekomen en heeft daarvoor het begrip 'noösfeer' ontwikkeld. De sjamanen drukken zich kinderlijker en poëtischer uit en zeggen: 'De aarde droomt ons en wij dromen de aarde.'

Laten we nog eenmaal het algemene, globale beeld voor ogen houden: de aarde is een levend deel van ons zonnestelsel, dat op zijn beurt slechts een van de vele zonnestelsels van het totale universum is. De mens is een deel van de aarde en daarmee wordt begrijpelijk hoe hij in de overkoepelende samenhang van het geheel vervlochten is en 'omhoogreikt' tot in het Al – in Alles.

'Er is geen levend organisme binnen een dood organisme,' verklaren de sjamanen. Dat wil zeggen, als we de mens als iets levends beschouwen, moeten we ook de aarde en het bijbehorende zonnestelsel als levend wezen met een bewustzijn erkennen. De aarde heeft een eigen bewustzijn en een deel daarvan is de mens. Wij spelen daarbij een bemiddelende rol, die een verbinding tussen het afzonderlijke en het geheel kan vormen, tussen de aarde en het Al en tussen het Al en de aarde. Alleen de mens kan de brug slaan die de oever van de zichtbare, materiële wereld met de oever van de onzichtbare, geestelijke wereld verbindt, want hij zelf bestaat als 'kind van zon en aarde' uit deze beide werelden.

Nu pas is de tijd rijp dat wetenschappers, occulte wetenschappers en mystici een gemeenschappelijke taal vinden, die aan weerskanten inspireert. Een duidelijk voorbeeld daarvan is het boek van de natuurkundige Fritjof Capra, *De tao van fysica*, waarin hij aangeeft hoe de op empirische argumentatie gebaseerde fysica uiteindelijk tot het inzicht komt dat alle materie energie is en alle energie in wezen de

Dienaars van de aarde

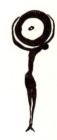

II De boodschap van de sjamanen voor het tijdperk van de Waterman

Dienaars van de aarde

manifestatie van een universum met bewustzijn is.
Dat materie op ons een starre en harde indruk maakt, komt door de filtering van onze zintuigen, die hebben verleerd te 'zien'. Binnen het materiële omhulsel stroomt een energetisch krachtveld. Als we die weer konden leren 'zien', zouden we vol verbazing tegenover een veld vol wervelende energie staan, dat met ongelooflijke snelheid een nimmer tot stilstand komende kracht opwekt. Energie is de oermaterie van alle leven. Ze is de verschijningsvorm van de geest. Door de geest is al het leven met elkaar verbonden, is alles een. De mens is een deel van de geestelijke Al-eenheid, van het geheel, en zonder hem kan het voltooide ontwerp van de schepping niet harmonisch vibreren. Het geheel heeft de mens nodig als zinvolle medewerker.

Laten we ons het universum microscopisch verkleind voorstellen als menselijk lichaam, dat voor een deel ziek is geworden en zich daardoor uit het totale bouwwerk van het organisme afzondert, onafhankelijk wordt en zijn door de natuur opgelegde rol niet meer vervult. In zo'n geval lijdt het lichaam als geheel behoorlijk onder deze disharmonie. Wat wij in onszelf als ziekte herkennen, ervaren ook de aarde en het hele universum. Hun ziekte heet 'mens', want hij heeft zich binnen het bouwwerk verzelfstandigd en heeft zijn oorspronkelijke functie verloren. De gedachte van de mens dat deze afscheiding voor hem nuttig zou zijn, is intussen een grote dwaling gebleken en de daaruit ontstane schade keert zich tegen hemzelf. Alles wat hij met de aarde heeft gedaan, heeft hij uiteindelijk zichzelf aangedaan. De indiaanse medicijnmannen zeggen het als volgt: 'De aarde is onze moeder en je moeder breng je niet om het leven.'

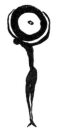

II De boodschap van de sjamanen voor het tijdperk van de Waterman

Wat kunnen wij nu doen om in ons handelen weer de zinvolle verbinding met het geheel tot stand te brengen? Laten we luisteren naar de boodschap van de sjamanen:

Dienaars van de aarde

De mens moet weer zijn plaats in het geheel terugvinden. Dat kan hij alleen als hij zich weer met zijn goddelijke oorsprong verenigt, en wel nu, terwijl hij op aarde is en een lichaam bezit. De mens is vergeten dat het goddelijke in hemzelf als bron van kracht en wijze raad berust – het is zijn 'Hogere Zelf' of, zoals wij zeggen, 'zijn Innerlijke Genezer'. Wij zijn hier gekomen om de mens te helpen die tot zijn krachtbron wil doordringen. Ons 'medicijn' is erop gericht de obstakels te onthullen die de mens belemmeren om in zijn eigen centrum te komen, vanwaaruit hij intuïtief en met de helderheid van een dierlijk instinct zijn eigen opdracht leert kennen. In het Hogere Zelf is de mens een met God, een met de Oneindige Geest. Het is zijn verhoogde wezen, waarmee hij de ideeën van de Kosmische Geest ontvangt, die alwetend en volledig een is en eeuwig leeft. Alleen vanuit deze 'schakelcentrale' naar de kosmos kan de mens zijn opdracht vernemen, zijn visioen, zijn droom, zijn medicijn. Alleen in voortdurende dialoog met deze instantie wordt ieder mens een medicijnman of medicijnvrouw, want in alles wat hij dan zal doen, weerspiegelt zich het medicijn dat heilzaam is voor zijn medemensen, heilzaam voor de aarde en voor het geheel.

De sjamanen zijn nooit de kracht van de intuïtie kwijtgeraakt, de kracht van het onderricht vanuit hun innerlijk. Alleen op die manier kunnen ze overleven en hun weten in stand houden. Het Hogere Zelf, waarvan ze spreken, is het

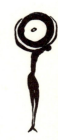

II De boodschap van de sjamanen voor het tijdperk van de Waterman

Dienaars van de aarde

kanaal, de spreekbuis van de mens naar het Goddelijke, waarin de wil van God de wil van de mens wordt, waar de samenwerking van God en mens zich actualiseert, waar de mens zich tot zijn kosmische bestemming verheft en medewerker van de schepping wordt. Het Hogere Zelf staat boven het Lagere Zelf, dat de hele sfeer van egoïstische behoeften en handelwijzen van de mensen omvat. Maar de weg naar het Hogere Zelf kan alleen via het Lagere Zelf gaan. Dat betekent in de eerste plaats dat we het Lagere Zelf met al zijn weerzinwekkendheden, verleidingen, zwakten en leugens bij onszelf moeten waarnemen, het dan moeten accepteren en het tot slot moeten veranderen, zodat het in harmonie met het Hogere Zelf komt en de impuls van elke handeling de smaak van 'medicijn' in zich draagt. Het Hogere Zelf van de mens, dat eeuwig meeleeft met de geest van de kosmische schepping, weet dat de mens bij zijn intrede in dit leven een heel bepaalde, vrij gekozen opdracht voor de aarde heeft meegekregen. De uitvoering van deze opdracht is bepalend voor zijn welzijn, zijn gezondheid, zijn heel-zijn. Deze opdracht is het talent van de mens, dat hij in aardse tijd tot meesterschap moet ontwikkelen, voor zichzelf, tot welzijn van anderen en ter verfraaiing van de aarde.

Het geven van het individu is van het grootste belang voor het herstel en de genezing van de aarde. Vanuit dit gezichtspunt moeten de mensen elkaar weer ontmoeten en elkaar voor deze opdracht aanmoedigen en stimuleren. De hebzucht van de mens, de macht van zijn Lagere Zelf, heeft de aarde leeggeroofd, haar zodanig in haar natuurlijke orde verstoord, dat ze nu uitgeput en ziek is en helemaal op ons

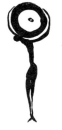

II De boodschap van de sjamanen voor het tijdperk van de Waterman

is aangewezen om weer gezond te worden. De aarde kan net als een ziek mens niet genezen worden met een medicijn, een pil, zoals met kalkbesproeiingen op overmatig verzuurde grond wordt gepoogd. Ze kan alleen worden genezen met hulp van mensen die haar tegemoet treden met een ander bewustzijn, dat zijn 'Grote Moeder en Voedster' respect, verantwoordelijkheid, medewerking en liefde schenkt.

Dienaars van de aarde

De Hopi en hun profetie

De Hopi, een van de oudste indianenstammen van Noord-Amerika, hadden sinds het begin van hun bestaan de opdracht naar de Eeuwige Wetten van de schepping te leven, zoals hun naam 'Hopi' aangeeft: 'met het oneindige plan leven'. Volgens dit oneindige plan spelen de Hopi een sleutelrol in het overleven van de mens. Ze geven ons zonder hooghartigheid te kennen dat alleen door het bestaan van geestelijke mensen of gemeenschappen zoals hun stam, die in een levendige uitwisseling van beide werelden leven, het evenwicht van de aarde nog niet helemaal grondig verstoord is. In hun rituelen en ceremoniën staan ze in direct contact met de geestelijke krachten van het leven en ontvangen ze profetieën die voor de hele mensheid bedoeld zijn. De Hopi leven al meer dan 2000 jaar als 'behoeders van het leven' op het Coloradoplateau, waar zich een van de grootste voorraden uranium op aarde bevindt, of, in hun taal, 'een bijzondere krachtplaats'. Ze wisten en weten dat het alleen van de wil van de mensheid afhangt of

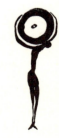

II De boodschap van de sjamanen voor het tijdperk van de Waterman

De Hopi en hun profetie

de grote cycli van het wereldjaar heil of onheil brengen.

Het feit dat de mens zich aan het natuurlijke ritme heeft onttrokken, is typerend voor de geschiedenis van de mensheid. De mens heeft altijd weer geprobeerd zich als schepper op te werpen, niet in uitwisseling met de Goddelijke Ideeën, maar in de grootheidswaan van het individuele ondernemen, en hij geloofde dat hij met eigen uitvindingen de wereld moest verbeteren. De fouten die daarbij zijn gemaakt, meende hij met nieuwe uitvindingen te kunnen corrigeren. Die fouten namen echter in de laatste paar eeuwen zodanig toe dat ze met geen enkele uitvinding, hoe vernuftig ook, ongedaan zijn te maken. Vergelijken we de miljoenen jaren evolutie met de paar eeuwen van het industriële tijdperk, dan heeft de mens in die korte tijd een abnormale positie op aarde ingenomen en is hij daarmee tot veroveraar en vijand van de natuur geworden. Zodoende dreigt hij nu het geheel, dat hij bij zijn individuele ondernemen volledig uit het oog heeft verloren, uit elkaar te laten springen. De mens heeft zich weliswaar met zijn uitvindingen zoals raketten en satellieten toegang tot de kosmos verworven, maar daarmee heeft hij nog geen inzicht in de kosmos gekregen, want zijn prestatiedrang was puur functioneel, mechanisch en was nooit op het geestelijke gericht. Voor het leven van een spirituele gemeenschap als die van de Hopi waren zulke uitvindingen niet nodig, want ze waren nooit gescheiden van de uitgestrekte kosmische ruimte, maar waren daar in hun geest altijd mee verbonden. Met al zijn hoogdravende uitvindingen heeft de mens het directe contact met de aarde verloren. Dus bevindt hij zich nu midden in een woestijn van problemen, die hij niet

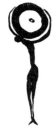

II De boodschap van de sjamanen voor het tijdperk van de Waterman

De Hopi en hun profetie

meer de baas kan. Een voorbeeld van zijn inventieve 'misgeboorten' is het rooien van het Braziliaanse regenwoud. Hier wordt het falen van vernuftig mensenverstand duidelijk, dat in deze bezigheid alleen de garantie van tigduizend meter printerpapier ziet en er geen acht op slaat dat daarmee de zuurstofketen op aarde wordt verstoord. De mens ging echter het sterkst uit de pas lopen toen hij zich niet meer wilde beperken tot de keten van zonne-energie, maar steeds gretiger gebruik ging maken van de zonne-energie die in de fossiele brandstof is opgeslagen. Dat heeft, zoals intussen zelfs wetenschappers hebben vastgesteld, tot een enorme stijging van de verspilling van warmte geleid waarmee elke technische vooruitgang gepaard gaat. Door deze roofbouw op de aarde heeft de mens van het industriële tijdperk het natuurlijke energiepotentieel van de aarde laten leeglopen.

De Hopi zien in de talloze maatschappelijke problemen, in oorlogen en natuurrampen antwoorden van de aarde. De profetieën van de Hopi met hun kennis van toekomstige gebeurtenissen op wereldniveau is lange tijd geheim gehouden, maar in hun gemeenschappen van 'grootvaders en grootmoeders' waren ze steeds levendig gehouden. In deze tijd komen ze in de openbaarheid. Een van hun profetieën luidt: *'Als de man in het vuurrode gewaad van de zon bij onze grootvaders en grootmoeders zal verschijnen, begint het laatste deel van de grote ommekeer van al het leven op aarde.'*

De man met het vuurrode gewaad is de Dalai Lama, die in 1983 bij de Hopi was.

De kalebas is een belangrijk symbool in de Hopi-profetieën.

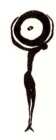

II De boodschap van de sjamanen voor het tijdperk van de Waterman

De Hopi en hun profetie

De plant waarvan het instrument wordt gemaakt, is een uitdrukking voor de kracht die leven aan de kiem verleent. De kalebas wordt door de Hopi bij alle Heilige Ceremoniën gebruikt. Het schudden is een symbolische beweging van de levenskrachten. Op hun kalebassen is de swastika, het symbool van de zon, geschilderd. Dit symbool staat voor de krachtspiraal die uit een zaadkorrel in vier richtingen ontspruit. Een rode vuurring omgeeft de spiraal als teken van de binnendringende zonnewarmte, die de zaadkorrel laat ontkiemen en groeien. De Hopi-profetie luidt dat de beide wereldbewegende gebeurtenissen de krachten bevatten die door de zon en de swastika op de kalebas zijn afgebeeld. Uit het geweld en de vernietiging van de eerste gebeurtenis zullen de sterkste elementen met nog meer geweld opduiken om de tweede gebeurtenis te laten plaatsvinden. Als de feitelijke symbolen opduiken, zal duidelijk zichtbaar zijn of dit stadium is vervuld.

Tot slot, als de mens niet bereid is om anders te gaan denken, zal 'een pompoen vol as' worden gevonden, die uit de hemel zal vallen, de oceanen aan het koken zal brengen en het hele land zal verbranden. Daardoor zal op die plek vele jaren lang niets meer groeien. Dat zal het signaal zijn dat de laatste gebeurtenis ophanden is, die al het leven zal beëindigen, als de mensheid en haar leiders niet bijtijds iets beters bedenken.

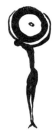

De Hopi zien als vervulling van de beide eerste gebeurtenissen de Eerste en de Tweede Wereldoorlog. De 'pompoen vol as' is de atoombom. Aan hun eigen stamleden voorspellen ze al dat eens de 'witte broeder' naar hen toe zou komen om hun Heilige Berg te openen. Maar omdat deze door een

II De boodschap van de sjamanen voor het tijdperk van de Waterman

De Hopi en hun profetie

slang wordt bewaakt, zal het dier op bittere wraak zinnen. Ook dat is uitgekomen: het uranium in hun Heilige Berg wordt gewonnen en de slang, symbool van energie, is met zijn wraak begonnen en rukt en trekt aan het energie-evenwicht van de aarde. Wat de Hopi wisten, is onlangs ook wetenschappelijk bevestigd: het is bekend dat gebieden met grote uraniumvoorraden een bijzonder krachtige affiniteit met bliksems vertonen. Ze vormen voor het atmosferische evenwicht van de aarde met betrekking tot hun ionenhuishouding bijzondere ontladingsplaatsen die voor het totale leven op aarde noodzakelijk zijn. De slang is de wegbereider voor de dag van de grote reiniging:

De hele wereld zal beven en rood worden en in opstand komen tegen degenen die de Hopi (daarmee worden alle mensen bedoeld die volgens het oneindige plan leven) hinderen. De grote reiniging, die deel uitmaakt van de eeuwige wet van de schepping, is de laatste fase van hun profetie, ook mystiek ei genoemd. In die fase zullen de krachten van de swastika en van de zon, samen met een derde, gesymboliseerd door de kleur rood, hetzij in volmaakte wedergeboorte hetzij in de totale vernietiging, tot een hoogtepunt komen. Er kunnen oorlogen uitbreken en natuurrampen gebeuren. De omvang van de gewelddadigheden zal worden bepaald door de mate van ongelijkheid tussen de volken en met de natuur. De beslissing daarover moet de mens nemen.

In 1983 kwam er een Hopi-delegatie naar ons om extra aandacht voor deze crisis te vragen. Ze wezen erop dat de enige manier om deze 'reiniging' te vermijden erin bestaat dat alle

II De boodschap van de sjamanen voor het tijdperk van de Waterman

De Hopi en
hun profetie

mensen inzien dat ze voor het Ene moeten strijden, opdat allen kunnen overleven. De mensheid heeft de natuur geweld aangedaan met roofbouw en eenzijdig ondernemen, alsof de aarde een levenloos reservoir van grondstoffen is, en met de kille, mechanisch geworden manier van omgaan tussen mensen, die heeft geculmineerd in zeer omvangrijke verdedigingssystemen. Dit probleem is alleen op te lossen als het bewustzijn van alle volken verandert, met name van de volken die tot de wereldmachten worden gerekend.

Alleen als we afscheid nemen van een maatschappelijk systeem van geweld, waarin de wil van de een aan de ander wordt opgelegd, en wij ons weer geestelijk verenigen met onze broeders en zusters en al onze 'verwanten', de schepselen van de natuur, als we de Eeuwige Geest ook op aarde laten heersen, kan er echte vrede op aarde komen. Het geheel heeft de visie van elk afzonderlijk schepsel nodig, steen, plant, dier en mens. De zorg voor alle levende dingen zal dan het persoonlijk belang verre overstijgen en meer geluk brengen dan vroeger bereikt kon worden. Dan zullen alle dingen permanente harmonie genieten.*

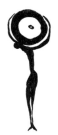

Met deze visie van een Hopi-grootvader zullen we nu met het concrete werk beginnen.

* De citaten komen uit voordrachten, persoonlijke gesprekken en de brochure 'De kern van de Hopi-profetie', uitgegeven door de Vereniging voor Bedreigde Volken.

III
Het wiel van openbaring

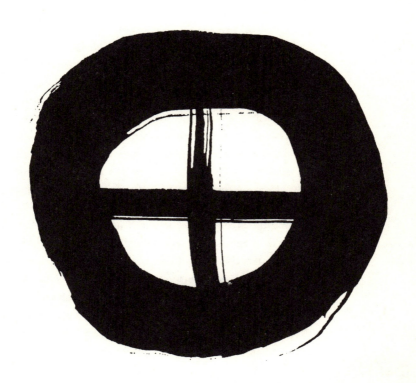

III Het wiel van openbaring

Dit deel van het boek behandelt de essentiële inhoud van het Oude Weten, zoals het ons tegenwoordig wordt overgeleverd en opnieuw geopenbaard door de indianen, de hoeders van deze wijsheid, die 45.000 oud is en dus tot in de Oude Steentijd teruggaat. De hoofdstukken zijn zo opgebouwd dat ze stap voor stap deze kennis onthullen en de lezer de gelegenheid biedt tot het opdoen van eigen ervaringen, die hem ten deel worden als hij zich laat raken en op dat gebied actief wil worden. De indianen hebben hun kennis nooit op schrift gesteld; ze werd van generatie op generatie overgeleverd, ingebed in dagelijkse rituelen.

De openbaring van het Oude Weten toont ons een weg die ieder kan gaan en die beslist licht en kracht zal geven aan wie naar zijn eigen oorsprong, zijn verbondenheid met het goddelijke zoekt. Het is de weg van de oerreligie, waaruit alle dogmatische religies zijn voortgekomen. De oerreligie omvat het geheel, ze is de oertaal van het natuurlijke. Op deze weg zal de zoekende geen meesters of goeroes meer vinden, die hem op de gebruikelijke wijze leiden; dit is een weg onder vrienden, die elkaar in hun individuele gang stimuleren door elkaars ontdekkingen te delen. Aan het begin van de weg kan ieder bepalen of hij hem wil begaan of niet, maar hij moet beseffen dat hij hem alleen moet begaan. Dat is de enige manier om vrijheid en eigen verantwoordelijkheid te krijgen, zijn eigen krachtcentrum te vinden, dat zich als een leeg vat zal vertonen, waarin onophoudelijk de ideeënrijkdom van het goddelijke wordt uitgegoten. Deze weg kan ieder zijn ware en doordachte plaats op aarde openbaren, die zijn midden is, zijn wereldboom, zijn hemel-aardeas. Alleen in dit midden staat de

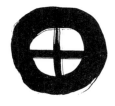

III Het wiel van openbaring

mens in verbinding met alles in de Al-eenheid.

Wie over deze weg wandelt, heeft als constante begeleider de kracht van de liefde, die boven alle weten staat en oerbron van alle leven is. Daarom noemen de indianen deze weg de weg van het hart. Als de mens de kracht van de liefde in zich ervaart zonder uiterlijke aanleiding en zonder seksualiteit, weet hij met een zekerheid die nooit met het rationele verstand te verklaren is, dat zijn alleen-zijn 'al-een-zijn' is. Hij is een met allen, hij is een met het geheel, hij is het geheel.

De ware kracht van de liefde is het inzicht, als een flits, in het kristalheldere beeld van een visioen waarin onze kleine geest een wordt met de allesomvattende Grote Geest. Deze liefde valt de mens alleen in zijn midden ten deel, als alles in hem stil is en hij zich overgeeft aan de leegte, het niets, en hij bij deze overgave niet wordt gehinderd door een verwachting. De liefde is onbeweeglijk, altijd aanwezig, zoals het middelpunt van een cirkel of de as van een bol, ze is het 'Ik ben', het eeuwig bestaande in het veranderende leven. Opdat dit boek een stimulerende vriend voor de lezer kan zijn, geef ik hier twee sjamaanse regels: 'Heb geen verwachtingen' en 'Onthoud u van oordelen en vergelijkingen.'

Het is beslist bevorderlijk de inhoud van dit boek als 'onbeschreven blad' tegemoet te treden, opdat er een echte aanraking plaatsvindt en geen schijnbare, die door het vasthouden aan gewoonten, door oordelen en vergelijkingen met het al bekende of geleerde een innerlijke ontmoeting in de weg staat. Het zou van onschatbare waarde zijn helemaal in de kinderlijke kracht van de onschuld en het

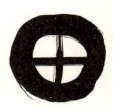

III Het wiel van openbaring

vertrouwen op te gaan om zich echt open te stellen voor het nieuwe, opdat het in zijn geheel een levendige ervaring kan worden. Pas als we het Oude loslaten en echt leeg worden, kan het Nieuwe bij ons binnenkomen. Hier begint het vermogen tot overgave. Het Oude Weten vertoont zich aan ons in de vorm van een cirkel, een wiel, het symbool van het geheel. De indianen hebben er de naam 'Medicijnwiel' aan gegeven. De geneeskracht van het Medicijnwiel schuilt in de permanente verbinding met het geheel. Wie zich met dit medicijn verbindt, zal altijd genezing voor al zijn wonden en zorgen vinden, lichamelijke, psychische en geestelijke. De 'dans met het wiel', dat wil zeggen, het constante bewustzijn van de verbinding van beide werelden, de zichtbare en de onzichtbare, leidt ons tot het geheel, tot het 'magische leven'.

Magie is een menselijke ervaring. De mens neemt haar waar als hij helemaal in zijn intuïtie zit, bijvoorbeeld als hij uit een intuïtieve impuls iets doet en daarbij merkt dat de krachten in hem stromen, zonder inspanning van zijn kant naar hem toe komen. Wij kennen deze kracht uit gevaarlijke situaties, die een feilloze reactie vergen. Magie maakt de mens duidelijk dat hij niets zelf doet, maar alles via zichzelf tot stand laat komen als hij inziet dat hij ontvanger is en niet schepper. Magie komt elke nacht tot ons, als we in diepe slaap weer een groeiend embryo in het lichaam van de 'Grote Aardemoeder' worden en in de droom, waarin onze geest in ontelbaar verschillende uitdrukkingsvormen tot uitdrukking komt en ons duidelijk wil maken dat de levensvorm van een bepaald moment slechts een van de vele mogelijke is. Magie komt tot ons in onze lichtlichamen, de

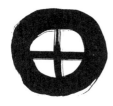

III Het wiel van openbaring

energiewervelingen, ook chakra's genoemd, die in en om ons lichaam te vinden zijn. Magie is ons 'magische zelf', het midden dat ons bewust maakt van onze veelvuldige betrekkingen tot de wereld, waar onze 'vier schilden' dansen, zoals het in de taal van het Medicijnwiel heet. En magie is liefde.

Magie is niet te leren als een methode, er is geen gebruiksaanwijzing voor. Er zijn alleen de ingrediënten van een recept; de bereiding, de wijze van mengen, moet iedereen zelf leren kennen. De '20 Heilige Krachten' van het Medicijnwiel zijn de ingrediënten, het gereedschap, de basisstructuur, waarmee ieder op zijn eigen wijze kan werken. Uit dat werk groeit een zee van mogelijkheden, die, als ze niet gefixeerd worden, maar altijd als een stromende kracht levendig blijven, voor de 'Wieldansers' het goddelijke uit volkomen onverwachte hoek openbaren. Het werken met het Medicijnwiel is de veelvoudige weg naar ons verbond met God. De dans door het wiel leidt ons naar onze helpers in het universum, die niet alleen als stomme beschermengel naast ons gaan, maar op communicatie wachten. Ze willen uitgenodigd worden om ons te helpen. Het Medicijnwiel wil helpen het persoonlijke medicijn te vinden. Daarvoor zijn er vier wegen, die verbeeld zijn in het symbool van het kruis, dat ieder op zich heeft geladen om, in overeenstemming met zijn lot, medewerker met het geheel te zijn.

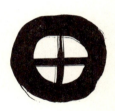

III Het wiel van openbaring

Het Medicijnwiel

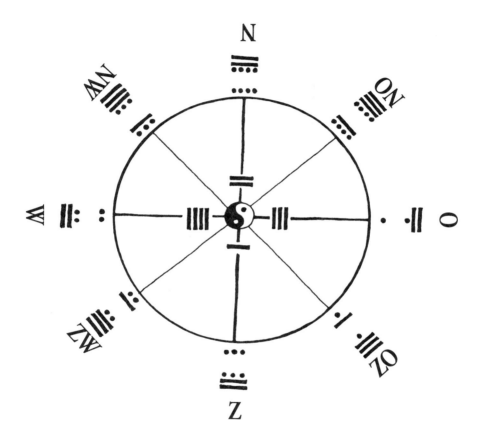

III Het wiel van openbaring

Het scheppingsverhaal van de oerreligie

In het begin en aan het einde, buiten ruimte en tijd, als eeuwig zijnde Niets, als al-enige oergrond, waarin alle mogelijkheden van het leven, leegte en bron zijn, is Wakan – onze oergrootmoeder, het oervrouwelijke, waaruit alles geboren wordt. Wakan is de kring, het Al, het in zich rustende, het ontvangende.

En Wakan verandert zich onafgebroken in Skwan, onze oergrootvader, het oermannelijke. Hij is de oorsprong, de Heilige Schepping.
Skwan is de spiraal, het actieve, het scheppende en komt in ons zonnestelsel overeen met de melkweg.

Wakan en Skwan hebben gemeenschap. Skwan schenkt zijn zaad aan Wakan en als vrucht van hun liefde scheppen ze al het leven.

Uit hun Heilige Huwelijk komen twee kinderen voort: zon en aarde.

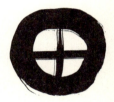

III Het wiel van openbaring

**Het scheppings-
verhaal van
de oerreligie**

●

Hun eerste kind is de zon, onze Grote Vader, het Heilige Getal 1, de kracht van het oosten, de kracht van de verlichting, de kracht van het visioen, de kracht van het vuur en de bliksem.

Hun tweede kind is de aarde, de wereld van de mineralen, onze Grote Moeder, het Heilige Getal 2, de kracht van het westen, de kracht van verandering, de kracht van intuïtie, de kracht van het innerlijke zien, de kracht van de magie, de kracht van de dood en het duister.

Ook onze Grote Vader Zon en onze Grote Moeder Aarde hebben gemeenschap. Uit hun liefde ontstaat het leven op aarde:

●●●●

Hun eerste kind is het rijk der planten, het Heilige Getal 3, de kracht van het zuiden, de kracht van onschuld en vertrouwen, de kracht van harmonie, de kracht van gevoelens, de kracht van alle gewassen, de kracht van de maan.

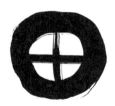

Hun tweede kind is het rijk der dieren, het Heilige Getal 4, de kracht van het noorden, de kracht van het instinctief-zekere handelen, de kracht van de logica en het verstand, de kracht van het weten, de kracht van de sterren, de lucht en de wind.

III Het wiel van openbaring

Het scheppings-verhaal van de oerreligie

Hun derde kind is het rijk van de mens, het Heilige Getal 5, het zuidelijke midden van de cirkel, de kracht van de aanraking, de kracht van de taal, de communicatie.

Als gemeenschappelijke kinderen van zon en aarde zijn mineraal, plant, dier en mens aan elkaar verwant. Ze vormen de Grote Familie.

In het middelpunt van de schepping staat de mens, de Heilige 5, op de weg naar voltooiing, het Heilige Getal 20. Om hem heen zijn de vier elementen: het vuur van het oosten, het water van het zuiden, de aarde van het westen, de lucht van het noorden. De kracht van de liefde maakt voor de mens als Heilige 5 het huwelijk mogelijk met deze vier verwanten in de vier krachten van de tussenrichtingen:

●
———

In het huwelijk van de Heilige 5 met de Heilige 1, de zon, is de mens in de wereld van de Heilige 6 in het zuidoosten van het scheppingswiel. Het is de wereld van zijn voorouders, de wereld van zijn vroegere incarnaties, het rijk van de geschiedenis.

● ●
———

Als de Heilige 5 zich verenigt met de Heilige 2, de aarde, wordt zij een met de wereld van de Heilige 7 in het zuidwesten van de cirkel. Het is de wereld van de droom.

● ● ●
———

Als de mens zich als Heilige 5 verenigt met de Heilige 3, de kracht van de planten in het noordwesten van de cirkel, treedt

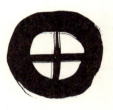

III Het wiel van openbaring

Het scheppings-verhaal van de oerreligie

hij binnen in de wereld van de Heilige 8, in de wereld van de oneindig eindige kringlopen, in de wereld van de Grote Wetten.

En in de verbinding van de Heilige 5 met de Heilige 4, de kracht van de dieren in het noordoosten van de cirkel, opent zich voor hem de wereld van de Heilige 9, de kracht van alle energie-impulsen, de kracht van de beweging.

———

En tot slot, in de eenheid van de Heilige 5 met zijn spiegelbeeld, de kracht van de mens, gaat hij naar het noordelijke midden van de cirkel en wordt de Heilige 10, de wereld van zijn Hogere Zelf.

Met de kracht van zijn Hogere Zelf staat de mens weer in contact met acht andere krachten, die als verhoogde octaven de eerste terzijde staan:

In de ontmoeting van het Hogere Zelf in het zuidwesten met de kracht van de droom, openbaart zich aan hem de wereld van de Heilige 17, de wereld van de droomhoeders, van de Kachina's.

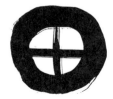

Als het Hogere Zelf zich in het noordwesten verbindt met de kracht van de Grote Kringloop, openbaart zich aan hem de

III Het wiel van openbaring

wereld van de Heilige 18, de wereld van de wetgever, de behoeder van het lot.

Het scheppings-
verhaal van
de oerreligie

Als het Hogere Zelf zich in het noordoosten verbindt met de kracht van de beweging, openbaart zich aan hem de wereld van de Heilige 19, de wereld van de Grote Beweger, de kosmische oerkrachten.

En in de verbinding van het Hogere Zelf met het Hogere Zelf van alle anderen openbaart zich aan hem de Heilige 20 in het westelijke midden van de cirkel, de kracht van de Grote Geest Wakantaka, de kracht van de voltooiing en volledigheid.

In de kracht van de Heilige 20 is de mens weer een met zijn oorsprong, is hij een in de eenheid van Wakan en Skwan.

In dit scheppingsverhaal uit de Oude Steentijd openbaart zich aan ons de oergrond van alle religies. In de hernieuwde band met deze oergrond kunnen we ons weer verbinden met de heelmakende, genezende krachten van het universum, die ons naar de juiste plaats in het geheel leiden, naar ons eigen midden, waarin we kind van de aarde en kind van de zon zijn en in verbinding met het zichtbare en het onzichtbare leven. De mens van de Oude Steentijd beleefde zichzelf nog als geïntegreerd deel van de scheppingsfamilie tussen zijn verwanten, de stenen, planten en dieren. Via

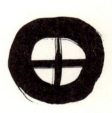

III Het wiel van openbaring

Het scheppingsverhaal van de oerreligie

deze verwantschap had hij toegang tot alle andere krachten van de cirkel.

Dat ons nu de oerreligie wordt geopenbaard door haar hoeders, de indiaanse sjamanen, mag niet verkeerd worden opgevat als een teken van superioriteit van de indiaanse wereldbeschouwing boven onze cultuur. De indianen hebben alleen de taak het Oude Weten voor de mensheid te bewaren om het dan door te geven als de tijd daar rijp voor is. Oorspronkelijk, in de Oude Steentijd, was het geen indiaans weten, maar gemeengoed onder de mensen die toen leefden.

Het scheppingsverhaal van de oerreligie in het beeld van de Heilige Cirkel bezit de kracht alle dogmatische religies te zuiveren van onjuiste en onvolledige geloofsprincipes. De oerreligie als helende kracht van de werkelijkheid is voor ons, die in een gespannen verhouding tussen tegenstellingen leven, de natuurlijkste weg om onze persoonlijke relatie tot het geheel, de hernieuwde band met onze oorsprong, zelf te ontdekken, zonder vaststaande geloofsprincipes. Religies die leerstellingen formuleren, ontstaan altijd uit de misplaatste veronderstelling dat ze hun leer rationeel moeten verklaren en bewijzen. Men heeft echter heel snel onderkend dat veel dingen niet met het rationele verstand te begrijpen zijn, en eiste daarom dat de mensen het geloofden. Hoeveel schade daarmee is aangericht, leert ons de geschiedenis – we hoeven maar te denken aan de tijd van de inquisitie en de kruistochten.

Als we proberen het weten uit de Oude Steentijd, de cirkel van de 20 Heilige Krachten van het universum, alleen met ons rationele verstand te verklaren, zouden we weer tot de

III Het wiel van openbaring

Het scheppingsverhaal van de oerreligie

dogmatische religie vervallen, geen recht doen aan het universele van dit weten en de volledigheid nooit ervaren. Alleen als we beginnen de veelvoudige kracht van ons bewustzijn, de vier wegen – de weg van het oosten in de kracht van de geest, de weg van het westen in de kracht van de wil, de weg van het zuiden in de kracht van de gevoelens, de weg van het noorden in de kracht van het denken – van onze relatie tot de werkelijkheid levendig te laten worden, alleen dan leven we in de cirkelvormige beweging om ons midden, alleen dan staan we in verbinding met deze 20 Heilige Krachten, waarvan elke kracht op zich heilig is omdat ze heel maakt en naar het geheel leidt.

Het Medicijnwiel is niet alleen uit denkkracht geboren. Zijn geboorte moet binnen een menselijk bewustzijn worden opgevat, dat nog in zijn volledigheid functioneerde en niet in delen was opgesplitst. Daarom is het Medicijnwiel nu voor ons een medicijn om heel te worden, om ons bewustzijn ten volle te ontplooien. Het is een medicijn voor ons ontrukt-zijn uit het geheel. Een medicijn dat onze beide hersenhelften weer met elkaar verbindt: de linker hersenhelft met de wereld van de zintuiglijke gegevens, van het waken, en de rechter hersenhelft met de wereld van de driften en dromen.

Het Medicijnwiel leidt de twee homines van de wereldgeschiedenis, de homo faber en de homo sapiens, samen in de nieuwe bewustzijnsfase van de homo divinans. Als homo faber, het gereedschap makende dier, leefde de mens meer dan 100.000 jaar geleden in de harmonie van zijn beide hersenhelften. Waken en dromen waren een, vanwege zijn instincten was hij in de natuur ingebed; de taal

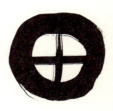

III Het wiel van openbaring

Het scheppingsverhaal van de oerreligie

gebruikte hij alleen om zijn imaginaire wereld, zijn visioenen, in de wereld van de zintuiglijke gegevens om te zetten. In het mythische beeld van de zondeval dook de homo sapiens op, die, verdreven uit de paradijselijke tuin, in de scheiding van de twee hersenhelften leeft; de oerreligie van de voorvaderen in de Oude Steentijd raakte in de vergetelheid en werd afgelost door religies die zich cultuurspecifiek ontwikkelden en schriftelijk werden vastgelegd en waaraan men zich diende te houden. Uitvindingen als het schrift versnellen deze ontwikkeling en nu kennen we de homo sapiens als de gevangene van de technische wereldbeschouwing, die op grond van zijn lineaire denken meent het geheel, de werkelijkheid, te zien. Met het begin van het tijdperk van de Waterman, het begin van het planetaire bewustzijn, doet de homo divinans zijn intrede in de wereld met de opdracht de veelvoud weer in harmonie met het geheel te brengen. Omdat de sjamaanse hoeders van het weten uit de Oude Steentijd, de Noord-Amerikaanse indianenstammen, geen schrift bezaten (ze hadden alleen een tekentaal die voor alle stammen begrijpelijk was) en daardoor de periode van de homo sapiens niet hebben gekend, bleef de overlevering van het Medicijnwiel zuiver en als magisch sjamanisme hun oerreligie. De stap terug in de Oude Steentijd is noodzakelijk, want het is onze enige mogelijkheid om onze verloren instinctieve kracht weer aan te wakkeren, de kracht die we nodig hebben om een zinvolle cel in de kosmische stofwisseling te zijn.

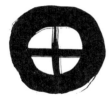

III Het wiel van openbaring

Het Medicijnwiel

De 20 Heilige Krachten van het Medicijnwiel zijn poorten die de ervaring van eenheid voor de mens mogelijk maakt. De poorten zijn zichtbaar en onzichtbaar, als ze allemaal geopend kunnen worden tonen ze ons de werkelijkheid in haar volledigheid.

Het Medicijnwiel, de Heilige Cirkel, is de mens zelf, de mogelijkheid van het goddelijke, die hem al op aarde wordt geschonken als hij bereid is zich in dienst van dit weten te stellen. In het middelpunt staat de bewustzijnsontwikkeling van de mens van de Heilige 5 tot de Heilige 20.

Daarom interesseert het ons ook niet wat de afzonderlijke krachten op zich betekenen, maar alleen hun relatie tot het menselijk bewustzijn. Het getal 20 speelde in het Oude Weten altijd al een belangrijke rol. Bij de indianen wordt het als verbinding van de twee handen met hun tien vingers en de twee voeten met hun tien tenen uitgelegd. Wat zegt dat? Laten we nog eens kijken naar de twee hersenhelften: de rechterhelft verbeeldt de wereld van het mogelijke, de wereld van de driften en de droom; de linkerhelft is het gebied van de zintuiglijke gegevens, de wereld van het groeien.

Als we nu als mens, als Heilige 5, de vingers van de beide handen of de tenen van de beide voeten op elkaar leggen, verbinden we in dat gebaar onze beide lichaamshelften, waarvan de linker lichaamshelft het gebied van de rechter hersenhelft weerspiegelt en de rechter lichaamshelft het gebied van de linker hersenhelft. Als we de handen tot gebed vouwen, betekent dat niets anders dan dat we in de

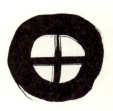

III Het wiel van openbaring

Het medicijnwiel

Heilige 10 zijn, in ons Hogere Zelf, met behulp waarvan we contact met het Hoogste Wezen leggen. De 5 als getal van de mens is veelzeggend: we hebben vijf zintuigen en vijf uiteinden, een hoofd, twee handen en twee voeten. Als we deze uiteinden met elkaar verbinden, krijgen we de vijfpuntige ster als symbool van de mens. De kosmische energie, de levensstroom, vloeit in overeenstemming met de vijfpuntige ster in ons lichaam, zodat de rechter lichaamshelft positief geladen is en de linker negatief geladen en in het gebied van het hoofd andersom.

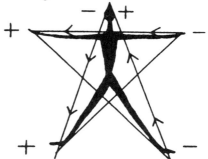

Voor ons is het belangrijk dat we deze twintig krachten uit de wereld van de mogelijkheid, waar ze altijd aanwezig zijn, tevoorschijn te halen door ze aan te roepen, uit te nodigen en om samenwerking te vragen. We moeten ook leren ze te ontvangen en waar te nemen, om ze in de wereld van zintuiglijke gegevens te kunnen verwezenlijken. En ten slotte moeten we leren om wat van deze krachten aan beelden, gedachten, gevoelens, visioenen... bij ons past, serieus te nemen als een aan ons persoonlijk gerichte boodschap, die ons helpt ons lot vrijwillig te aanvaarden en te vervullen.

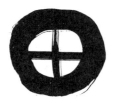

III Het wiel van openbaring

De 20 Heilige Getallen

Het medicijnwiel

We beginnen weer met de lege cirkel, de nul, het niets, waarin echter alle mogelijkheden van het zijnde aanwezig zijn; de oergrond, de oermoeder, waaruit alle leven geboren wordt, het Al, of Wakan, in de taal der indianen. De oermoeder verandert zich onafgebroken in het oermannelijke, in onze oervader, in de oorsprong, in de Heilige Schepping, weergegeven met een spiraal - in ons zonnestelsel de melkweg. In de taal der indianen heet deze kracht Skwan.

Deze beide tegenpolige oerkrachten – ze zijn ook bekend als yin en yang – houden van elkaar, zijn als eenheid in harmonie, in rustend evenwicht, zonder tegenstrijdigheid, een als een geheel. Het zijn onze oergrootouders. Wat betekent dat voor ons? Deze liefhebbende kracht, waarin het tegenstrijdige en gescheidene wordt opgeheven, die altijd aanwezig is, onze oergrond, onze oerbron, waaruit ieder mens de volheid van het leven ontvangt, deze liefdeskracht is niet buiten ons bestaan, maar vormt het eigenlijke centrum in de mens zelf; het is zijn midden, de plaats die onbeweeglijk is in het veranderende leven, als evenwicht, als rust, als stilte, als oneindige ruimte, als godstempel, als eeuwig zijn, als eeuwig 'Ik ben' is waar te nemen, als we in een toestand van volmaakte overgave verkeren. Het Medicijnwiel toont ons de vier poorten van het menselijk bewustzijn, die als Heilige 5, 10, 15 en 20 zijn gerangschikt rondom het midden van de cirkel, dat de eenheid van oermoeder en oervader is. Het zijn de vier bewustzijnsfasen van de mens, via welke

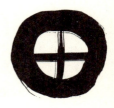

III Het wiel van openbaring

Het medicijnwiel
· De 20 Heilige Getallen

hij toegang heeft tot de kracht van het midden, tot het geheel:

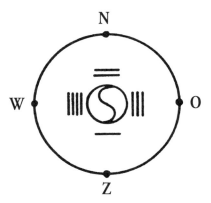

Als Heilige 5 openen we het midden via de poort van het zuiden, in de kracht van onschuld en vertrouwen.

Als Heilige 10 openen we het midden via de poort van het noorden, in de kracht van integrerend verstand en intuïtief weten.

Als Heilige 15 openen we het midden via de poort van het oosten, in de kracht van inspiratie en visie.

Als Heilige 20 openen we het midden via de poort van het westen, in de kracht van de dood, de veranderaar en bron van alle leven, in de kracht van intuïtie en innerlijk zien.

Hoe we deze vier poorten stap voor stap voor onszelf kunnen openen, zal verder worden getoond door de mogelijkheden om met de krachten van de Heilige Cirkel te werken, die allemaal op het midden of op het geheel gericht zijn.

De liefdeskracht van de oermoeder en oervader schept in de

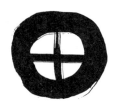

III Het wiel van openbaring

Het medicijnwiel
• De 20 Heilige Getallen

daad van het Heilige Huwelijk twee krachten die voor het hele groeiproces van fundamenteel belang zijn: hun beide kinderen, de zon en de aarde, onze 'Grote Ouders'.

De kracht van de zon

De zon is de Heilige 1. Omdat ze in het oosten opduikt, hoort haar de plaats in het oosten toe. De mens van de Oude Steentijd zag zichzelf als kind van de zon en noemde haar daarom 'Grote Vader' of grootvader. De zon is het licht, dat 's ochtends de duisternis van de nacht overwint. Daarom is ze de kracht van de verlichting, de openbaring, de inspiratie en de visie. Van de vier elementen leeft in haar het element van het vuur, dat eeuwig brandt en de mensen leert dat licht of vuur alleen door het sterven van brandende stof in leven blijft. Op ons aardse bestaan overgedragen betekent dit dat we moeten leren telkens weer leeg te worden, afscheid te nemen van het verleden, los te laten wat we zo graag hadden willen behouden... om ons visioen te kunnen ontvangen dat bij elke zonsopgang onze creativiteit aanspoort, haar voedt, haar in leven houdt, opdat wij met haar kracht onze levensopdracht kunnen vervullen. De zon is levensenergie, zonder haar zou geen leven op onze planeet mogelijk zijn. Meestal nemen we de kracht van de zon alleen materieel waar, al lijden we onder de hitte als ze te fel brandt, en hebben we het koud als ze niet te zien is. Ook op het psychische gebied kennen we haar kracht nog; we voelen ons op zonnige dagen lichter en opgewekter dan op bewolkte. Maar waar treft ons de kracht van de zon in de geest? Deze vraag zullen we

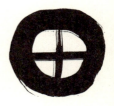

III Het wiel van openbaring

Het medicijnwiel
· De kracht van de zon

proberen op indiaanse wijze te beantwoorden door de waarneming van de natuur erbij te betrekken: de zon duikt elke dag in het oosten op, ze stort haar licht uit en openbaart wat voorheen door het duister van de nacht versluierd was. Laten we dit natuurlijke beeld op onze geest projecteren: de lichtkracht van de zon inspireert onze geest, schenkt hem licht op een donkere plaats. De meeste mensen leven in het onwankelbare vertrouwen dat de zon elke dag opnieuw opkomt. Maar kennen we dit vertrouwen in de wereld van onze geest, in de wereld van onze ideeën? We hebben er heel weinig vertrouwen in dat we elke dag ook geestelijk in het licht van de zon worden geleid; dat wantrouwen is vaak zo sterk dat we haar feitelijke 'belichting' niet kunnen zien. Het oostelijke vuur van de zon kan onze geest intussen onverwacht in vuur en vlam zetten alsof hij door de bliksem wordt getroffen. We kennen de uitdrukking 'door de bliksem getroffen' uit veel heiligenlegenden, waarin een plotseling visioen, dat helemaal niet spectaculair hoeft te zijn, de mens die het beleeft een diep inzicht in het goddelijke schenkt en in hem het vertrouwen wekt om zich door de goddelijke kracht te laten leiden. Het is belangrijk en heel nuttig ons te bezinnen op de geestelijke verwantschap met de zon, onze Grote Vader, die we om hulp kunnen vragen als we radeloos zijn en in onwetendheid verkeren. Misschien moeten we bescheidener worden en inzien dat al onze ideeën en invallen niet uit onszelf afkomstig zijn, maar dat elk idee of inval een zonnestraal is, die op ons valt, een idee uit het kosmische rijk van de ideeën, het woord van de Hoogste.

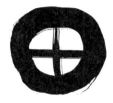

III Het wiel van openbaring

De kracht van de aarde

Het medicijnwiel

Als tweede kind van oermoeder en oervader wordt de aarde geboren, de Heilige 2. Van de vier elementen leeft in haar het element aarde, de wereld der mineralen. De aarde, de steen, het zand, de rotsen, alle mineralen zijn energiereservoirs, ingevroren energiedragers, die niet alleen energetische kracht bevatten, maar haar ook kunnen loslaten. In het Medicijnwiel staat de aarde in het westen als tegenpool tot het oosten. Het is de plaats waar de zon ondergaat en een permanent aanwezig, standvastig potentieel aan kracht vormt. Omdat wij niet alleen kinderen van de zon zijn, maar ook van de aarde, laat de 'Grote Moeder' ons ook aan deze opgeslagen krachtbron deelhebben.

De aarde houdt ons aan zich vast met de zwaartekracht, die van onder naar boven werkt, als met een navelstreng. Haar kracht voedt ons zoals die van de zon, maar ze heeft een andere kwaliteit. Ze bepaalt onze menselijke wil, maakt hem tot een intuïtieve wil, die alleen ja of nee kent. De aarde als Heilig Getal 2 leert ons aan de hand van de dualiteit de tegenstellingen, ze stimuleert tot een besluit. Het licht dat de aarde van de zon ontvangt, verandert ze in haar krachtreservoir tot beelden, die ze schenkt aan de mens die zich inspant om zijn blik in zijn eigen duisternis te laten zakken om daar zijn krachtbron te ontdekken. Daar ligt namelijk de kracht van onze verbeelding en intuïtie. Hier leven we volgens de instructies van ons innerlijk. Als we handelen vanuit een duidelijk ja of nee, is ons handelen waar en magisch, want de impuls komt uit ons eigen krachtcentrum, dat weer gevoed wordt door de aardemoeder.

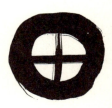

III Het wiel van openbaring

Het medicijnwiel
- De kracht van de aarde

Als we in ons midden zijn, kan de krachtstroom vrij naar het aardemidden stromen, dan handelen we niet uit eigen kracht, maar steeds verbonden met de aardekracht. En dat noemen we 'magisch'. Daarom heet het westen in het Medicijnwiel ook de plaats van magie. De eigenschap dat het de plaats van genezing is, die alleen genezing is omdat ze altijd in contact met de kosmische krachten plaatsvindt; daarnaast heeft de ziekte veel met de wil van de mens te maken. In sjamaanse zin: de zieke heeft de ziekte gewild, hij heeft haar nodig om daar iets van te leren. Dat betekent voor een genezing dat de zieke ook echt moet besluiten of hij de ziekte wil houden of er vanaf wil. Dat moet hij doen om weer in zijn midden te komen. Ziekte betekent uiteindelijk ook dat men zijn weg kwijt is en zonder visie zijn opdracht niet kan vervullen.

De aarde is het lichamelijke dat in zijn groei onderworpen is aan dood en geboorte. Opdat we echt kunnen rijpen, moeten we dagelijks een 'kleine dood' sterven om te kunnen onthullen wat in ons als talent aanwezig is. We moeten leren dingen van ons af te werpen waaraan we ons vasthouden en die ons hinderen bij onze heelwording.

Het oosten en het westen staan tegenover elkaar. De zon geeft licht, de aarde ontvangt het en verandert het in kracht. Dat betekent voor ons: in het licht van de zon beleven wij onze geest, in de kracht van de aarde beleven wij ons lichaam.

Of: de zon voedt onze geest met visioenen, ideeën, fantasie, creativiteit. De aarde voedt ons lichaam met zintuiglijke indrukken, ademhaling, stofwisseling. Daardoor beleven we een permanente wedergeboorte in de relatie geest-zon en

III Het wiel van openbaring

Het medicijnwiel
- De kracht van de aarde

een permanent sterven in onze lichaam-aarde-betrekking. De mens staat dus tussen hemel en aarde, tussen geest en lichaam, en als bemiddelaar helpt zijn ziel hem. Via de ziel kan de mens zijn geest personifiëren, doordat hij zijn inspiratie, zijn ideeën en zijn visioenen op de aarde verwezenlijkt, er gestalte aan verleent. Hij kan zijn lichaam vergeestelijken, doordat hij het tot een vat maakt waarin de kosmische ideeënrijkdom kan stromen.

De ziel is de brug tussen geest en lichaam, tussen hemel en aarde; alleen als deze brug wordt ze levenszin en leidt ze de mens naar de volledigheid van zijn wezen. Het Medicijnwiel kan weer naar deze brug leiden als we een relatie vormen met het oosten en het westen en daarbij de ziel als brug opvatten, haar als midden, als God in ons, als het eeuwig levende, het onsterfelijke ervaren.

In een van de oudste teksten van de mensheid, de Upanishaden, heet het:

> *Die in de aarde woont,*
> *en toch van de aarde is heengegaan,*
> *die de aarde niet kent,*
> *wiens lichaam de aarde is,*
> *die de aarde innerlijk regeert,*
> *die is uw Zelf, uw innerlijke leidsman,*
> *uw Onsterfelijke!*

Het lichaam of de aarde als aards bouwsel kent het onsterfelijke niet. Maar het onsterfelijke kent het sterfelijke en regeert het van binnenuit.

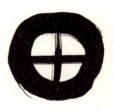

III Het wiel van openbaring

Het medicijnwiel

Het rijk der planten

Zon en aarde, onze Grote Ouders, houden van elkaar, zodat er groei op aarde mogelijk is. Uit hun liefde komen drie werelden voort: het rijk der planten, het rijk der dieren en het rijk der mensen.

Hun eerste kind is de wereld der planten. Het Heilige Getal 3: het gras, de struiken, het kreupelhout, de bloemen, de bomen. De planten komt in het wiel de plaats van het zuiden toe. In de dagelijkse loop van de zon vormt het zuiden het middagpunt, haar hoogste stand in het midden van de hemel, in het zenit. Het is het moment waarop het licht van de zon het meest overvloedig op de aarde uitstroomt. 's Middags staat de zon in het midden tussen haar plaats van opgang, het oosten, en haar plaats van ondergang, het westen. De middag is dus 'bemiddelaar' tussen het oosten en het westen, tussen geest en lichaam; als zodanig is hij de wereld van de ziel.

Maar wat hebben zielen en planten met elkaar te maken? Om te begrijpen wat ze gemeenschappelijk hebben, is het weer nuttig de levenswijze van planten te bekijken. Elke plant ontstaat uit het zaad van een vorige plant, die moest sterven om het zaad, en daarmee nieuw leven, te geven. Dit zaad is eerst helemaal in het duister van het aardrijk weggeborgen. Door het binnendringende zonlicht en de voedingsstoffen van de aarde begint het te ontkiemen, tot het uiteindelijk sterk genoeg is om door het aardrijk heen te stoten en bladeren te ontvouwen, die het nodig heeft om met behulp van de lichtenergie van de zon zijn plantenvorm op te bouwen.

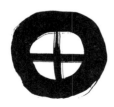

III Het wiel van openbaring

Het medicijnwiel
• Het rijk der planten

De planten groeien parallel aan de hemel-aardeas. Met hun wortels hebben ze houvast in de aarde. In hun permanente streven om te groeien openen ze zich voor het licht van de zon, de hemel. De plant herkent in de aarde en de zon haar ware ouders, haar zorgzame voeders, waarop ze kan vertrouwen als een onschuldig kind. Daarom is het zuiden de kracht van de onschuld en het vertrouwen. Daaraan kunnen we zien dat het belangrijk is onze diepste wensen en behoeften te kennen, ze te observeren, zelf voedende vader en voedende moeder te worden, de zon en de aarde in ons op te wekken en in te zetten om deze wensen en behoeften te kunnen vervullen. Als we niet meer de verwachting koesteren dat iemand in onze wensen voorziet, maar als we van de planten leren hoe ze hun behoeften bevredigen in de afwisseling tussen donker en licht, sterven en vernieuwing, vinden we ons oervertrouwen terug, dat we ooit als embryo in de moederschoot hadden.

De planten herinneren ons eraan dat we na de geboorte, na het verlaten van het beschermende moederlichaam, een ander beschermend lichaam binnengaan, in dat van moeder aarde, die ons liefdevol ons hele aardse leven lang voedt. Daarom is het belangrijk alle verwondingen en ziekten, die onze wensen en behoeften moeten ervaren van de lichamelijke moeder, te overwinnen, doordat we leren dat de lichamelijke moeder slechts plaatsvervangster van de eigenlijke Grote Moeder is. Als we weer vertrouwen in de Grote Moeder krijgen, die ons nooit heeft verwond en er altijd voor ons is, kunnen we de moeder-kindrelatie die we aan ons eigen lichaam ervaren, met andere ogen bezien.

Rond het middaguur versterken we ons lichaam met eten

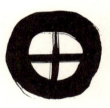

III Het wiel van openbaring

Het medicijnwiel
• Het rijk der planten

en drinken en bevredigen we daarmee een van onze wezenlijke behoeften. Daaruit kunnen we concluderen dat het erom gaat de wezenlijke en noodzakelijke, onschuldige behoeften te ontdekken die we voor onze groei nodig hebben, en ze te onderscheiden van de onwezenlijke, overbodige. De planten zeggen ons: 'Kijk, alles wat we voor het leven nodig hebben, is er. Heb vertrouwen, er wordt voor jullie gezorgd!'

Tot de kracht van het zuiden behoren ook de maan en het water. Het water staat voor de oceaan van gevoelens die door de maan wordt bewogen. Zoals de maan een belangrijke rol speelt bij de groei van planten, doet ze dat ook bij de psychische groei van mensen. Met zijn magneetkracht brengt hij de zee van gevoelens in beweging, laat haar zwellen of maakt haar weer glad. Eb en vloed kennen we ook in onze gevoelswereld. Het water of de zee is een beeld voor de onpeilbare diepte en de kracht van gevoelens, die permanent in beweging wordt gehouden. Maar zoals de zee een bodem, de rivier een bedding, de bron een vaste plek heeft, rust ook onze gevoelsoceaan op vaste grond, het oervertrouwen, dat wij hadden toen we nog onschuldige kinderen waren. Door het oervertrouwen vindt onze gevoelszee, die door eb en vloed wordt omgewoeld, steeds weer harmonie, de kracht van de planten.

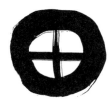

III Het wiel van openbaring

Het rijk der dieren

Het medicijnwiel

Zon en aarde, onze Grote Ouders, hebben gemeenschap en brengen hun tweede kind voort, de wereld der dieren, de Heilige 4. Daartoe behoren alle zwemmende en kruipende dieren, alle viervoeters en gevleugelden, ook de mythische dieren, de fabelwezens, zoals eenhoorns en draken. Hun komt in het wiel de plaats van het noorden toe. Daar staat de zon tegenover het zuiden, aan de andere kant van de aardhelft. Het is het midden van de nacht, middernacht, het hoogste punt van de duisternis. In het noorden staat de poolster, die op de verlengde aardas ligt. Vanuit de aarde gezien draait de hele hemel om de poolster, die voor ons een rustend middelpunt lijkt. Laten we dit beeld op het menselijke vlak overdragen: in de kracht van het noorden zijn betekent wijsheid, handelen met feilloos instinct, helderheid in het handelen, gezond mensenverstand, strategieën die uit het hart, ons centrum, komen. Zoals de hele hemel in de volle rijkdom van geestelijk bewustzijn om de poolster, om het noorden draait, kunnen wij als mensen ons eigen midden zijn, tot middelpunt worden, als we alles wat we weten en denken telkens weer op het geheel betrekken. Kracht en wijsheid van het noorden leren ons de dieren. Het dier handelt met feilloos instinct, dat wil zeggen, in volle harmonie met het geheel. Het is een functionerende schakel in de keten van het scheppingsplan. Bij hem is geen sprake van twijfelen of afwegen, geen 'ik zou zo graag' of 'liever niet', alles beweegt volkomen harmonisch binnen zijn wereld in uitwisseling met de andere werelden van zijn aardse verwanten. Het dier kent zijn levenstaak en de daar-

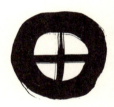

III Het wiel van openbaring

Het medicijnwiel
• Het rijk der dieren

voor benodigde strategieën. Een dier vervult zijn taak doordat het zich daar met heel zijn hart aan overgeeft, waarbij met 'hart' zijn levenscentrum wordt bedoeld. Het handelt dus gecentreerd, het is, in tegenstelling tot ons, mensen, altijd in dit midden, waar het nooit buiten kan vallen. Dat heeft het dier op ons voor. Er zullen er maar weinig onder ons zijn die kunnen bekennen dat ze een helder beeld van hun taak hebben.

Met het rationele denken, met ons door onderwijs geschoolde verstand, komen we ook niet verder. Het rationele verstand is gericht op de opeenstapeling van kennis, die het in het geheugen opslaat en in bepaalde situaties op de vertrouwde manier oproept om een probleem op te lossen. Als ons verstand op die manier handelt, werkt het volgens een sjabloon, het stagneert en kan zich niet meer openstellen voor de volle rijkdom van het echte weten. Onze wetenschap toont op dramatische wijze hoe ze in wezen de problemen en vragen van de mens niet kan beantwoorden met haar hoogontwikkelde deskundigheid, die het zicht op het geheel is kwijtgeraakt. Het beeld van de poolster, waar alle sterren omheen draaien, wil ons eraan herinneren dat alles op het ene, het rustende, betrokken is. Alles is op het geheel gericht en alleen in deze betrokkenheid spreekt de kracht van de logica en het verstand. Als we dus menen dat we iets begrepen hebben, drukt dat slechts één aspect van het weten uit, maar niet de oneindige veelvuldigheid, waarvoor we ons afsluiten als we bij het deelaspect blijven steken.

Dankzij onze dierlijke verwanten hebben we de mogelijkheid om de kracht van ons ware verstand te

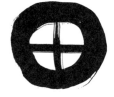

III Het wiel van openbaring

Het medicijnwiel
• Het rijk der dieren

bereiken, van ons gezonde, complete mensenverstand. Als we weer de 'diernatuur', de kracht van het instinct, in ons opwekken en leren gebruiken, kunnen onze handelingen uit ons midden ontspringen en in het kleine steeds de kern van het geheel in ons dragen. Als we afbeeldingen van heiligen bekijken, bijvoorbeeld van de vier evangelisten of van Jezus, zien we dat ze vaak met een dier zijn afgebeeld. Daarmee kan tot uitdrukking worden gebracht dat de mens zijn heiligheid, zijn volledigheid bereikt als hij de kracht van het dier kent en haar in zijn handelingen laat stromen. De heilsweg van de mens moet met de kracht van het dier verbonden zijn. Daarom, zo leert het Medicijnwiel ons, staat voor ieder mens zijn dierlijke bondgenoot klaar. Dat betekent dat ieder mens wordt bijgestaan door een of meer dieren, als geestelijke kracht, die hem helpen bij het leren kennen en vervullen van zijn levenstaak. Het is belangrijk dat de mens zijn dierlijke bondgenoot kent, opdat hij zich kan verenigen met die kracht, die hem helpt met feilloos instinct, met gezond mensenverstand te handelen.*

Zoals elke afzonderlijke diersoort zijn onvervangbare plaats op de aarde inneemt, is ook elke afzonderlijke mens geroepen tot een functie die hem persoonlijk toebehoort, die het geheel voor zijn evenwicht nodig heeft.

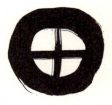

---

* *Hoe men zijn dierlijke bondgenoot kan vinden, wordt later beschreven bij de praktische oefeningen.*

III Het wiel van openbaring

Het medicijnwiel

Het rijk der mensen

Na de schepping van het dierenrijk hebben de zon en de aarde weer gemeenschap om het rijk der mensen voort te brengen, de Heilige 5. Deze wereld komt in het wiel het zuidelijke midden van de cirkel toe, de zuidelijke poort naar het eigenlijke midden van de cirkel, naar de eenheid van oergrond en oorsprong. Daarmee wordt gesymboliseerd dat de mens met het bewustzijn van de Heilige 5 het goddelijke via de kracht van het zuiden ervaart. Zijn wereldbeschouwing wordt gedragen door het gevoel van oervertrouwen, de wereld is in orde, alles heeft daarin zijn natuurlijke functie. Het vuur van het oosten, de mineralen van het westen, de planten van het zuiden en de dieren van het noorden zijn z'n verwanten, hij is gelijkwaardig aan hen en leert van hen op dezelfde manier als van zijn medemensen. Het bijzondere van de mens is zijn taalvermogen. Hij is het met spraak begiftigde dier. Via de taal ontstaat de kracht van het contact. De taal maakt het de mens mogelijk in contact met andere mensen te treden. Ze maakt het hem mogelijk zijn visie te delen, waarbij het delen een bijzondere rol speelt. Doordat men deelt of anderen aan zijn leven laat deelhebben, leeft men niet egoïstisch alleen voor zichzelf, maar ook voor anderen. Als Heilige 5 'raken' de mensen elkaar, ten dele in de daadwerkelijke aanraking en ten dele in de geestelijke aanraking, waarin ieder zijn eigen spiegelbeeld in de ander ziet. In de taal geeft de mens ook blijk van zijn vermogen om delen (lettergrepen of letters) met elkaar te verbinden (tot woorden of zinnen).

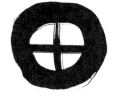

De vier windrichtingen zijn, als op een landkaart, oriën-

III Het wiel van openbaring

Het medicijnwiel
• Het rijk der mensen

tatiepunten en richtlijnen om onze plaats te vinden, ons centrum, onze taak. Daartoe wordt de mens met vijf instrumenten uitgerust: het zien, dat bij de kracht van het noorden hoort; het horen, de kracht van het westen, de smaak, de kracht van het zuiden; het ruiken, de kracht van het noorden; en tot slot het aanraken, dat bij het zuidelijke midden van de cirkel hoort. Dit vijfpuntige lichaam van zintuiglijke wereldervaring is echter pas het begin van de ontplooiing van wat als mogelijkheid van onze bewustzijnsontwikkeling voorhanden is. De vier krachten van de vier windrichtingen zijn wegen waarlangs we ons midden kunnen vinden, omdat hun assen daar als noord-zuidas en oost-westas bij elkaar komen. Deze vier hoofdcoördinaten in de Heilige Cirkel zijn uitgebreid met vier andere, de tussenrichtingen, waarvan elk de krachten van de beide richtingen ernaast in zich verenigt. Met hun hulp ervaart de mens als Heilige 5 de manier waarop het Al zich aan hem kenbaar maakt. Daarom worden de krachten van de tussenrichtingen, de Heilige 6, de Heilige 7, de Heilige 8 en de Heilige 9, altijd vanuit het standpunt van de Heilige 5 bekeken.

Het rijk der voorouders

De mens als Heilige 5, die over de zon, de Heilige 1, mediteert en zich met deze kracht verbindt, ervaart de kracht van de Heilige 6 in het zuidoosten: de vereniging van visioen en vertrouwen. Op die manier deelt zich aan hem de wereld van de geïnspireerde geesten van gestorvenen mede, de

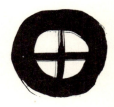

III Het wiel van openbaring

Het medicijnwiel

• Het rijk der voorouders

wereld der voorouders, die in vertrouwen op het licht, in vertrouwen op de zon, hun leven in geestelijke wakkerheid hebben volbracht. In de bewustzijnsfase van de Heilige 5 zijn het geestelijke voorbeelden, die een zingevende invloed hebben als ze geïntegreerd kunnen worden. Het is de wereld van de geschiedenis van de mensheid. En om deze geschiedenis te kunnen voortzetten moeten we haar als ons erfgoed beschouwen, waarop we met ons werk voortbouwen.

Als kracht van de geschiedenis der mensheid betekent de Heilige 6 ook al onze vroegere levens.

Wat betekent dat concreet voor ons? Laten we er in eerste instantie vanuit gaan dat we de kracht van de voorouders in samenhang met onze lichamelijke voorouders, met onze familiestamboom beschouwen. Daarbij is het inzicht van belang dat we niet toevallig in onze aardse familie geboren zijn, maar dat ieder voor zijn geboorte daartoe besloten heeft. Ieder heeft zijn eigen ouders uitgekozen en draagt verantwoordelijkheid voor alles wat hij daarmee erft. Alles wat gebeurt, heeft zijn juiste functie in tijd en ruimte. Er bestaat geen toeval. Er is niets onrechtvaardigs in het plan van de Grote Geest, ook als we dat vaak niet als zodanig kunnen zien. Als we ons aardse leven op zijn essentie richten, als we inzien dat wij als geestelijke wezens onze oorsprong in de eeuwige oergrond van de Grote Geest hebben, kunnen we alles wat ons op aarde overkomt accepteren als een zelfgewilde ervaring die we in de beperktheid van ons aardse bestaan dringend nodig hebben om te leren en de in ons aanwezige talenten te ontvouwen. Het is heilzaam om ons onze erfenis te herinneren en te vragen: Waar is de rode

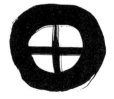

III Het wiel van openbaring

Het medicijnwiel
• Het rijk der voorouders

draad in mijn familie-erfenis, waarmee ik verder kan spinnen? Zit er in mijn werk, in mijn beroep een verbinding met wat mijn vader, mijn moeder, mijn grootouders of een ander familielid in zijn of haar leven hebben willen verwezenlijken? Waar zie ik aanknopingspunten die me inspireren? Welke dromen konden zij niet verwezenlijken? Welke utopieën bleven utopieën? Zitten er knopen in deze rode draad? Welke van deze knopen kan ik ontwarren?

De kracht van de voorouders is echter niet alleen specifiek voor een familie, ze is ook de erfenis van mensen buiten de familie, die ons door hun geestelijk vervulde leven een erfenis hebben nagelaten. Ook hier helpt het te vragen naar het aanrakingspunt van hun leven met het persoonlijke: wat is het dat mij in het leven van deze mens aantrekt, enthousiast maakt? Zie ik een verbinding tussen zijn levenstaak en de mijne? Welk gebied heeft deze mens tot het zijne gemaakt? Waar kan hij mij als leraar en meester helpen opdat ook mijn werk zingevend voor de geschiedenis van de mensheid kan zijn?

De geest van de voorouders kan voor ons een permanente begeleider worden. Maar we moeten haar uitnodigen, haar tot ons roepen, opdat ze behulpzaam kan worden en met haar licht onze taak kan verlichten, opdat haar vuur het onze aansteekt en enthousiaste mensen van ons maakt, die hun stoutmoedigste utopieën van het rijk der ideeën in het rijk van de materie wakker dansen.

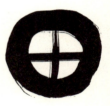

III Het wiel van openbaring

Het medicijnwiel

Het rijk der dromen

De mens als Heilige 5, die over de aarde, de Heilige 2, mediteert en zich met die kracht verbindt, ervaart de kracht van de Heilige 7, in het Medicijnwiel de plaats van het zuidwesten, tussen de kracht van het zuiden en de kracht van het westen. De Heilige 7 verenigt het vertrouwen van het zuiden en de intuïtie van het westen in zich. Ze verenigt de wereld van de ziel met de wereld van het lichaam. De ziel als brug tussen geest en lichaam verandert de schijnbaar starre behuizing van het lichaam in de oneindig grote ruimte van de geest, waarin hij in de wereld van de fantasie, van de verbeelding, van al het mogelijke reist en zijn grenzen overschrijdt. Deze ervaring kennen we uit onze nachtelijke dromen. Daarin kunnen we alles. We overwinnen de zwaartekracht en de materie. We kunnen ons in de meest uiteenlopende gedaanten veranderen. We ontmoeten wezens die we op aarde nog nooit hebben gezien. We wisselen van geslacht of worden hermafrodiet. We gaan werelden binnen waarin we nog nooit zijn geweest. We komen op schouwtonelen van het verleden... De fantasie van de geest kent geen grenzen.

Maar wat beginnen we met onze nachtelijke dromen? Ongeveer een derde deel van onze tijd op aarde brengen we in een nachtelijke droomtoestand door. Maar we zijn meestal geneigd de nachtelijke droom en de waaktoestand te scheiden. Wat 's nachts met ons gebeurt, nemen we niet zo serieus, voor de meesten is het niet de werkelijkheid. Met deze houding jegens ons nachtleven negeren we echter een wezenlijk deel van ons aardse leven. Maar de nachtelijke

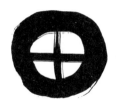

III Het wiel van openbaring

Het medicijnwiel
• Het rijk der dromen

droom toont ons dat we al op aarde toegang tot de onzichtbare wereld hebben. Het wezenlijke bij dromen is dat het psychisch-geestelijke zich van het lichamelijke losmaakt en in andere gebieden kan rondreizen die we in waaktoestand nooit zouden kunnen zien of beleven. In de nachtelijke droom leven we helemaal in onze rechter hersenhelft, in de wereld van het gevoel, van de driften, beelden en symbolen, die een visioen kunnen worden, een enorme uitbreiding van onze beperkte dagelijkse waarneming, een onuitputtelijke bron, als we haar als de andere helft van het leven en van de werkelijkheid erkennen en aanvaarden. In de droom wordt onze geest vrij, hij verheft zich tot zijn wereld, die hij als herinnering aan de droom naar ons terugbrengt in de sfeer van de waaktoestand.

In de kennis van het Medicijnwiel wordt niet alleen de nachtelijke droom bedoeld, maar ook de eenheid van de nachtelijke droom met de waaktoestand van de dag. De indianen beschouwen het hele leven als een droom, die pas compleet of heel is als we hem zien als een eenheid uit dagdroom en nachtdroom. Daarom is het belangrijk de nachtelijke droomwereld in de dagdroom of waaktoestand te betrekken, zijn symbolen en beelden zodanig te veranderen dat we haar personifiëren, haar wakker dansen in onze handelingen en acties. 'Dans je droom wakker' of 'Breng je droom op aarde,' zeggen de indiaanse sjamanen.

Dat klinkt wel mooi, maar wat kunnen we daarmee beginnen? We kunnen deze zin en dus de kracht van de Heilige 7, de kracht van de droom, alleen begrijpen als we onszelf en ons aardse leven met de ogen van het Medicijnwiel zien. Dat betekent in dit geval: ik als persoon besta alleen in een

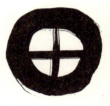

III Het wiel van openbaring

Het medicijnwiel
• Het rijk der dromen

begrensd lichaam en in begrensde hersenen. Maar voorbij het begrensde hangt de brug van de ziel, die ons naar de onbegrensde wereld van de geest leidt, die de begrenzing van ons aardse leven heeft bedacht en een materiële gedaante heeft aangenomen. Als het ons lukt de materiële wereld vanuit een geestelijk standpunt te begrijpen, merken we hoe ook het materiële kader van onze dagdroom kan veranderen en de kracht van de geest zich ook in de wereld van het waken kan manifesteren. Op die manier wordt het leven magisch, want in de eenheid van dag- en nachtdroom zijn we heel; onze beide hersenhelften staan met elkaar in verbinding en zijn niet meer van elkaar gescheiden: 'Je droom wakker dansen', de zin van je leven in zijn volheid en voltooiing uit beide werelden, de zichtbare en de onzichtbare, te scheppen, om hem 'werkelijk' te laten worden, dat is ieders opdracht! Het is de boodschap van de Watermantijd, de eigen droom, het eigen leven in de grote kosmische droomketen te voegen, in de Al-eenheid met God, die de aarde droomt, die op haar beurt ons droomt, en wij dromen de aarde en de hele schepping, het Al.

De kracht van de Grote Wetten

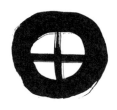

De mens in de kracht van de Heilige 5, die over de wereld der planten mediteert, zich verenigt met de kracht van de Heilige 3, stelt zich open voor de kracht van de Heilige 8 in het noordwesten van het Medicijnwiel. De Heilige 8 verenigt de krachten van het westen en het noorden in zich: intuïtief willen en instinctief zeker handelen vermengen

III Het wiel van openbaring

Het medicijnwiel
• De kracht van de grote wetten

zich en brengen de kracht van de kringlopen, de cycli en de Grote Wetten voort. Laten we de weg volgen, die in de verbinding van de Heilige 5 met de Heilige 3 tot de kracht van de Heilige 8 leidt: wat ervaart de mens als Heilige 5 als hij over de kracht van de planten mediteert? De planten tonen ons hun onwankelbare vertrouwen in de kringlopen van het leven. We zullen de levenscyclus van een maïskorrel eens nader bekijken.

Hij begint in de donkere aarde en eindigt in de donkere aarde. Daartussen ligt de tijd waarin het ontkiemende zaad de aarde doorbreekt, zich ontvouwt in zijn streven naar het licht en ten slotte verdort en sterft. Maar in het sterven draagt hij al de impuls tot nieuw leven omdat hij opnieuw zaad vormt. We zien dat het niet helemaal juist is daarbij van begin en einde te spreken; het zijn relatieve begrippen, want het einde wordt weer begin en het begin wordt weer einde. Zowel het einde als het begin, zowel het sterven als de geboorte is een levendige verandering. Dood is geboorte en geboorte is dood. Dit geheim wordt gesymboliseerd door de vorm van de 8.

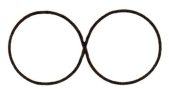

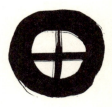

Als we een 8 tekenen, zien we, wanneer we in het midden van het contactpunt van beide cirkels beginnen, hoe we

III Het wiel van openbaring

Het medicijnwiel
• De kracht van de grote wetten

noodzakelijk van de eerste zich sluitende cirkelvorm weer in het midden terugkeren om in de tweede over te gaan, maar daarbij van richting veranderen. Het midden is het Al, het Niets, de Al-eenheid, God. De Heilige 8 leert ons dat we een ware verandering, een daadwerkelijke verandering alleen via het midden tot stand kunnen brengen. De vorm van de 8, als hij horizontaal wordt getekend, is het teken van oneindigheid: twee in tegengestelde richtingen lopende cirkels, die elkaar in het midden raken in een gemeenschappelijk punt. Als we ons het geheel driedimensionaal voorstellen, ontstaat er een spiraalbeweging die tot in het oneindige doorgaat. Daaruit wordt duidelijk dat een cyclus na zijn voltooiing nooit door dezelfde cyclus wordt gevolgd. Als dat niet het geval was, zou er ook geen ontwikkeling bestaan. De 8 is de oneindige mogelijkheid van het eindige. Als we de dood niet als het einde van alles, maar slechts als het einde van een cyclus opvatten, die noodzakelijk overgaat in een nieuwe, lukt het ons het geheim van dood en wedergeboorte te onthullen en het tot onze dagelijkse raadgever te maken. Dan bewegen we onszelf als cirkelende 8, zijn we harmonisch als de planten verenigd met de oneindig eindige kringlopen, waarin al het leven zijn plaats heeft. Pas in deze ervaring verbinden onze wilskracht en ons instinctief zekere denken zich tot het inzicht in de Grote Wetten, waarin alles zijn bestemming en ordening in het overkoepelende geheel heeft. Concreter uitgedrukt: we moeten elke dag onze noodzakelijke behoeften waarnemen en ze met wilskracht in een duidelijke strategie veranderen, opdat ze bevredigd worden en harmonie vinden. Zo wordt een gebrek – een behoefte is altijd een gebrek aan iets – tot

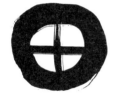

III Het wiel van openbaring

Het medicijnwiel
- De kracht van de grote wetten

motor van een handeling: het gebrek is een belangrijke aandrijfkracht.

Als we elke dag doen wat noodzakelijk is, leven we in harmonie met de Grote Wetten en vervullen daarmee onze levenstaak, ons lot, net als de planten, die in harmonie met de wetten hun noodlot beleven en zich in oervertrouwen overgeven aan het ritme van leven en sterven. Onze geboorte is niet het begin van ons leven, ze is slechts het begin van een zich materieel als fysiek lichaam verdichte droomgestalte van onze geest. Als geestelijk wezen bestaan we altijd, en als zodanig staan ons oneindige zijnscycli ter beschikking, die de kosmos, de ordening van het universum, in de Grote Geest voor ons heeft voorzien. Zo is het ook met de dood, die niet het einde van ons bestaan, maar slechts het afscheid is van een actueel gedroomde gestalte van onze geest, ons fysieke lichaam.

Er is een basisprincipe om de Heilige 8, de wetmatigheid van alle leven, te begrijpen. Dat principe is aan ons overgeleverd door een belangrijke Egyptische priester en ingewijde, Hermes Trismegistos. Hij schreef de wijsheid van dit principe op een plaat van groene smaragd. De plaat is verloren gegaan, maar de tekst leeft nog steeds voort. Hij luidt:

> *Wat onder is, is gelijk aan wat boven is: en wat boven is, is gelijk aan wat onder is, om de wonderlijke werken van een afzonderlijk ding te volbrengen.*

Deze analogiewet kunnen we begrijpen als we ons de kosmos als een geordende eenheid voorstellen ('kosmos'

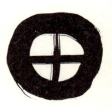

III Het wiel van openbaring

Het medicijnwiel
• De kracht van de grote wetten

betekent in het Grieks 'orde'), waarin alle organismen – de aarde, de zon, de andere planeten en zonnestelsels, of de mens, de plant, het dier, het mineraal... – delen van het grote organisme 'universum' zijn. We hebben al bij het lichaam en zijn afzonderlijke cellen gezien dat het alleen gezond is als elke cel zich onderwerpt aan de wet van de hoogste lichaamsinstantie. Zo ook zijn er kosmische wetten die ons mensen besturen. De mens draagt als microkosmos de getrouwe afbeelding van de macrokosmos, het universum, in zich. Buiten de microkosmos 'mens' is er niets wat niet ook analoog aan hemzelf te vinden is. '...op aarde zoals in de hemel...' hebben we leren bidden. Op aarde en in de hemel zijn er geen verschillende wetten, in alle verschijningsvormen van het leven spreken dezelfde wetten. Alleen daardoor is de mens in staat het hele universum te begrijpen, doordat hij het vanuit de hemel naar de aarde haalt, bij zichzelf naar binnen. Zoals de spreuk boven de tempel in Delphi luidt:

Ken uzelf,
Opdat u God kent.

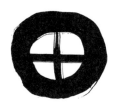

Als lichaam-ziel-geestwezen zijn we een deel van de kosmische stofwisseling en de kosmische stof is geweven uit de wetmatige ordeningen van de afzonderlijke draden. Ons huidige leven is een lichaamscel van het kosmische lichaam en als zodanig is ze natuurlijk in de grote kosmische kringloop geïntegreerd.

Ons lot, dat ons in de aardse zijnsvorm als persoonlijke wet ontmoet, is het kompas dat ons de plaats in de kosmische

III Het wiel van openbaring

Het medicijnwiel
· De kracht van grote wetten

stofwisseling toont, ons zegt welke functie ons als cel daarin wordt toegewezen.

> *Telkens weer*
> *daal je af*
> *in der aarde wisselende schoot,*
> *tot je hebt geleerd in het licht te lezen,*
> *dat leven en sterven één zijn geweest*
> *en alle tijden tijdloos.*
> *Tot de moeizame keten der dingen*
> *tot altijd rustende ketting*
> *in jou zich aaneenrijgt –*
> *in jouw wil is wereldwil,*
> *stilte is in jou - stilte –*
> *en eeuwigheid.*
> MANFRED KYBER

De kracht van beweging

De mens in de kracht van de Heilige 5, die over de wereld der dieren mediteert, zich met de kracht van de Heilige 4 verenigt, ervaart daardoor de kracht van de Heilige 9 in het noordoosten van de Heilige Cirkel. In de kracht van de Heilige 9 zijn de krachten van het noorden en oosten verenigd: instinctief zeker handelen en creatieve inspiratie verbinden zich tot de kracht van de energetische werkwijze, de kracht van de beweging.

In het dierenrijk kunnen we waarnemen hoe elk dier een bepaalde rol of functie heeft, die op de rollen of functies van

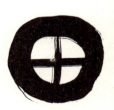

III Het wiel van openbaring

Het medicijnwiel
• De kracht van beweging

andere dieren is afgestemd en onderworpen is aan de overkoepelende samenhang om hun wereld met betrekking tot het geheel in harmonische beweging te houden. Laten we proberen dit weer op de mens over te dragen om de kracht van de Heilige 9 te begrijpen. Als we van de dieren willen leren, moeten we ons afvragen: Wat is mijn persoonlijke rol, mijn functie, mijn werk binnen de gemeenschap der mensen? Die vraag is voor onze tijd heel belangrijk geworden. Met behulp van deskundigheid en wetenschappen die zich in afzonderlijke aspecten hebben opgesplitst, is het enkelen gelukt machtsposities te krijgen met de pretentie alles te kunnen regeren. We hebben de grote samenhang verloren – met onze medemensen (er is bijna geen mensengemeenschap meer, tussen partners, in het gezin of op het werk, die op stimulerende wijze functioneert), met de dieren, de planten, de mineralen, met ons milieu, met onze planeten en alle andere bewuste wezens van het universum. De indianen zouden ons 'weeskinderen' noemen, omdat we de aarde als Grote Moeder en de zon als Grote Vader hebben vergeten.

Waarom kon deze verscheurdheid, dit voor-zichzelf-tegenanderen ontstaan? Omdat veel te veel mensen niet hun 'power', hun natuurlijke machtspositie innemen, die ze, als ze hun taak wisten, zouden beleven als een dier binnen zijn dierenwereld. Veel te velen van ons laten zich veel liever door iemand leiden dan dat ze zelf verantwoordelijk en creatief worden. Helaas is het nog steeds zo dat de weinigen die hun rol kennen, zich niet stimulerend voor de gemeenschap inzetten, maar op egoïstische wijze toegeven aan de verleiding van macht en al hun handelen richten op het doel van

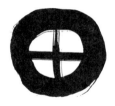

III Het wiel van openbaring

Het medicijnwiel
- De kracht van beweging

de eigen carrière. Binnen het dierenrijk is er geen waardenscala, de 'beroepen' van de dieren, hun rollen, zijn gelijkwaardig als de cellen van een lichamelijk organisme, waarin de cellen van de lever niet voornamer of beter of slimmer zijn dan de darmcellen. Het is volkomen on-natuurlijk zulke oordelen uit te spreken, ze leiden af van de kern van de zaak, de betrekking van elke afzonderlijke rol tot het geheel.

In het Medicijnwiel heet de plaats van het noordoosten of de kracht van de Heilige 9 ook de kracht van het 'medicijn'. Medicijn betekent in dit verband dat ieder mens in de uitdrukking van zijn werk, in zijn handelen, in de vervulling van zijn rol heilzaam bezig is, voor zichzelf, voor anderen, voor de aarde, voor het hele universum. Op die manier wordt iedere man een medicijnman en iedere vrouw een medicijnvrouw. Daarbij zien we dat het begrip 'medicijn' zijn betekeniskader verre overschrijdt. Niet alleen een arts, een psycholoog of een priester kan genezen, maar ieder mens, als hij zijn taak in het geheel heeft gevonden en haar vanuit zijn midden beleeft. Elk effect waarvan men de veroorzaker is, moet op het eigen midden betrokken zijn, want alleen via het eigen midden staat men als aarde-hemel-as in een levendige relatie tot het geheel. Neem bijvoorbeeld een vrouw die haar medicijn in de rol van bakster heeft gevonden. Zij werkt genezend voor het geheel als ze zich bij haar werk bewust is van de samenhang van de afzonderlijke dingen die nodig zijn om het idee 'brood' te verwezenlijken. Dat doet ze bijvoorbeeld als ze met de vier elementen samenwerkt: met de aarde en de zon, die het graan laten groeien, met het water bij het bereiden van het deeg, met

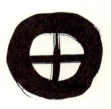

III Het wiel van openbaring

Het medicijnwiel
• De kracht van de grote wetten

het vuur dat het brood bakt... en als ze bovendien haar liefde in dit werk laat vloeien, wordt dat brood genezend voor haar medemensen.

De kracht van de Heilige 9 is het geïntegreerde zich-bewegen binnen de Grote Kosmische Kringloop. In deze beweging bevinden we ons als we ons medicijn ontdekken en haar verwezenlijken.

In het tijdperk van de Waterman worden we uitgenodigd tot gemeenschappelijke samenwerking met mensen, waarin geen rangorde en geen hoogste leider meer is. Ieder afzonderlijk moet het potentieel van zijn eigen macht toepassen, dat hij met behulp van de kracht van het oosten als visioen ontvangt en met behulp van zijn gezonde mensenverstand in zijn 'medicijn' actualiseert.

De kracht van het Hogere Zelf

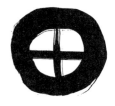

Als de mens als Heilige 5 over de wereld van de mens mediteert en zich daardoor met de kracht van de Heilige 5 verbindt, opent zich voor hem de wereld van de Heilige 10 in het noordelijke midden van de cirkel. De mens die over de mensen mediteert, ervaart het evenbeeld van God, de kracht waaruit het hele universum straalt. Deze kracht is zijn Hogere Zelf. Het is het fundament van alle begrip. De mens in de Heilige 10 weerspiegelt het hele Medicijnwiel. Zo wordt ieder mens voor de ander een oog in het universum. Ieder afzonderlijk is een kleine zon, een spiraalvormig wervelend licht, dat eeuwig schijnt met alle andere grote en kleine zonnen. Het Hogere Zelf is onze wezenskern, ons

III Het wiel van openbaring

Het medicijnwiel
- De kracht van het hogere zelf

centrum, nooit in een lichaam geïncarneerd, maar altijd aanwezig. Het is dat licht dat de heiligenbeelden met het aureool om hun hoofd uitstralen. Het Hogere Zelf behoort tot het eeuwige rijk van de ideeën van de geest. Het Hogere Zelf van de mens is zijn innerlijke bron, zijn innerlijke leraar, zijn innerlijke genezer, de kracht die hem ter voltooiing van zijn bewustzijn naar de Heilige 20 kan leiden, ook zolang de mens nog in zijn materiële lichaam woont. Het Hogere Zelf is in ieder mens aanwezig. We nemen het alleen zelden waar omdat we zijn kracht vaak terugdringen met die van het Lagere Zelf.

Het Lagere Zelf kennen we goed, het houdt van het toekomstige, het werpt graag hindernissen op, oordeelt en veroordeelt gauw, het heeft verwachtingen, maakt constant vergelijkingen tussen zichzelf en anderen, is nooit tevreden, nooit stil, is altijd alleen uit op eigen voordeel, ziet alleen zichzelf... maar het is voor de mens ook de enige brug die hem naar zijn Hogere Zelf kan leiden. Het Lagere Zelf is er namelijk om ons leerzame ervaringen te bieden, zowel positieve als negatieve. En op een gegeven moment komt voor ieder mens het moment waarop hij deze ervaringen niet meer alleen binnen zijn begrensde waarnemingsveld kan begrijpen en tot een hoger bewustzijn ontwaakt. Alleen via ons Hogere Zelf kunnen we met de hogere geestelijke werelden in contact treden. We bevinden ons altijd in ons Hogere Zelf als we liefde geven die alleen wil geven zonder verwachting, zonder op iets te hopen. Deze liefde is een helende kracht en is een met de goddelijke liefde. Ons Hogere Zelf is de medewerker van God, want het staat altijd in verbinding met het rijk van de goddelijke ideeën. Van het

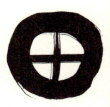

III Het wiel van openbaring

Het medicijnwiel
• De kracht van de het hogere zelf

Hogere Zelf leren we te dienen, gereedschap in de scheppende hand van God te worden. We zien in dat zijn wil onze wil wordt, en ervaren daardoor de zin van ons leven, onze genezing en onze weg naar volmaaktheid. Ons Hogere Zelf staat altijd in contact met alle kosmische krachten en geeft ons daarmee de mogelijkheid om met deze krachten te communiceren, zelfs in de beperktheid van ons materiële lichaam. In de volledige overgave van de mens aan zijn mens-zijn en de voor hem bestemde taak zal hij het Lagere Zelf altijd sterker als poort naar zijn Hogere Zelf ervaren, dat hem de waarheid openbaart en hem uit vrije wil God laat dienen. God is geen vreemde, die zich buiten ons bevindt, Hij is in ons. Het universum is mijn innerlijke ruimte. De sjamanen en ingewijden wijzen er telkens weer op dat van ware, duurzame vrede alleen sprake kan zijn als ieder mens in zichzelf vrede vindt doordat hij de enorme kracht van het Lagere Zelf leert omzetten in die van het Hogere Zelf en de daaruit vloeiende energie zinvol inzet in zijn bijdrage aan de schepping. Als de mensen hun Hogere Zelf zouden kunnen ontmoeten, zou het paradijs op aarde zijn, de menselijke communicatie van de liefde.

'Ieder mens draagt verantwoordelijkheid voor de plaats waar hij leeft en werkt. Hij is er verantwoordelijk voor dat deze plaats in evenwicht en harmonie met het geheel is. Als ieder mens zich bewust zou zijn van deze verantwoordelijkheid, zou ware vrede zich over de aardbol kunnen verspreiden,' aldus een Hopi-grootvader in een reactie op de telkens terugkerende vraag of er oorlog zou kunnen komen. In het tijdperk van de Waterman beschikt de mens over bijzondere hulpmiddelen om de noodzakelijke taken te

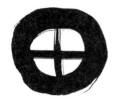

III Het wiel van openbaring

Het medicijnwiel
· De kracht van het hogere zelf

kunnen vervullen. Dat zijn de esoterische leren, de geestelijke sleutels tot het geheel. 'Esoteros' is Grieks voor 'innerlijk'. Het is het innerlijk dat in het uiterlijk, 'exoteros', woont. Het is altijd aanwezig, ook al is het niet zo zichtbaar als het uiterlijk. De esoterische leren zijn het ware weten, dat er altijd is geweest en altijd zal zijn.

Met de geboorte van het tijdperk van de Waterman is het verlangen naar dit weten sterk toegenomen. Deze overgang is vooral zichtbaar geworden door twee elkaar aanvullende kenmerken. Ten eerste is daar het verlangen en de behoefte van mensen die inzagen dat het rationele verstand alleen niet hun diepste, innerlijkste vragen, hun 'religio', hun 'herbinding', met het universum bevredigend kunnen beantwoorden. Daarom zochten ze weer naar het ware weten. Ten tweede treden de ingewijden van het esoterische weten veel meer in het openbaar en zijn ze gemakkelijker te bereiken dan vroeger. Tot dusverre waren er slechts weinig uitverkorenen die in dit weten werden ingewijd. Het visioen van nu is het beeld van een mensheid dat het voor iedereen mogelijk maakt wetende, geestelijk verlichte te worden, want het 'gereedschap' zal gegeven worden aan ieder die erom vraagt.

Volgens de overlevering van het Medicijnwiel bepalen de eerste tien krachten ons menselijk bestaan tussen geboorte en dood. Daarnaast zijn er echter nog tien andere die als kosmische wezens de eerste tien terzijde staan. Deze krachten kunnen we echter alleen via de poort van ons Hogere Zelf ervaren. De kosmische wezens zijn altijd aanwezig en werken in het dagelijks leven altijd via de eerste tien krachten. Later zullen we zien hoe we met de acht jaar-

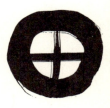

III Het wiel van openbaring

Het medicijnwiel
· De kracht van de grote wetten

feesten in contact met deze Hogere Wezens kunnen komen.

De rijken van de Hogere Kosmische Wezens

Laten we proberen ons deze krachten vanuit het standpunt van ons Hogere Zelf voor te stellen.

Als ons Hogere Zelf zich verbindt met de kracht van de zon in het oosten van de cirkel, met de kracht van de Heilige 1, opent zich voor hem de kracht van de Heilige 11, die als verhoogde octaaf of als Hoger Wezen door de Heilige 1 werkt. Dit is de geestelijke kracht van alle zonnen, de geest van het licht, de geest van het vuur. De kracht die alle mensen inspireert en niet meer alleen een bepaald persoon. Als ons Hogere Zelf zich verbindt met de kracht van de aarde in het westen van de cirkel, met de Heilige 2, opent zich voor hem de kracht van de Heilige 12, het Hogere Wezen dat de Heilige 2 terzijde staat en erdoor werkt. Het is de geest van alle aarden of planeten, de geest van de materie, de geest van het duister, het idee van het intuïtieve willen.

Als ons Hogere Zelf zich verbindt met de kracht van de planten, de Heilige 3 in het zuiden van de cirkel, opent zich voor hem de kracht van de Heilige 13, die als Hoger Wezen door de kracht van de Heilige 3 werkt. Het is de geest van alle planten. Als kosmisch wezen zijn het alle vrouwelijke godheden, die altijd als beschermgeesten achter hun lichamelijke moeder stonden. We ervaren hun kracht als we ons uit de lichamelijke moederrelatie bevrijden en in de

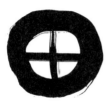

III Het wiel van openbaring

Het medicijnwiel

• De kracht van de Hogere Kosmische Wezens

aarde onze ware moeder onderkennen.

Als ons Hogere Zelf zich verbindt met de kracht van de Heilige 4 in het noorden van de cirkel, met de kracht van de dieren, opent zich voor hem de kracht van de Heilige 14, die als Hoger Wezen de Heilige 4 terzijde staat en erdoor werkt. Het is de geest van de dieren. Als kosmische wezens zijn het mannelijke godheden, die de lichamelijke vader als helper en raadgever bijstaan. Ook hier kunnen we ons pas met hun kracht verbinden als we ons uit de aardse vader-problematiek hebben bevrijd en begrijpen dat de lichamelijke vader slechts plaatsvervanger van de zon was.

Als ons Hogere Zelf zich verbindt met de kracht van de Heilige 5, de kracht van de mens, opent zich voor hem de kracht van de Heilige 15 in het oostelijke midden van de cirkel. De eenheid van oergrond en oorsprong van het midden van de cirkel wordt via de oostelijke poort ervaren, via de kracht van inspiratie. Het is de geest van de mensen, het kosmische wezen dat achter de menselijke soort werkzaam is, de 'mens in het Al', het kosmische bewustzijn.

Als ons Hogere Zelf zich verbindt met de kracht van de Heilige 6 in het zuidoosten van de cirkel, opent zich voor hem de kracht van de Heilige 16, die weer als verhoogd wezen van de Heilige 6 werkzaam is. Het is de geest van de voorouders. Als kosmisch wezen zijn het alle verlichten, alle avatars, zoals Jezus, Boeddha, Mohammed, die bruggen-bouwers tussen hemel en aarde waren.

Als ons Hogere Zelf zich verbindt met de kracht van de Heilige 7, de kracht van de droom in het zuidwesten van de cirkel, opent zich voor hem de wereld van de Heilige 17, die als Hoger Wezen door de kracht van de Heilige 17 spreekt.

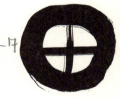

III Het wiel van openbaring

Het medicijnwiel
• De kracht van de Hogere Kosmische Wezens

Het zijn de krachten van de geest en de behoeders van de droom. Bij de indianen heten ze 'kachina's', in onze taal zijn het de natuurgeesten, waarvan we onze visioenen in de vorm van beelden ontvangen. Het zijn de undinen, wallines en nimfen als watergeesten, de gnomen, dwergen en deva's als aardgeesten, de feeën, sylfen en trollen als luchtgeesten en de salamanders en faunen als vuurgeesten. Het zijn allemaal krachten die ons al op aarde beïnvloeden, 's nachts in onze droom of overdag als we fantasierijke handelingen verrichten.

Als ons Hogere Zelf zich verbindt met de kracht van de Heilige 8, met de kracht van de kringlopen in het noordwesten van de cirkel, opent zich voor hem de kracht van de Heilige 18, die weer als Hoger Wezen door de kracht van de Heilige 8 werkt. Het is de geest van de Grote Wetten. Als kosmische wezens zijn het de behoeders en de schrijvers van het lot, de karmameesters. Ze worden bij elke sjamaanse heelsessie aangeroepen om uit te zoeken of de ziekte met een vorig leven te maken heeft, of ze karmisch bepaald is en algemeen om van deze instantie de bevestiging van de genezing te krijgen. In het christelijke geloof heten deze krachten aartsengelen.

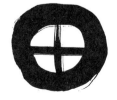

Als ons Hogere Zelf zich verbindt met de kracht van de Heilige 9, met de kracht van de totale energiebeweging in het noordoosten van de cirkel, opent zich voor hem de kracht van de Heilige 19, die als Hoger Wezen door de kracht van de Heilige 9 werkt. Het zijn al die geestelijke wezens die de totale energiebeweging leiden en daarmee het universum in evenwicht houden. Het zijn de verlichten van het Al. Ze bevruchten met hun geest de ontwikkelingsfase

III Het wiel van openbaring

Het medicijnwiel
• De kracht van de Hogere Kosmische Wezens

van dat moment van de mensheid op aarde. In het christendom heten ze archai, oerkrachten. Als wijze leiders van het heelal werken ze in het heelal, niet op aarde, zoals de verlichten van de Heilige 16 dat doen. Ze zijn echter voor de mens bereikbaar als hij zich ervan bewust wordt dat ze over alle inspiratie beschikken die hij nodig heeft voor de 'bereiding van zijn medicijn', voor zijn taak. Daarom is het ook zinvol juist hen daarvoor om hulp te vragen.

Als ons Hogere Zelf zich verbindt met de kracht van de Heilige 10, met de kracht van het Hogere Zelf in het westelijke midden van de cirkel, opent zich voor hem de kracht van de Heilige 20. Het is de kracht van de Grote Geest, de volledigheid, de voltooiing, die zich vanaf de Heilige 5 via de Heilige 10 en 15 tot de Heilige 20 voltrekt. Het bijzondere van deze kracht is de ervaring van de dood, niet als einde, maar als bron van leven. Op zijn weg die de mens als groei en rijping van zijn bewustzijn tot de hoogste ontplooiing beleeft, moet hij telkens weer de dood ontmoeten. Sterven is loslaten, weggeven in dubbele zin: als zich-bevrijden van alle krachten van het Lagere Zelf en als richtinggeven, zich 'een weg geven'. Sterven is ook heel concreet vernietigen van het levende om zich in leven te houden, bijvoorbeeld als we voor onze voeding planten en dieren doden. We kunnen de dood als dagelijkse begeleider en raadgever aan onze zijde zien, als iemand die ons de kracht van verandering, van beweging, het alchemistische levenselixer ingiet. In ons aardse bestaan komen we elke dag een stuk dichter bij onze lichamelijke dood. Als we deze beweging vanuit de geest beschouwen, verloopt het voor hem omgekeerd, want met elke dag komt hij dichter bij zijn

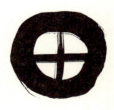

III Het wiel van openbaring

Het medicijnwiel
· De kracht van de Hogere Kosmische Wezens

oorsprong, het Eeuwige Rijk van de Grote Geest. In de Heilige Kracht van de 20 is er geen onderscheid meer tussen dood en leven, beide zijn verandering en daarmee één in de geest. Als Groot-Geestwezen leeft de mens in de oerparadijselijke toestand, waarin geen scheiding, geen tegenstelling hem meer van het goddelijke verdrijft, waar hij één is en kan rusten in de liefdevolle omarming van zijn oergrootouders. De Heilige 20 is de kracht die de mens heilig, in de zin van heel, maakt: alles wat in de Heilige Cirkel op 20 wordt voltooid, ervaart de volmaaktheid door deze betrokkenheid. In de Heilige 20 sluit de cirkel zich, het 'einde' wordt weer 'begin', de Heilige 20 versmelt met de Heilige Nul, met het midden van de cirkel, het niets, dat alles in zich bergt.

De kleuren van het Medicijnwiel

Aan de vier richtingen van het Medicijnwiel worden ook bepaalde kleuren toegekend:

Het oosten heeft de kleur geel of goud, de kleur van de zon.

Het westen heeft de kleur zwart, de kleur van de aarde, de duisternis.

Het zuiden heeft de kleur rood. Het is de kleur van de gevoelens, maar de onevenwichtige, de agressieve, die de vrede op aarde belemmeren. De eigenlijke kleur van het zuiden is groen, de kleur van de planten, de harmonie, de vrede.

Het noorden heeft de kleur blauw of wit, de kleuren van de lucht.

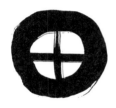

De hoofdcoördinaten van het Medicijnwiel tonen de mens

III Het wiel van openbaring

De kleuren van het Medicijnwiel

de viervoudigheid van zijn bewustzijn. Het zijn de vier wegen, de weg van het oosten als poort van de geest, de weg van het westen als poort van het lichaam, de weg van het zuiden als poort van de gevoelens, de ziel, de weg van het noorden als poort van het verstand. Alle vier wegen zijn één, want ze komen in het midden van de cirkel bij elkaar, ze bepalen het centrum, onze goddelijkheid. Voor het werk met het Medicijnwiel is het belangrijk dat we leren deze viervoudigheid op de ene weg te ontvouwen, zodat alle vier poorten geopend kunnen worden, waardoor de werkelijkheid in haar volledigheid te ervaren is.

Magie op de krachtplaats

In dit hoofdstuk zullen we beginnen met het praktische werk. Tot dusverre kennen we de theoretische opbouw, de structuur van het Medicijnwiel, de Heilige Cirkel van de 20 Heilige Krachten.

De eerste handeling van ieder mens die zich met dit weten wil bezighouden, is het bouwen van het Medicijnwiel. De geestelijke constructie moet een aardse neerslag krijgen, want we naderen hem als mensen die besloten hebben op aarde in een materieel lichaam te leven.

Daarom kunnen we alleen leren via de aarde, via de belichaming van een geestelijk idee. Het is de taak van de mens om het materiële stap voor stap vanuit zijn starheid op te lossen in steeds fijnstoffelijker sferen. 'Je eigen Heilige Cirkel scheppen' is het eerste magische ritueel dat we op de weg naar onze heelwording willen uitvoeren. Het is het

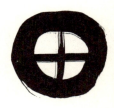

III Het wiel van openbaring

Magie op de krachtplaats

fundamentele ritueel dat we bij elke magische handeling zullen toepassen. 'Als we met de Grote Geest spreken, dan alleen vanuit de Heilige Cirkel,' verklaren de indianen. Want de geest als symbool van het geheel brengt ons altijd in contact met het Goddelijke. Hij is heilig, want hij maakt ons heel doordat hij ons in het geheel betrekt. Als we het Medicijnwiel, zoals hierna wordt beschreven, met stenen opbouwen, is het een gewijde plek waarop we de krachten van het universum uitnodigen om in ons midden te zijn. Het is de oertempel, waarin we met het goddelijke communiceren. De Heilige Stenen Cirkel, die onze voorvaders, de Kelten en Germanen, nog als oorspronkelijke plaats van godsverering erkenden, is de erfenis voor de Waterman-tijd geworden, een erfenis die tot in de Oude Steentijd teruggaat. De Heilige Cirkel is de enige ruimte die groot genoeg is om alle religies, alle gewijde plaatsen van aanbidding in zich op te nemen. Hij is vrij van doctrines. Hij staat open voor allen die een hernieuwde verbinding met het geheel zoeken.

In deze natuurlijke tempel bevindt zich geen priester die als geroepene de 'verloren schapen naar de herder' terugbrengt; in deze tempel is ieder mens zelf 'pontifex', 'bruggenbouwer', want hij bouwt zijn eigen brug, die hemel en aarde met elkaar verbindt. De tempel in de vorm van een zichtbare stenen cirkel wordt een weerspiegeling van het innerlijke heiligdom in de mens zelf, dat in hem als zijn midden rust. Het met stenen opgebouwde Medicijnwiel is een concrete, zichtbare hulp, die ons naar het onzichtbare leidt, naar het in onszelf draaiende Medicijnwiel. Deze weg kan ons niemand afnemen, geen priester, geen goeroe, geen sja-

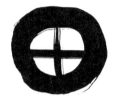

III Het wiel van openbaring

Magie op de krachtplaats

maanse meester. Hij vereist de vrije wil van ieder mens.
Al naargelang onze uiterlijke levensomstandigheden staan ons meerdere 'bouwplannen' ter beschikking. Het wiel kan bijvoorbeeld in de natuur worden gebouwd, maar ook in een vertrek. Een andere overweging is of we een vast Medicijnwiel willen bouwen, dat in de natuur of in een vertrek blijft staan, of een dat afhankelijk van de behoefte is op te bouwen en af te breken.

Het Medicijnwiel in een vertrek

Laten we met de eenvoudigste mogelijkheid beginnen, met een Medicijnwiel dat binnen een vertrek is op te bouwen en af te breken.

Als markeerpunt van de vier hoofdrichtingen en de vier tussenrichtingen kunnen stenen of voorwerpen dienen, die de kracht van elke richting symboliseren: in het oosten een kaars voor de kracht van het licht, in het westen een schaal met aarde voor de kracht van de aarde, in het zuiden een plant voor de kracht van de planten, in het noorden een symbool van een dier (dat kan een teddybeer of een ander knuffeldier zijn). Voor de tussenrichtingen kunnen we het beste stenen nemen, want die krachtkwaliteiten zijn niet zo eenvoudig weer te geven. Gedurende het intensieve werk zal voor elke tussenrichting het bijpassende symbool zich uitkristalliseren. Als u liever stenen voor alle richtingen neemt, kunt u stenen kiezen die u al heeft verzameld, of nieuwe in de natuur zoeken. Let er daarbij wel op dat de afzonderlijke stenen een relatie hebben met de richting

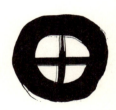

III Het wiel van openbaring

Het Medicijnwiel in een vertrek

waarvoor u ze kiest. U kunt bijvoorbeeld hun kleur als maatstaf nemen; dan past een gelige steen bij het oosten, een roodachtige bij het zuiden, een zwarte bij het westen en een blauwachtige of witte bij het noorden. De stenen van de vier hoofdrichtingen moeten iets groter zijn dan die van de vier tussenrichtingen.

Een andere mogelijkheid is dat u zelf symbolen voor de acht richtingen maakt; u kunt bijvoorbeeld stenen houwen, symbolen inkerven of alle richtingen in klei modelleren. Kies de mogelijkheid die bij u past, die u het meest aanspreekt. Het is belangrijk (daarop zullen we later dieper ingaan) dat u bij elke steen die u uit de natuur haalt, vraagt of u hem mag meenemen, en dat u als dank een geschenk nalaat.

Als u de richtingssymbolen bij elkaar heeft, laat u uw blik door het vertrek gaan om te zien welke plaats geschikt is om uw Medicijnwiel op te bouwen. Misschien weet u de plaats al, misschien is het uw lievelingsplaats. U kunt ook met gesloten ogen door de kamer lopen, waarbij u met uw linkerhand een naar beneden gerichte schaal vormt als een 'antenne' om de meest geschikte plaats te vinden. De sjamanen noemen deze oefening 'zich door de plek laten roepen'. Het is een oefening om de zintuigen gevoelig te maken voor het opvangen van verschillende energiekwaliteiten.

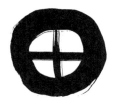

III Het wiel van openbaring

Het reinigen en wijden van de plaats

Het Medicijnwiel in een vertrek

Als u de plaats heeft gevonden, moet hij eerst worden gereinigd en gewijd. Daarvoor gebruiken we reukwerk van brandbare kruiden. Het sterkst werkt een mengsel van salie, lavendel of zoet gras (komt vrijwel uitsluitend in Canada voor) en levensboom, ook thuja geheten. De rook van salie werkt reinigend, de rook van lavendel of zoet gras werkt wijdend en de rook van levensboom werkt krachtopladend. U doet het kruidenmengsel in een mooie schaal, bijvoorbeeld een grote, vlakke schelp of een uit steen gehouwen kom. Voor het aanwakkeren van de aangestoken kruiden is een veer het meest geschikt, een arendsveer of een waaier van kleine veertjes; u moet er nooit zelf in blazen!

Met de wijzers van de klok mee gaat u nu driemaal om de plek van uw Medicijnwiel, eenmaal om hem te reinigen, eenmaal om hem te wijden en eenmaal om hem met kracht op te laden. Bij deze handeling raken we ook een ander belangrijk punt, dat we vaak bij ons magische werk zullen tegenkomen: de bewegingsrichting in de cirkel. Binnen het Medicijnwiel hebben we de beweging naar links, tegen de wijzers van de klok in, en de beweging naar rechts, met de wijzers van de klok mee. Voor alle praktische oefeningen die in dit boek worden beschreven, geldt steeds de beweging met de wijzers van de klok mee. Het is de natuurlijke beweging van de mens op aarde, ze volgt de loop van de zon, vanaf de aarde gezien. Als ik deze beweging volg, sta ik steeds in contact met de kosmische krachten; in deze beweging roep ik ze te hulp. De beweging die tegen de wijzers van de klok en dus tegen de natuurlijke beweging van

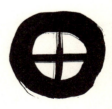

III Het wiel van openbaring

Het Medicijnwiel in een vertrek

• Het reinigen en wijden van de plaats

de zon ingaat, betekent een bezwering van de kosmische krachten, een rechtstreeks ingrijpen van de mens in de natuurlijke orde in geval van nood. Dat het laatste niet ongevaarlijk is, leert ons de geschiedenis; we hoeven maar te denken aan het Derde Rijk, dat ook geheel onverbloemd zijn bezwerende macht uitdrukte met het symbool van de naar links gerichte swastika (het hakenkruis). De bezwerende kracht kan heel gemakkelijk tot misbruik leiden. De symbolen moeten zo goed mogelijk gekozen worden als we willen inzien wat een sjamaanse handeling is.

Het neerleggen van de Heilige Richtingen

U legt de symbolen voor de acht richtingen op de plaats die u heeft gekozen. Het opbouwen van het Medicijnwiel gebeurt volgens de Heilige Telwijze: 1 – het oosten, 2 – het westen, 3 – het zuiden, 4 – het noorden*, 6 – het zuidoosten, 7 – het zuidwesten, 8 – het noodwesten, 9 – het noordoosten**.

Het is het eenvoudigst als u eerst het midden van de cirkel markeert met een voorwerp dat de kracht symboliseert van de tweeheid die in de eenheid is opgeheven. Dat is bijvoorbeeld een tak die bovenaan in tweeën is gesplitst en die u loodrecht in een vaas met water of aarde neerzet, of een steen die op grond van zijn kleur of structuur in tweeën gedeeld is... Voordat u het voorwerp als het midden van de cirkel neerlegt, rookt u het door het boven de schaal met reukwerk te houden en met een veer toe te waaien. Daarbij concentreert u zich innerlijk op de kracht die dit voorwerp

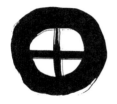

---

* De krachten van het innerlijke midden van de cirkel (5, 10, 15, 20) worden hier nog niet gelegd.   ** Met een kompas kunt u vanuit het midden de richtingen bepalen, mocht u ze niet weten.

III Het wiel van openbaring

Het Medicijnwiel in een vertrek
• Het neerleggen van de Heilige Richtingen

vertegenwoordigt, en legt u het als midden van de cirkel neer. De oppervlakte van de cirkel moet zo groot zijn dat u daarin goed kunt zitten op elk richtingspunt, zonder daarbij het middelpunt aan te raken.

U begint met het oosten. U neemt het voorwerp van het oosten, rookt het en legt het op de plaats van het oosten. Dan volgt het voorwerp van het westen, enzovoort. Bij het neerleggen van alle richtingen doet u zoals bij het oosten is beschreven; daarbij moet u zich steeds voor ogen houden voor welke kracht elke richting staat door de betreffende kracht hardop te roepen.

U gaat telkens met de wijzers van de klok mee! Als alle acht richtingen zijn neergelegd, gaat u rokend met de wijzers van de klok mee (!) om de cirkel heen en waait de buitenrand met de veer toe. Deze handeling is een 'verzegeling' van de cirkel. Dan is de cirkel een ongestoord energieveld, ontoegankelijk voor storende invloeden van buiten. Het verzegelen kan ook met tabak of meel gebeuren, dat u om de cirkel strooit, en ook met water dat u er omheen sprenkelt.

Voordat u de cirkel binnengaat, waait u zichzelf toe met uw reukwerk. Daarbij begint u aan de voorkant van uw lichaam, vanaf de voeten omhoog tot boven op uw hoofd. Dan strijkt u met de veer in krachtige streken van boven naar onder, dus vanaf uw hoofd, over uw voor- en achterkant en uw beide zijkanten. Ter afsluiting waait u nogmaals zachtjes vanaf de voeten omhoog, langs de lichaamsas, tot een stuk boven uw hoofd. De werking van het roken is veel sterker als u door een ander wordt gerookt, maar op deze plek, waar u alleen aan de slag gaat, en in het algemeen als u een ritueel alleen uitvoert, is het beter het

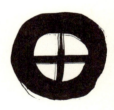

III Het wiel van openbaring

Het Medicijnwiel in een vertrek
- Het neerleggen van de Heilige Richtingen

roken zelf te doen dan helemaal niet. Waarom? Wat is de zin van deze handeling?

Het roken schept evenwicht. Door salie worden we gereinigd, door lavendel gewijd en door levensboom met kracht opgeladen. Daarbij speelt het toewaaien met de veer dicht langs het lichaam een belangrijke rol; er wordt een elektromagnetisch spanningsveld opgewekt, dat we als zeer weldadig ervaren. Om ons lichaam bevindt zich altijd een meer of minder sterk geladen spanningsveld van positief en negatief geladen ionen. Meestal overheersen de negatieve of de positieve ionen, zodat we ons bijna nooit in een evenwichtig energieveld bewegen. Door middel van natuurkundig onderzoek heeft men ontdekt wat het roken, dat oude sjamaanse ritueel, betekent. Het strijken met een veer langs het lichaam wekt een elektromagnetisch energieveld op, waarvan de spanningsverhouding te vergelijken is met de atmosfeer die op een 3000 meter hoge berg heerst. Iedereen die wel eens berglucht heeft ingeademd, weet dat die lucht heel weldadig en versterkend werkt. Dat weldadige gevoel ontstaat doordat op die hoogte ons elektromagnetische energieveld in evenwicht wordt gebracht en de hoeveelheid positieve ionen gelijk is aan die der negatieve ionen. Het kruidenmengsel heeft dezelfde uitwerking. Een uitgebalanceerd energieveld om het lichaam is op alle gebieden als iets positiefs waar te nemen. Daarom gaat het aan elke sjamaanse handeling vooraf.

Nadat u zichzelf gerookt heeft, gaat u naar het zuiden van de cirkel, tikt driemaal met uw voet op het symbolische voorwerp van het zuiden, stapt er overheen in het midden van de cirkel en tikt weer driemaal met uw voet op het

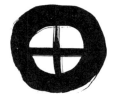

III Het wiel van openbaring

Het Medicijnwiel in een vertrek
• Het neerleggen van de Heilige Richtingen

zuidelijke markeerpunt. Het tikken betekent dat u de toegang tot de cirkel vanuit het zuiden opent (driemaal voor de Heilige 3 van het zuiden) en de cirkel van binnenuit weer sluit. De zuidelijke toegang is voor het begin van het sjamaanse werk altijd de meest geschikte. Hij schenkt onschuld en vertrouwen en herinnert eraan dat wij als onwetend kind de cirkel binnengaan.

Nu loopt u zo oplettend mogelijk met halfgesloten ogen en met uw linkerhand in de vorm van een naar beneden gerichte kom met de wijzers van de klok mee en probeert de kracht te volgen. Laat u leiden in de richting die u roept; neem daarbij uw linkerhand weer als een antenne en probeer haar te gebruiken als een gevoelig instrument waarmee u de energie kunt ontvangen. Als u daar enige tijd mee oefent en er vertrouwd mee raakt, zult u de kracht als aparte vibratie of prikkeling in uw hand waarnemen. De linkerhand wordt bij alle sjamaanse bezigheden als ontvanger gebruikt, de rechterhand als de hand die geeft. Dat heeft er enerzijds mee te maken dat onze rechter lichaamshelft positief geladen is en dus bereid is kracht te geven, en onze linker lichaamshelft negatief geladen is en dus kan opnemen of ontvangen. Anderzijds heeft het te maken met de weerspiegeling van de beide hersenhelften, omdat we met de linker lichaamshelft meer gericht zijn op de wereld van mogelijkheden, van het onzichtbare, en met de rechter helft meer op de wereld van zintuiglijke gegevens, van het materiële en zichtbare.

Bij het opsporen van de kracht is het belangrijk dat u uw waarnemingsvermogen scherper maakt. Dat is altijd een van de eerste oefeningen die elke sjamanenleerling moet

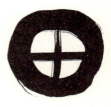

III Het wiel van openbaring

Het Medicijnwiel in een vertrek
• Het neerleggen van de Heilige Richtingen

doen. De vijf zintuigen moeten gevoelig worden gemaakt, de alertheid in de zintuiglijke wereld moet tot meesterschap worden opgevoerd. Spoor de kracht dus met al uw vijf zintuigen op. Gaat u rustig net zolang door de cirkel (maar nooit over het midden!) tot u eenduidig het verlangen voelt om in een van de acht richtingen te gaan zitten. Daar gaat u zitten met uw gezicht naar het midden van de cirkel gewend. U mediteert over de kracht die u op deze plek ervaart, opent zich ervoor en laat haar in u binnenstromen. Onthoud welke van de acht richtingen u heeft geroepen, dat kan een eerste aanknopingspunt zijn om te weten wat uw persoonlijke plaats in het Medicijnwiel is, uw krachtplaats.

De krachtplaats in het Medicijnwiel

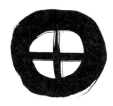

De krachtplaats is de plek (of windrichting) in het Medicijnwiel waarmee ieder mens op grond van zijn lot verbonden is, die hij bij zijn geboorte als zijn bijzondere krachtbron heeft gekozen. Als we onze persoonlijke krachtplaats weten, hebben we voor de rest van ons hele aardse leven deze kracht als persoonlijke begeleider. Een mens die bijvoorbeeld 'in het oosten is geboren', ontdekt in de loop van het hiervoor beschreven ritueel dat hij telkens weer als eerste naar het oosten wordt getrokken, dat het de plaats in de cirkel is waar hij intuïtief gaat zitten en waar hij zich 'thuis' voelt, dat de kracht van die plaats hem heel vertrouwd voorkomt en het hem ook niet zwaar valt zich voor deze kracht open te stellen, haar waar te nemen...

III Het wiel van openbaring

Het Medicijnwiel in een vertrek
· De krachtplaats in het Medicijnwiel

Daarom mag hij aannemen dat het oosten zijn persoonlijke krachtplaats is. Opdat hij met deze kracht ook daadwerkelijk iets kan beginnen, moet hij haar kwaliteit, haar bijzondere aard, beter leren kennen. Dan leert hij zich steeds meer met haar te verbinden en kan haar telkens 'aftappen' als zijn aardse taken en verplichtingen dat noodzakelijk maken.

In ons voorbeeld betekent dat dat hij de krachten van het oosten, de kracht van het licht, van het vuur, de inspiratie, de fantasie, de creativiteit, het spontane, het onvermoede kan herontdekken en zich kan herinneren dat de kwaliteiten van deze kracht hem als bijzondere hulp voor zijn aardse bestaan zijn meegegeven. Hij moet zich dan weer op die kracht bezinnen en leren haar aan te roepen om het voor hem noodzakelijke te ervaren. Hij heeft er heel veel baat bij als hij zich weer bewust tot de plaats van zijn kracht kan wenden.

U gaat nu op de plaats van uw kracht zitten met uw gezicht naar het midden (of als u niet in het Medicijnwiel zelf bent, wendt u zich meteen met uw gezicht naar de bijbehorende windrichting) en roept de kracht in de cirkel, in uw midden, en luistert naar haar stem en ontvangt de opdracht voor de volgende stap van het ritueel. Als u zich wilt openstellen voor de kracht van de acht richtingen, dient u wel te voldoen aan de voorwaarde van innerlijke stilte, het uitschakelen van de gewoonlijk ronddraaiende gedachten, de volledige overgave aan het Nu. Degenen die met behulp van verschillende meditatietechnieken weten hoe ze in deze stilte kunnen wegzinken, kunnen haar daarvoor gebruiken. Voor wie geen meditatietechnieken kent, volgen hier enkele mogelijkheden.

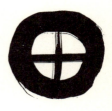

III Het wiel van openbaring

Het Medicijnwiel in een vertrek

Meditatieoefeningen

• *Kleine-dood-ademhaling*
U kunt bij deze ademhaling staan of zitten. Als u gaat staan, doet u dat langs de hemel-aardeas. U verbeeldt zich een loodlijn door uw verlengde wervelkolom, die als een boomstam door u heen gaat. Als u gaat zitten, neemt u eerst contact op met de grond en kijkt met welke plek van uw lichaam u de grond raakt. Als u stevig staat of zit, ademt u diep in en telt daarbij in het tempo van seconden tot twaalf. Dan houdt u uw adem twaalf seconden in, ademt twaalf tellen lang uit en houdt uw adem twaalf seconden uit. Dat herhaalt u zeven keer. U zult merken dat u steeds meer de drang krijgt om naar lucht te happen; probeer daar niet aan toe te geven, maar houd u aan het zojuist beschreven proces. Tijdens het niet-ademen ervaart u een 'kleine dood'. Lichamelijk gezien veranderen daarbij de neuronen van uw hersenen tijdelijk en dat helpt in een andere bewustzijnstoestand over te gaan, die voor elke sjamaanse handeling nodig is. Geestelijk blijkt de verandering uit het feit dat uw gedachten sterven en er rust over u komt.

Na deze ademhalingsoefening concentreert u zich op de plaats waarop u in de cirkel zit. U kunt beelden waarnemen, geestelijke flitsen ontvangen... Stel hardop alle vragen die u heeft, aan de kracht en luister naar het antwoord. Wees niet ontmoedigd of teleurgesteld als u bij uw eerste poging nog geen direct contact kunt opnemen; bij de een lukt het meteen, bij de ander vergt het veel oefening.

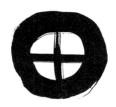

III Het wiel van openbaring

Het Medicijnwiel in een vertrek
· Meditatieoefeningen

• *Aarde-hemel-ademhaling*
U kunt deze ademhalingsoefening eveneens zittend of staand doen. Probeer bij het inademen uw adem vanuit uw stuitbeen naar uw hoofd te sturen, waarbij u zich voorstelt dat uw fontanel naar de hemel geopend is. Bij het uitademen laat u uw adem vanaf de fontanel neerhalen en op de plaats waar u met uw lichaam contact met de grond heeft – als u staat met uw voeten, als u zit met uw stuitbeen of zitvlak – duwt u hem krachtig in de aarde. Als u nu weer inademt, laat u de kracht van de aarde in u binnenstromen, u leidt haar naar de fontanel en bij het uitademen, bij het loslaten, neemt u de kracht van de hemel en laat haar in u binnenstromen op de weg terug naar de aarde. U doet de oefening net zolang tot u lichamelijk de as waarneemt die u met de hemel en de aarde verbindt. Daarna richt u uw aandacht naar de kracht van uw plaats.

• *Het spreken of zingen van een krachtwoord*
Een bekende meditatietechniek is het zingen of spreken van een krachtwoord, een mantra. Ook hier zingen of spreken we in de stroom van het in- of uitademen. De bekendste mantra is 'OOOMMM'. Het is het gezang van de aarde.
U ademt krachtig in en zingt of zegt bij het langzaam wegvloeiende uitademen 'OOOMMM'. Aansluitend kunt u 'MMMAAA' zingen, het gezang van het oervrouwelijke, en dan 'RRRAAA', het gezang van het oermannelijke. Als u achter elkaar 'OOOMMM-MMMAAA-RRRAAA' zingt, wekt u in de uiterlijke en de innerlijke ruimte een harmonie die u rustig maakt en ontvankelijk maakt voor het waarnemen van de kracht.

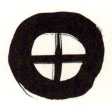

III Het wiel van openbaring

Het Medicijnwiel in een vertrek
· Meditatieoefeningen

Nu keren we terug naar de cirkel. Voordat u uit de cirkel stapt, dankt u de krachten van de cirkel, met name de kracht die u heeft geroepen, en beweegt u met de wijzers van de klok mee naar het zuiden, waar u met driemaal tikken de cirkel weer opent en dan sluit. Dan ruimt u de voorwerpen op waarmee u het Medicijnwiel heeft gevormd. U zoekt daarvoor een geschikte opslagplaats, een leren zak, een mooi tasje of een kistje. Denk er ook over na of u misschien al voor de oefening een relatie met de plaats had die u riep. Herinner u op welke plek in huis of in welke kamer u gewoonlijk gaat zitten, in welke richting u aan tafel zit, waar uw bed staat, enzovoort. Het is vaak verbluffend hoezeer deze plaatsen overeenstemmen met de krachtplaats in het Medicijnwiel.

Het is raadzaam de eerste oefening regelmatig te herhalen totdat u zeker weet dat u de juiste plaats heeft gevonden. Kent u uw krachtplaats, dan probeert u dit eerste stuk wijsheid in uw dagelijks leven te integreren. U kunt het gebruiken in situaties waarin u zich zwak voelt, waarin u iets niet voor elkaar krijgt en hulp nodig heeft. Ga gedurende enige tijd in de richting van uw krachtplaats zitten en vraag deze kracht om hulp. Op die manier wendt u zich tot uw meest directe krachtbron, die u altijd zal toestromen en u de volgende stap kan wijzen.

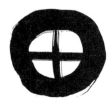

III Het wiel van openbaring

Het permanente Medicijnwiel in de natuur

De aarde als Grote Moeder heeft voor elk van haar kinderen een bijzondere plaats gereserveerd, die aan ieder mens als zijn persoonlijke krachtplaats gedurende zijn hele aardse leven ter beschikking staat. Het gaat hier om een concreet stukje aarde, dat erop wacht dat de mens het ontdekt en voor zichzelf als krachtplaats gaat gebruiken. Dat is de plaats waarop ieder zijn Medicijnwiel kan bouwen, zijn Heilige Cirkel, waar hij altijd naartoe kan gaan, lichamelijk of geestelijk.

Het vinden van de persoonlijke krachtplaats in de natuur

Het maakt niet uit of u in de stad of op het land leeft. Het is van belang dat u een stukje nog enigszins woeste natuur kent dat u graag opzoekt, waar u zich prettig voelt. (Een park in een stad is niet erg geschikt, want u wordt daar telkens gestoord en zulke natuuroasen zijn meestal al verlaten door de natuurgeesten, terwijl vergif, lawaai en vervuiling de overhand hebben gekregen.) Voor dit ritueel moet u een hele dag uittrekken. Het is goed daarbij te vasten, niets te drinken en ook geen drugs te gebruiken. Daar zijn verschillende redenen voor. De meest voor de hand liggende reden is wel dat u door te vasten deze dag al een beetje boven de andere laat uitsteken. U bent niet in uw normale ritme; daardoor kunt u zich gemakkelijker open-

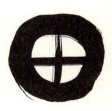

III Het wiel van openbaring

Het permanente Medicijnwiel in de natuur
• Het vinden van de persoonlijke krachtplaats in de natuur

stellen voor de kracht van de natuur, u wordt flexibeler. Een andere reden is dat elk sjamaans ritueel een kleine persoonlijke bijdrage verlangt, opdat geven en nemen met elkaar in evenwicht zijn. Als u bij dit ritueel wat honger of dorst lijdt, zal dat door de natuurgeesten niet over het hoofd worden gezien.

Voordat u op weg gaat, pakt u een kompas, een rookschaal met de drie kruiden salie, lavendel en levensboom, een veer, tabak en een persoonlijk voorwerp, dat u vaak bij u heeft en als persoonlijke verbinding op het materiële vlak in het midden van het Medicijnwiel kunt achterlaten. U staat op deze dag bij zonsopgang op. Bent u buiten in de natuur, dan probeert u eerst tot uzelf in te keren, rustig te worden en u met al uw aandacht open te stellen voor de voorgenomen taak. Daarvoor kunt u een van de hiervoor beschreven ademhalingsoefeningen doen. Of u doet de volgende meditatie, die sommige sjamanen speciaal gebruiken voor het vinden van een krachtplaats:

• *De energiedans*

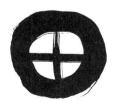

U gaat ontspannen op de grond liggen. Let goed op de plekken van uw lichaam die op de aarde liggen. Dan doe u de Lichaam-aarde-ademhaling: u 'beademt' uw hele lichaam doordat u uw bewustzijn naar elke lichaamsplek stuurt. U begint met de linkervoet. U gaat bewust met uw inademstroom naar de punt van uw linkervoet, bij het uitademen zakt u vanaf deze plek weer weg in de aarde. Dan volgen de ballen van de voet, dan de enkels, de kuiten, de knie, het bovenbeen, omhoog naar de linkerheup en tot slot het linkerbekken. Hetzelfde doet u met de rechtervoet tot

III Het wiel van openbaring

Het permanente Medicijnwiel in de natuur

· Het vinden van de persoonlijke krachtplaats in de natuur

aan het rechterbekken.

Dan concentreert u zich op het begin van uw wervelkolom in het gebied van het stuitbeen, u ademt krachtig in die richting en weer uit in de aarde. Zo gaat u stap voor stap verder tot de bovenste halswervel. Dan gaat u bij het inademen naar uw linkerschouder en ademt weer uit in de aarde; verder in de elleboog, via de gewrichten tot in de vingertoppen. Hetzelfde doet u vanaf de rechterschouder tot in de vingertoppen van de rechterhand. Daarna 'beademt' u, beginnend bij de bovenste halswervel, uw achterhoofd tot de bovenkant van de schedel; dan naar voren over het voorhoofd, de oogholten, de neus, de wangen, de mond en de kin.

Deze oefening maakt u zeer wakker, maakt het hele lichaam gevoelig, opent de poriën zodat er een uitwisseling tussen binnen en buiten kan plaatsvinden. U krijgt een intensievere waarneming van het volledige lichaam en tegelijkertijd blijft de wereld van de constant werkende hersenen met al zijn gedachten stil omdat u helemaal op uw adem geconcentreerd bent. Uw eigen lichaam wordt in dat van de aardemoeder opgenomen en op die manier is het gemakkelijker te leiden. U blijft na deze oefening nog een tijdje liggen en geeft zich helemaal over aan de dragende kracht van de aarde. U vraagt aan de aarde, uw Grote Moeder, of ze u bij uw zoektocht naar uw krachtplaats terzijde wil staan. Dan ademt u een paar keer diep in en uit en staat op.

Nu stelt u zich voor dat de bovenkant van uw hoofd aan een onzichtbare draad hangt en vanaf uw stuitbeen een verlengd been tot aan de aarde reikt. U zakt met licht gespreide benen iets door uw knieën. Nu staat u in uw natuurlijke as,

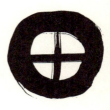

III Het wiel van openbaring

Het permanente Medicijnwiel in de natuur
- Het vinden van de persoonlijke krachtplaats in de natuur

die vanaf uw centrum, dat ongeveer een handbreedte onder uw navel ligt en ook bekend is als 'hara', naar boven contact met de hemel heeft en naar beneden met de aarde.

Nu stelt u zich voor dat ook uw beide armen aan twee onzichtbare draden hangen, die zijdelings van uw lichaam langzaam naar boven worden getrokken, tot ze parallel aan de aarde zijn. Nu maakt u een gebaar alsof u met beide armen een bol omvat; denk daarbij dat het de aarde is die u omarmt. Vanaf dit punt laat u zich leiden door de energie die onzichtbaar rondom u aanwezig is. Uw handen, uw voeten, uw hele lichaam 'danst' met de kracht waarop u bent aangesloten, die u draagt en leidt. Vraag telkens weer hardop naar uw krachtplaats geleid te worden. Daarbij houdt u uw ogen half gesloten. Haast u niet en neem alles waar wat u daarbij aan geuren, geluiden, dieren of innerlijke beelden tegenkomt. Houd daarbij voor ogen dat uw voeten over iets levends gaan, dat zich ervan bewust is wat u doet en dat uw vragen kan horen en u zal leiden en dragen als het merkt dat u het echt meent.

Pas als u zeker weet dat u uw plaats heeft gevonden, beëindigt u uw energiedans. Bekijk de plaats nauwkeurig, misschien kende u hem al uit dag- of nachtdromen. Dan reinigt u hem met de rook van de kruiden. Nu begint u met het verzamelen van de stenen die u nodig heeft om het Medicijnwiel te bouwen. (Voor een Medicijnwiel in de natuur worden altijd stenen gebruikt.) U heeft vier grote, vier middelgrote en voor het sluiten van de cirkel veel kleine stenen nodig. Ook moet u een tak zoeken, die zich in twee takken splitst. Denk eraan dat u nooit iets zomaar uit de natuur mag nemen zonder dat eerst te vragen en uit te

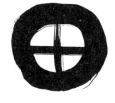

III Het wiel van openbaring

Het permanente Medicijnwiel in de natuur
· Het vinden van de persoonlijke krachtplaats in de natuur

leggen waarvoor u het zult gebruiken en zonder een bedankje achter te laten. Voor een sjamaan zijn de stenen zijn oudste verwanten. Ze leven al veel langer op aarde dan de mens, ze hebben veel gezien, hebben talloze veranderingen ondergaan; de geschiedenis van de aarde en het weten van de aarde zijn erin opgeslagen. Ze zijn 'het geheugen van de aarde', zeggen de sjamanen, 'en wie met een steen kan praten, zijn taal verstaat, kan een blik werpen in deze onmetelijke hersenen van onze Grote Moeder'.

Ga dus met deze innerlijke houding op zoek naar stenen. U kunt uw stenen in de volgorde van de Heilige Telwijze zoeken, eerst de oostelijke steen, dan de westelijke, dan de zuidelijke... of u gaat intuïtief te werk door zich naar de stenen te laten leiden, ze stuk voor stuk in uw linkerhand (de ontvangende!) te nemen en te vragen voor welke richting ze bestemd zijn. In beide gevallen is het belangrijk de steen niet zomaar weg te halen, maar hem te vragen of hij u voor uw doel wil dienen; u legt hem zorgvuldig uit waarvoor u hem nodig heeft. Op de plaats waar de steen gelegen heeft, strooit u als dank wat tabak. Tabak geldt als beproefd sjamaans geschenk aan de natuurkrachten en wordt zeer door hen begeerd.

Als u de acht buitenste richtingstenen bij elkaar heeft, moet u er nog vier zoeken, de stenen voor de Heilige 5, 10, 15 en 20, die om het midden van de cirkel worden gelegd. Als uw krachtplaats om een boom ligt, neemt u de boom als middelpunt van de cirkel; het is de levensboom, het midden, de vloeiende bron tussen hemel en aarde. Als op uw plaats geen boom staat, zoekt u een tak die in twee takken uitloopt. U kijkt om u heen welke tak u opvalt, en roept hem; hij kan al

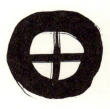

III Het wiel van openbaring

Het permanente Medicijnwiel in de natuur
· Het vinden van de persoonlijke krachtplaats in de natuur

op de grond liggen of u vanuit een boom 'toewenken'. De splitsing in de tak symboliseert de twee tegenpolige oerkrachten van oermoeder-oergrond en oervader-oorsprong. Als de tak op de grond ligt, pakt u hem op dezelfde manier op als u bij de stenen heeft gedaan. U zegt waarvoor u hem nodig heeft, vraagt hem zich daarvoor beschikbaar te stellen en geeft hem als dank een beetje tabak. Als u de tak van de boom moet breken, houdt u hem eerst met uw linkerhand vast en vraagt of hij bereid is zich 'op te offeren'. Zodra uw hand een aangenaam warm gevoel heeft, is dat een teken van toestemming. Een nee herkent u eraan dat de tak probeert uit uw hand terug te wijken of een koud gevoel nalaat. Bij een ja neemt u de veer en strijkt daarmee langs de tak in de richting van de stam en vraagt daarbij aan alle natuurgeesten die zich daar ophouden, in de stam te gaan omdat u van plan bent de tak te breken. Dat is een sjamaanse regel, die bij elk plukken van planten, breken van takken of vellen van bomen geldt. U steekt de afgebroken tak met de splitsing omhoog als middelpunt van de cirkel in de aarde. Met het kompas kunt u de acht richtingen vanuit dit midden bepalen. Maar voordat u begint met het uitleggen van de cirkel, roept u de Heilige Kracht van het midden aan en vraagt haar hierheen te komen. Roep luid, stuur uw stem het heelal in!

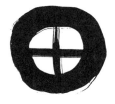

Het aanroepen van de krachten

Ik roep U, Oermoeder, U Eeuwig Niets, U in de Leegte

III Het wiel van openbaring

Het permanente Medicijnwiel in de natuur
- Het aanroepen van de krachten

Rustende, U die Alles Bevat, Oergrond van Alle Leven, en U, Oervader, Heilige Schepping en Heilige Oorsprong, ik vraag U hierheen te komen, in deze Heilige Cirkel, in mijn midden.

U moet de woorden niet precies zo naspreken of uit uw hoofd leren, maar misschien kunt u ze in het begin gebruiken. Hoe intensiever u zelf met het Medicijnwiel werkt, des te inniger zult u met zijn krachten vertrouwd raken en uw eigen woorden daarvoor vinden. Nadat u de kracht van het midden heeft gevonden, steekt u de tak stevig in de grond. Als u een boom als midden heeft, roept u de Heilige Nul en vraagt of hij in deze boom wil komen. Bij het neerleggen van de oostelijke steen wendt u zich naar het oosten en roept luid:

Ik roep de kracht van het oosten, de kracht van de Heilige 1, de kracht van de zon, de kracht van het vuur en de bliksem, de kracht van het licht, van de verlichting en de inspiratie, de kracht van het visioen, hierheen te komen naar deze plaats, in het midden van mijn cirkel!

U maakt een kleine holte in de grond, rookt hem uit, strooit er wat tabak in, rookt de steen en graaft hem tot de helft in de aarde in. Dat doet u met alle stenen.
Vervolgens komt de westelijke steen aan de beurt. U wendt zich naar het westen en roept luid:

Ik roep de kracht van het westen, de kracht van de Heilige 2, de kracht van de aarde, de kracht van de stenen, de kracht van de duisternis, de kracht van de innerlijke blik en de intuïtie, de kracht van de wil, de kracht van de magie, hierheen te komen naar deze plaats, in mijn Heilige Cirkel!

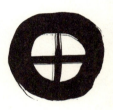

III Het wiel van openbaring

Het permanente Medicijnwiel in de natuur

• Het aanroepen van de krachten

Dan komt de zuidelijke steen. U wendt zich naar het zuiden en roept luid:

Ik roep de kracht van het zuiden, de kracht van de Heilige 3, de kracht van de planten, de kracht van de gevoelens, de kracht van onschuld en vertrouwen, de kracht van het water, de kracht van de wereld, hierheen te komen in mijn Heilige cirkel!

Bij het neerleggen van de noordelijke steen wendt u zich naar het noorden en roept luid:

Ik roep de kracht van het noorden, de kracht van de Heilige 4, de kracht van de dieren, de kracht van het verstand, de helderheid, de wijsheid en de logica, de kracht van het instinct, de kracht van de wind en de lucht, hierheen te komen naar deze plaats, in mijn Heilige Cirkel!

Als u de steen voor de kracht van de Heilige 5 in het zuidelijke midden van de cirkel neerlegt, roept u luid:

Ik roep de kracht van de Heilige 5, de kracht van de mens, de kracht van de taal en de aanraking, hierheen te komen naar deze plaats, in mijn Heilige Cirkel!

Dan legt u de zuidoostelijke steen neer, waarbij u, naar het zuidoosten gewend, roept:

Ik roep de kracht van het zuidoosten, de kracht van de Heilige 6, de kracht van de voorouders, hierheen te komen naar deze plaats, in mijn Heilige Cirkel!

Vervolgens komt de steen voor het zuidwesten. U wendt zich naar het zuidwesten en roept luid:

III Het wiel van openbaring

Het permanente Medicijnwiel in de natuur
· Het aanroepen van de krachten

Ik roep de kracht van het zuidwesten, de kracht van de droom, hierheen te komen naar deze plaats, in mijn Heilige Cirkel!

Dan de steen voor het noordwesten. U wendt zich in die richting en roept luid:

Ik roep de kracht van het noordwesten, de kracht van de Heilige 8, de kracht van de kringlopen, de kracht van de Grote Wetten, hierheen te komen naar deze plaats, in mijn Heilige Cirkel!

Voor het neerleggen van de noordoostelijke steen roept u luid in die richting:

Ik roep de kracht van het noordoosten, de kracht van de Heilige 9, de kracht van de beweging, de kracht van het medicijn, hierheen te komen naar deze plaats, in mijn Heilige Cirkel!

De steen voor de Heilige 10 legt u in het noordelijke midden van de cirkel met de woorden:

Ik roep de kracht van de Heilige 10, de kracht van het Hogere Zelf, hierheen te komen naar deze plaats, in mijn Heilige Cirkel!

Voor het begin van het 'medicijnwerk' is het ruim voldoende met de krachten tot de Heilige 10 te communiceren. Hier, bij de bouw van het Medicijnwiel, hoeft u de krachten die als verheven wezens de acht richtingen ter zijde staan en ook al via deze actief zijn, niet meer afzonderlijk aan te roepen. Maar voor het innerlijke midden van de

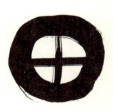

III Het wiel van openbaring

Het permanente Medicijnwiel in de natuur
· Het aanroepen van de krachten

cirkel ontbreken nog twee stenen, die u, samen met een aanroeping, moet neerleggen.
U neemt de steen voor de Heilige 15 en legt hem in het oostelijke midden van de cirkel neer met de woorden:

Ik roep de kracht van de Heilige 15, de kracht van de mens in het heelal, hierheen te komen naar deze plaats, in mijn Heilige Cirkel!

En bij de steen die voor de Heilige 20 bestemd is, in het westelijke midden van de cirkel:

Ik roep de kracht van de Heilige Voltooiing, de kracht van de Heilige 20, de kracht die heel maakt, de Grote Geest!

Nu is uw stenen cirkel, een heilige plaats, klaar. De hoofdrichtingen worden met de kleine stenen verbonden, zodat de cirkel helemaal gesloten is. U verzegelt hem doordat u hem, met de wijzers van de klok mee, van buiten rookt of een cirkel van tabak trekt. Als er een beek of een bron in de buurt is, kunt u daar water uit halen en uw Medicijnwiel ermee besprenkelen. (Denk eraan dat u ook aan het water moet vragen of het daartoe bereid is!)
Dan stapt u over de zuidelijke steen in het inwendige van de cirkel, waarbij u de cirkel met driemaal tikken opent en weer sluit. Houd daarbij voor ogen dat u met onschuld en vertrouwen begint. Nu stapt u met de wijzers van de klok mee door de cirkel. U vormt weer met uw linkerhand een 'antenne' en houdt daarbij uw ogen half open. U gaat net zolang door de cirkel tot u de roep van een richting duidelijk waarneemt. Dan gaat u op die plaats zitten met uw rug naar de richting en uw gezicht naar het midden van

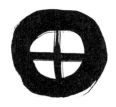

III Het wiel van openbaring

Het permanente Medicijnwiel in de natuur
· Het aanroepen van de krachten

de cirkel. Verbeeld u daarbij dat door uw lichaam een buis loopt, een leeg kanaal, waar deze kracht waarmee u verbonden bent, doorheen kan stromen. Van boven ontvangt u de kracht van uw hemelse aspect en van beneden die van uw aardse aspect. Let goed op alles wat u ontvangt, beelden, invallen, gedachten, gevoelens, herinneringen, verplichtingen... U blijft net zolang op deze plaats tot een andere richting u roept of tot u merkt dat u het ritueel kunt afsluiten. Als u de roep van een andere richting waarneemt, volgt u hem, maar ga steeds met de wijzers van de klok mee, nooit dwars over het midden van de cirkel! Als u zich wakker en ontvankelijk voelt, kunt u nog alle andere richtingen tot meditatieplek maken en eens kijken hoe u zich op elk van die plaatsen voelt. Hoe langer u met dit wiel werkt, des te sterker zult u de verschillende kwaliteiten van de richtingen leren waarnemen. Dat is een vaardigheid die ieder mens bezit; bij de een is ze heel snel opgewekt, bij de ander kost het wat meer tijd. Als u wilt, kunt u een 'medicijnboek' aanleggen, waarin u uw ervaringen als geheugensteuntje kunt vastleggen.

Het midden van de cirkel – het kindvuur

Voordat u de cirkel verlaat, begraaft u het persoonlijke voorwerp dat u heeft meegenomen in het midden van de cirkel. Het is uw geschenk als dank aan de aarde dat u deze plaats heeft gekregen, maar ook uw materiële band met deze plek, uw krachtplaats. Het midden van de cirkel heet in de taal van het Medicijnwiel 'kindvuur'. Daarmee wordt iets uitge-

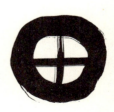

III Het wiel van openbaring

Het permanente Medicijnwiel in de natuur
· Het midden van de cirkel - het kindvuur

drukt dat we uit de bijbel kennen, maar dat veel ouder dan de bijbel is: 'Wordt weer als de kinderen, want hun is het rijk Gods.' Het kindvuur is symbool van het verlichte kind, het gezonde, hele kind, dat nooit heeft geleden, dat alleen liefde kent en een is in de kracht van zijn oergrootouders. Een van de belangrijkste wetten in het Medicijnwiel luidt: 'Er mag niets worden gedaan wat schadelijk is voor de kinderen!'

Als u uw voorwerp heeft begraven, gaat u weer via het zuiden uit de cirkel. Daarmee is het ritueel ten einde. U kunt zo vaak als u wilt naar uw krachtplaats gaan. Als u een tuin of ruimte binnenshuis heeft, kunt u ook daar een permanent Medicijnwiel, een 'huiskapel', bouwen. Maar dat sluit nog niet uit dat u ook buiten in de natuur uw persoonlijke krachtplaats kunt leren kennen en gebruiken.

De vier schilden van de mens

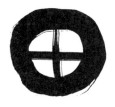

Deze schilden zijn vier verschillende krachten, die ieder mens bezit. Ze bevinden zich niet in het lichaam zelf en zijn dus geen materiële krachten. Hun plaats is de aura van de mens. De aura is het energieveld dat zich eivormig om het lichaam uitbreidt, het lichtlichaam van de mens. Er zijn mensen die dit lichtlichaam kunnen zien. Veel genezers werken met het bekijken van de aura; daar kunnen ze ziekten en de oorzaken ervan zien en vaak ook een ophanden zijnde ziekte voorspellen, want elke ziekte is in de aura zichtbaar voordat ze in het lichaam tot uitdrukking komt. De sjamanen, die ons de kennis van het Medicijnwiel

III Het wiel van openbaring

De vier schilden van de mens

hebben geopenbaard, verklaren dat in de aura vier speciale energiecentra of lichtwervels aanwezig zijn, die zich aan de vier lichaamszijden van de mens bevinden: twee links en twee rechts, telkens één voor en één achter. In hun taal noemen ze deze vier lichtwervels 'schilden'. We kunnen ze ons inderdaad als vier schilden voorstellen, die aan de mens als aan een krijger zijn overhandigd en die hem bijstaan in zijn strijd om het bestaan. We bezitten niet één, maar vier schilden, die ons dwingen ons naar alle vier richtingen te wenden. We moeten voor alle vier richtingen aandacht hebben. Alleen dan wordt de mens tot 'magische krijger', die vanuit zijn centrum vier schilden in evenwicht houdt en ze afwisselend tegen de wereld opheft.

Om met de vier schilden te leren werken hoeven we geen aura's te kunnen zien. Het is alleen wel belangrijk de kwaliteit van de schilden te leren kennen, ze dan bewust in het dagelijks leven in te zetten en in de reacties van de mensen onderling telkens de betreffende schildinstelling te kunnen 'zien'.

We zullen nu de ordening van de vier schilden binnen de aura behandelen: bij man en vrouw zijn de schilden 'tegengeslachtelijk' geplaatst. De ordening verandert ook aan het begin van de volwassen leeftijd.

Eerst bekijken we de schildinstelling zoals ze ons vanaf de geboorte tot het begin van de volwassen leeftijd is gegeven.

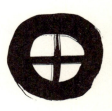

III Het wiel van openbaring

De vier schilden
van de mens

De vier schilden van het meisje
- Voor haar lichaam bevindt zich haar kleine-meisjeschild, haar zuidschild.
- Achter haar lichaam haar vrouwschild, haar noordschild.
- Rechts haar innerlijke-manschild, haar westschild.
- Links haar innerlijke-kleine-jongen-schild, haar oostschild.

De vier schilden van de jongen
- Voor zijn lichaam bevindt zich zijn kleine-jongenschild, zijn zuidschild.
- Achter zijn lichaam zijn manschild, zijn noordschild.
- Rechts zijn innerlijke-vrouwschild, zijn westschild.
- Links zijn innerlijke-kleine-meisjeschild, zijn oostschild.

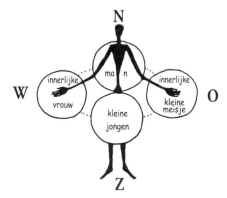

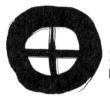 De ordening van deze 'jeugdschilden' verandert bij het aanbreken van de volwassen leeftijd als volgt:

III Het wiel van openbaring

De vier schilden
van de mens

De vier schilden van de vrouw
- Aan de voorkant draagt ze haar vrouwschild, haar noordschild.
- Aan de achterkant haar kleine-meisjeschild, haar zuidschild.
- Rechts weer haar innerlijke-manschild, haar westschild.
- Links weer haar innerlijke-kleine-jongenschild.

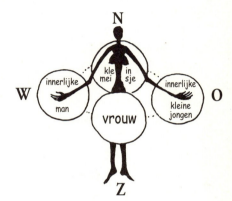

De vier schilden van de man
- Aan de voorkant draagt hij zijn manschild, zijn noordschild.
- Aan de achterkant zijn kleine-jongenschild, zijn zuidschild.
- Rechts weer zijn innerlijke-vrouwschild, zijn westschild.
- Links weer zijn innerlijke-kleine-meisjeschild, zijn oostschild.

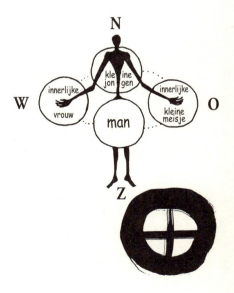

III Het wiel van openbaring

De vier schilden van de mens

We zien dus hoe bij de man en de vrouw hun jeugd- of zuidschilden van plaats verwisselen met de volwassen of noordschilden. Dat betekent onze 'normale' verandering van jongen tot man en van meisje tot vrouw. We gedragen ons als volwassenen en niet meer als kinderen. Noord- en zuidschild zijn de 'substantiële schilden' van de mens. Met deze twee maken we ons de wereld van de zintuiglijke gegevens, de zichtbare werkelijkheid, eigen. Maar als we alleen deze twee schilden kennen, zullen we nooit toegang krijgen tot de andere helft van de werkelijkheid, de wereld van de mogelijkheden, de wereld van het onzichtbare.

Als we het noordschild met het zuidschild verbinden, krijgen we een as, in het Medicijnwiel 'naguale as' genoemd. 'Nagual' betekent de niet-dagelijkse werkelijkheid. Het west- en het oostschild zijn de 'spirituele schilden' van de mens, zijn innerlijke geestelijke krachten, die voor hem de wereld van het geestelijke, het onzichtbare, openen. De tonale as en de naguale as komen bij elkaar. Het gemeenschappelijke raakpunt is het midden, het centrum van de mens. Vanuit dit centrum heeft hij overzicht over de best mogelijke handhaving van de krachten van zijn vier schilden en weet hij welke van de vier schilden hij naar de wereld uitsteekt en welke hij in bepaalde situaties het beste kan inzetten. In sjamaanse zin is een mens pas gezond, heel, als hij zijn vier schilden weet in te zetten als even sterk ontwikkelde krachten. Dan is hij in zijn Magische of Hogere Zelf.

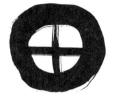

Maar nu moeten wij om 'magische schildvechters' te kunnen worden de afzonderlijke schilden nader verklaren teneinde hun krachten te leren kennen.

III Het wiel van openbaring

Het zuidschild
Het kleine-meisje van de vrouw en de kleine-jongen van de man

De vier schilden van de mens

Het zuidschild van man en vrouw vertegenwoordigt het totale gebied van hun kindheids- en puberteitsgeschiedenis tot het begin van de volwassen leeftijd. Het weerspiegelt alle ervaringen die man en vrouw in deze tijd hebben opgedaan. In het zuiden van het Medicijnwiel staan we in contact met onze ziel, onze gevoelens. In de loop van onze socialisatie hebben we bijna allemaal de onschuld en het vertrouwen verloren dat we als baby in de wereld hebben meegenomen. Daarom moeten we leren dat liefde altijd verbonden is met verdriet en leed. Met deze ervaring identificeren we ons uiteindelijk en ze is bepalend voor alle verdere ervaringen geworden.

In de plaats van het oervertrouwen is steeds meer de angst opgekomen die ons als levensangst tot in de volwassen leeftijd achtervolgt. Als volwassenen strijden we bijna allemaal nog met onze lichamelijke ouders, we zoeken nog steeds schuldigen voor al het leed dat we moesten doorstaan, en slepen een voortdurend groeiende zak verwachtingen achter ons aan, waarin de onvervulde kinderwensen nog op de bevredigende hand van moeder wachten.

Bij veel volwassenen staat het zuidschild dus nog steeds als toekomst voor hen in plaats van als verleden achter hen, dat geïntegreerd had moeten worden. Het noordschild, de kracht van de voor zichzelf zorgende en verantwoordelijke volwassene, verkommert op de achtergrond. Het zuidschild

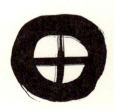

III Het wiel van openbaring

De vier schilden
van de mens
• Het zuidschild

zwelt steeds meer op, het houdt zich koppig staande op zijn plaats en laat geen enkel ander schild toe. Zo'n mens is 'ziek', want hij is onevenwichtig, zijn schilden zijn 'bevroren', zijn levendige groei is tot stilstand gekomen. Als hij weer gezond wil worden, weer in evenwicht wil komen en niet meer voortdurend het zuidschild vol ziekelijke verwachtingen naar zijn medemensen wil uitsteken, moet hij de andere drie schilden 'wakker dansen' en zijn drie andere persoonlijkheden leren kennen en accepteren. De sleutel tot het evenwicht van het zuidschild ligt in de naguale as, in de spirituele kracht van het oostschild.

Het oostschild
De innerlijke-kleine-jongen bij de vrouw en het innerlijke-kleine-meisje bij de man

Het belichaamt de gezonde, niet door opvoeding aangetaste kracht van het kind. Het is aan ieder mens meegegeven als onveranderlijk geestelijk krachtpotentieel voor de beheersing van het leven. Onbewust stond het ons substantiële kinderschild altijd al ter zijde, anders hadden veel kinderen hun jeugdtrauma's niet zo goed te boven kunnen komen. Het gezonde kind van het oostschild is de kracht van het oosten. Het is het enthousiasme voor het 'levensspel', het spontane, de goddelijke vonk, die tot uitdrukking komt in fantasie en flitsende invallen. Uit de kracht van het oostschild leeft de mens in de goddelijke liefde en helemaal in dit ogenblik; er is geen persoonlijke geschiedenis, geen angst, geen lijden en geen verdriet.

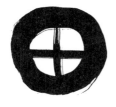

III Het wiel van openbaring

De vier schilden
van de mens
• Het oostschild

Dit kind wordt door het licht van de zon geïnspireerd, het beleeft zijn visioen op aarde. Het erkent de zon en de aarde als zijn ware ouders en leeft geborgen en vrij in dit onschuldige vertrouwen. Het weet dat het zelf zijn lichamelijke ouders voor dit aardeleven heeft uitgekozen, respecteert hen als plaatsvervangers van de Grote Ouders en kent hun vanuit deze visie nooit het gewicht toe zoals lichamelijke kinderen dat doen.

Het gewonde kind van het zuidschild wordt dus altijd bijgestaan door de helende kracht van het oostkind. Als spirituele kracht voor het substantiële is het uitgedrukt in het tegengeslacht van het lichamelijke kind. Pas in de verbinding van deze twee, als bij de vrouw het kleine-meisje zich verbindt met de kleine-jongen en bij de man de kleine-jongen met het kleine-meisje, wordt de kracht van het kind tot volledigheid: 'Zuidschild en oostschild dansen met elkaar.' En nu kan de volwassene ook zijn noordschild naar voren houden.

Het noordschild
Het vrouwschild van de vrouw en het manschild van de man

Het noordschild 'belichaamt' de kracht van de man of de kracht van de vrouw. In het noorden van het Medicijnwiel werken we met het gezonde mensenverstand, dat we hebben als we onze 'diernatuur', onze instinctieve kracht, weer gebruiken. Als man of vrouw kennen we onze rol in het dagelijks leven en net als een dier geven we ons er helemaal aan over. We functioneren in positieve zin doordat we

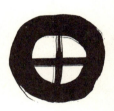

III Het wiel van openbaring

De vier schilden van de mens
• Het noordschild

met ons verstand handelwijzen ontwikkelen en in handelingen tot uitdrukking brengen. De vrouw overziet haar werkgebied net zoals de man het zijne en ieder doet wat nodig is om alles gesmeerd te laten lopen. Maar echt gesmeerd loopt het bijna nooit, want zoals we hiervoor al hebben gezegd, wordt ons noordschild maar al te gemakkelijk door het zuidschild verdrongen, zodat we als volwassene vaak onze rollen met de zuidschild-houding onder de knie proberen te krijgen, en dat kan nooit echt goed lukken.

Mensen die nog in herinneringen aan onbevredigde kinderwensen leven, zijn niet in staat hun noordschild volledig in te zetten. Ze hebben er grote moeite mee hun speciale plaats in de gemeenschap te vinden en in te nemen. Ze zijn onzeker bij het kiezen van de strategieën die hun rollen vergen, of denken dat ze alles al weten en leven uitsluitend vanuit hun herinneringen. Dat dit geen erg goede basis is voor de opvoeding van hun eigen kinderen, hoeft eigenlijk geen nadere toelichting! Opdat het noordschild weer zijn 'gezonde grootte' kan krijgen, moet zijn substantiële kracht van plaats kunnen wisselen met de spirituele, die hem ter beschikking staat op de naguale as west-oost in de kracht van het westschild.

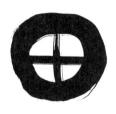

Het westschild
De kracht van de innerlijke-man bij de vrouw, de kracht de innerlijke-vrouw bij de man

Om de kracht van het westschild te kunnen begrijpen moeten we weer van het Medicijnwiel uitgaan. Het

III Het wiel van openbaring

De vier schilden
van de mens
· Het westschild

westschild, dat man en vrouw gewoonlijk (onzichtbaar) in de rechterhand houden, 'belichaamt' de wil, die uit de diepte komt. Als we dit schild tegen de omgeving ophouden, tonen we ons innerlijk, de blik naar binnen en de kracht van het intuïtieve en denkbeeldige. Zo beleeft de man via de kracht van zijn innerlijke-vrouw en de vrouw via de kracht van haar innerlijke-man de innerlijke blik, de innerlijke ruimte, de innerlijke beelden, de innerlijke stemmen, het intuïtieve. Als vrouw ontmoet ik mijn innerlijk, de onvermoeibare stem van mijn innerlijke heler, via mijn tegengeslacht, mijn mannelijke kant. Als man ontmoet ik die kracht via mijn vrouwelijke kant. Als man en vrouw bij de kracht van hun westschild waren aangesloten, zouden hun noordelijke tonale schilden evenwichtig en volmaakt zijn in te zetten. Voor de steeds opnieuw terugkerende verplichtingen van het dagelijks leven kan de naguale kracht van het westschild heel nuttig zijn, als man en vrouw leren beide schilden te gebruiken.

Het werk met de vier schilden is er vooral op gericht de tonale schilden met de naguale schilden te verbinden. Zoals we zien, hebben man en vrouw via hun tegengeslacht toegang tot het nagual, tot de wereld van het onzichtbare en spirituele: de vrouw via de innerlijke-man (westschild) en de innerlijke-kleine-jongen (oostschild) en de man via de innerlijke-vrouw en het innerlijke-kleine-meisje. De schilden van de naguale as zijn onpersoonlijke krachten, ze ontspringen aan de geestelijke wereld. Het zijn de oorspronkelijke, archaïsche wezenskrachten van de mens, die alle aardse ervaringen met het geheel verbinden, met God. In het dagelijks leven betekent dat bewustwording en

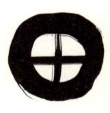

III Het wiel van openbaring

De vier schilden van de mens
· Het westschild

waakzaamheid, die op het verbinden en aanvullen en uitwisselen van beide werelden gericht zijn. Voor de man en de vrouw betekent het concreet dat ze zich met de kracht van hun innerlijke tegengeslacht verzoenen en verenigen.

De scheiding tussen man en vrouw is voor een deel een uiterlijk zichtbare, voor een deel ook een schijnbare, die vanuit het aspect van het geheel niet 'werkelijk' is. In de tonale ontmoeting tussen man en vrouw hebben ze beiden de mogelijkheid hun ware persoonlijke eenheid te vinden, omdat tegelijkertijd steeds de ontmoeting van hun 'naguale personen' meetrilt, die meestal ongemerkt en onbewust plaatsvindt. Het is belangrijk deze beide 'onzichtbare personen' te leren kennen en zich bewust te maken van hun dynamiek. Het vele leed en de vele problemen die uit onbewuste acties tussen man en vrouw voortvloeien, zijn daarmee op te heffen. Vaak zoekt de vrouw in haar mannelijke partner al die kwaliteiten die in wezen hun eigen mannelijke krachten zijn, maar die ze niet opwekt en inzet, maar laat aanvullen door haar man, die ze liefheeft en bewondert. Hetzelfde gebeurt omgekeerd bij de man. Een dergelijke partnerschap is geen ontmoeting tussen twee 'complete' mensen, maar tussen twee helften, die zich op die manier compleet willen maken. (Veel echtparen hebben het over hun 'betere helft' als aanduiding van hun partner, wat deze instelling treffend weerspiegelt!) Opdat man en vrouw elkaar vrij kunnen ontmoeten, als twee tot compleetheid gerijpte mensen, moet de man in harmonie met zijn eigen innerlijke vrouw leven, zijn vrouwelijke kant hebben geïntegreerd en de vrouw haar mannelijke. Want alleen via haar innerlijke-man bereikt de vrouw daadwerke-

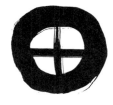

III Het wiel van openbaring

lijk het wezen van de man en alleen via zijn innerlijke-vrouw bereikt de man het wezen van de vrouw.

De vier schilden
van de mens
· Het westschild

Praktisch werken met de vier schilden

Ook hier werken we weer in combinatie met het Medicijnwiel. Als we de krachten van de vier richtingen steeds inniger leren verbinden met de krachten van de vier schilden en ze daadkrachtig in het leven inzetten, zullen we ze geleidelijk alle vier als even grote lichten voor ons uit kunnen houden, al naargelang de behoefte.

De vier schilden in het dagelijks leven

Gewoonlijk hebben we geleerd bij alles wat ons van buiten overkomt, met de tonale schilden, met name het zuidschild, te reageren. Een eenvoudig voorbeeld: ik word op mijn werkplek met een nieuwe situatie geconfronteerd. Als ik vaak reageer met de angst te falen, geen zelfvertrouwen heb, houd ik mijn zuidschild voor me uit en spiegel mijn kleine-meisje of kleine-jongen, die telkens weer moeten ervaren dat ze niets kunnen en dom en hulpeloos zijn. Het opheffen van het zuidschild als eerste reactie gebeurt bijna altijd automatisch; dat hebben we nu eenmaal geleerd en we zijn het uit gewoonte blijven doen. In werkelijkheid zouden we echter vier schildkrachten kunnen inzetten om een taak te vervullen. Als we ons dat bewust zouden zijn, zouden we als volgt kunnen handelen. Ten eerste moet het noordschild,

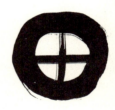

III Het wiel van openbaring

De vier schilden van de mens
• De vier schilden in het dagelijks leven

het vrouw- of manschild, in actie komen.

Stelt u zich voor dat de vier schilden vier personen zijn, die de compleetheid van uw persoon vormen, die u helpen compleet te worden. Probeer, als u het probleem vanuit het noordschild aanpakt, u helemaal in de kracht van deze 'noordpersoon' te verplaatsen; het probleem is dan op een neutrale manier te aanschouwen. Uw noordvrouw of noordman zou zeggen: 'Oké, dat is een nieuwe taak voor mij. Welke strategieën zijn noodzakelijk om die taak goed te kunnen verrichten? Wat heb ik aan het geheel, wat leer ik erdoor? Ik zal me helemaal overgeven aan deze taak. Ik weet dat ik een gezond mensenverstand heb, dat ik op elk moment kan inzetten...' Dat zou in de wereld van het tonal de passende schildhouding zijn.

We zullen ons voorbeeld vervolgen. We kunnen ons ook iemand voorstellen die op het probleem als volgt antwoordt: 'Prachtig, eindelijk wat nieuws! Ik kan mijn fantasie laten werken, me iets laten invallen, eens kijken wat er te ontdekken valt! Ik ben enthousiast en blij dat ik met iets heel nieuws kan spelen.' Dat was uw innerlijke-kleine-jongen of uw innerlijke-kleine-meisje, uw oostschild. Maar u heeft nog een andere persoon in u, die eveneens een houding jegens het probleem aanneemt. Het is uw westschild, uw innerlijke-man of innerlijke-vrouw: 'Ik beschik over veel kracht en kan die kracht naar buiten richten als ik eenduidig ja op deze taak zeg, als ik haar wil verrichten. Ik heb zelf gewild dat deze taak op mij afkwam. In mij ligt de sleutel tot de voltooiing, mijn innerlijke bron van wijsheid, mijn innerlijke leraar, aan hem vraag ik welk symbool, welk beeld met de nieuwe taak verbonden is. Ik word stil en lui-

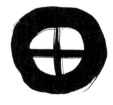

III Het wiel van openbaring

De vier schilden van de mens
• De vier schilden in het dagelijks leven

ster naar zijn stem, zie zijn beelden en ontvang zijn kracht.' Misschien herinnert u zich enkele van deze 'personen': u heeft hen vast al vaker ontmoet. U kunt echter bewust met hen 'afspreken' en hen bij al uw acties en reacties aan het woord laten komen, zodat u niet altijd een van hen op de voorgrond laat treden, maar hen alle vier beter leert kennen en hun om raad kunt vragen. Denk er in het dagelijks leven gewoon geregeld aan naar uw gebruikelijke schildhouding te kijken. Welk schild heeft uw voorkeur? En probeer dan bewust de betreffende situatie vanuit de andere schilden te zien. Houd rustig de schilden stuk voor stuk voor u en ontdek hoe verschillend een en dezelfde situatie blijkt te zijn. Voelt u welk schild dicht bij u staat en welk vreemd op u overkomt?

Werken met de vier schilden in het Medicijnwiel

Als u een concreet probleem, dat u hoog zit, niet kunt oplossen, is het sterk aan te raden daarmee het Medicijnwiel binnen te gaan en het probleem vanuit de vier richtingen met de vier schildhoudingen te belichten. Maar ook algemeen helpt het mediteren in het Medicijnwiel op de plaatsen van de vier richtingen om de potentiële kracht van de vier schilden te ontdekken. Een voorwaarde daarvoor is weer dat u leeg bent, opdat de kracht u kan vullen.
Als u innerlijk niet rustig kunt worden, probeert u met een van de hiervoor beschreven meditatie-oefeningen stilte in u te laten komen. Probeer dan, als u in het oosten zit, de

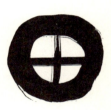

III Het wiel van openbaring

De vier schilden van de mens
· Werken met de vier schilden in het Medicijnwiel

kracht van het oostschild waar te nemen. Doe deze oefening ook in het westen om uw westschild te leren kennen; zo ook in het zuiden voor uw zuidschild en in het noorden voor uw noordschild. Vraag op alle plaatsen om hulp en duidelijkheid. Vraag wat u moet doen om alle vier schilden in evenwicht te brengen. Mediteer over blokkades en hindernissen die u opwerpt en waardoor u bepaalde schilden niet met elkaar kunt laten vibreren. Met welk van de vier schilden heeft u de meeste problemen? Ga bij uzelf na of u een of meer blokkades kunt opgeven, onderzoek wat ze voor u hebben betekend. Als iets de vrije ontplooiing van een van uw schilden verhindert en u zich daarvan wilt ontdoen, is het nuttig dat concreet ritueel te doen. Zoek een symbool voor wat u weg wilt doen, en begraaf dat in de aarde of schrijf het op een stuk papier dat u aan het vuur prijsgeeft... er zijn vele vormen of rituelen, die u zelf kunt ontdekken.

Het weggeven is in het medicinale werk, vooral bij genezingen, een centraal punt. Met weggeven beschikken we altijd over de mogelijkheid om alles wat ziek maakt, wat we zo graag als onnodige ballast willen vasthouden, van ons af te werpen. Het is een reiniging die echter alleen helend kan werken als we het met heel ons hart doen. Het weggeven behoort tot de kracht van het noorden in het Medicijnwiel, tot de kracht der dieren. De dieren geven zich namelijk helemaal over als ze zich voor de mensen als voedsel 'offeren'. Deze kracht moeten we voor ogen houden. Zoals het dier in zijn vorige gestalte sterft en in een nieuwe levenscyclus overgaat, doordat het voedsel voor de mens wordt of snaar voor een luit of leer voor een schoen, zo sterft ook bij ons een deel en kan er iets nieuws ontstaan. Het weggeven

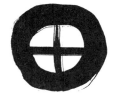

III Het wiel van openbaring

De vier schilden van de mens
· Werken met de vier schilden in het Medicijnwiel

is een belofte aan de aarde waarvoor we de verantwoordelijkheid op ons nemen. De aarde neemt alles wat we weggeven op en zij alleen kan het in liefde en kracht veranderen. Het is een van haar taken.

Werken met de vier schilden in de natuur

Als u heeft gemerkt dat u met een of meer schilden bijzondere problemen heeft, is de natuur uw beste helpster. Zij heeft voor ieder van de vier schilden een speciale 'werkplek'.

• *Problemen met het zuidschild,*
het kleine-meisje- of kleine-jongen-schild
Zoek in de natuur een plek waar water is: een rivier, een meer, een waterval, een bron... Spreek tegen het water, vertel het van uw problemen en vraag het water om hulp. Kijk daarbij in het water, zie hoe het met hindernissen omgaat. Probeer zelf het water te worden en stroom met het water mee; stel u dit zo concreet voor dat u bijna lichamelijk kunt waarnemen hoe het water om de steen spoelt of hem wegduwt, en neem deze nieuwe ervaring helemaal in uw lichaam op. In het begin kan dit zonderling op u overkomen, maar leer van het water, vertrouw op zijn wijsheid. Als u het in vertrouwen neemt en zich eraan kunt overgeven, zal het water u door uw problemen leiden en u laten zien hoe u uw zuidschild weer in evenwicht met de andere schilden kunt brengen.

• *Problemen met het noordschild,*
het man- of vrouwschild

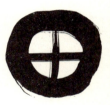

III Het wiel van openbaring

De vier schilden van de mens
· Werken met de vier schilden in de natuur

Hierbij heeft u baat bij de top van een berg, die u dichter bij de poolster, het midden van de hemel, brengt. 'Verbroeder' u bij het bestijgen helemaal met uw probleem, neem het liefdevol op als een vriend die u met zijn aanwezigheid iets belangrijks wil zeggen, iets wat u echter nog niet goed heeft verstaan. Vraag deze 'vriend' of hij u alles nog eens wil uitleggen. Vraag u ook af welk persoonlijk voordeel u ervan heeft als u uw probleem in stand houdt. Waartoe dient het? Laat u door een steen 'roepen', kijk onderweg uit naar een steen zonder ernaar te zoeken, wacht tot uw oog erop valt. Dank hem en neem hem mee.

Vergroot uw waakzaamheid, luister hoe de natuur tot u spreekt, welke dieren naar u toe komen en u iets willen zeggen, welke planten uw beklimming begeleiden, hoe uw stappen op de aarde aanvoelen. Voel de wind, de zon, de regen, uw inspanning, uw zweet, het kloppen van uw hart, het ritme van uw ademhaling. Spreek hardop tot alle zichtbare en onzichtbare levende wezens, stort uw hart uit. Stel u voor dat u een deel van de natuur bent en al uw 'verwanten' tegenkomt.

Boven op de top van de berg bekijkt u uw steen. U pakt hem aan alle kanten en kijkt of u er een dier in kunt zien. Mediteer over dit dier, ga liggen, sluit uw ogen en wacht tot u het dier duidelijk voor u ziet. Stel er vragen aan en leg uw probleem uit. Of wend u tot de lucht, de hemel boven u. Verbind u met dit element via uw adem, bij het uitademen stroomt ze uit uw lichaam de onbegrensde ruimte in, en bij het inademen komt ze vandaar weer in uw lichaam terug.

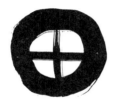

Alles wat u op weg naar de top of op de top zelf tegenkomt, moet u als symbolen zien, die niet toevallig langs u heen

III Het wiel van openbaring

De vier schilden van de mens
· Werken met de vier schilden in de natuur

glippen, maar een antwoord van de natuur op uw vraag zijn. Het is uw taak de vele tekens met elkaar te combineren, zodat er een compleet beeld ontstaat, dat uw probleem met de kracht van het noordschild weerspiegelt en manieren toont om te leren het weer in evenwicht te brengen. Ga ook hier na waar uw grootste weerstand zit, die u heeft opgebouwd en die er de schuld van is dat u uw noordschild niet goed kunt hanteren. Vraag u oprecht af of u bereid bent hem weg te doen. Zo ja, dan neemt u de steen en begraaft hem in de aarde. Maar als u merkt dat u nog tijd nodig heeft om met het 'beeld' te werken dat u zojuist heeft opgeroepen, neemt u de steen mee naar huis als herinnering aan het oplossen van dit probleem en u doet hem pas weg als u het probleem helemaal heeft doorzien.

• *Problemen met het westschild,*
de innerlijke-man of innerlijke-vrouw
Om uw westschild beter te leren kennen gaat u een donker woud in of een hol binnen. Let onderweg weer op alle tekens die u tegenkomt. Als u de plaats heeft gevonden, gaat u op de aarde liggen en probeert er een mee te worden. Daarbij kunt u de Lichaam-aarde-ademhaling gebruiken die hiervoor is beschreven. U stelt zich voor dat u zelf de aarde bent, u beleeft wat zich in haar duisternis afspeelt. U vraagt de aarde hardop of ze u de kracht van uw innerlijke-man of uw innerlijke-vrouw wil tonen. Deze reis voert u naar uw innerlijk, uw eigen duisternis, waarin u echter licht brengt als u haar bewust onderzoekt. Laat een zonnestraal in deze duisternis schijnen en kijk wat ze u openbaart. Welk inzicht krijgt u door deze oefening, wat zegt dat over de

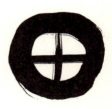

III Het wiel van openbaring

De vier schilden van de mens
· Werken met de vier schilden in de natuur

kracht van uw innerlijke mannelijke of vrouwelijke kant? Ga na wat u moet doen om dit schild te kunnen gebruiken, welke blokkade u kunt weggeven. Als u daar duidelijkheid over heeft, kunt u het weggeven weer ritualiseren door een symbolisch voorwerp te begraven.

• Problemen met het oostschild,
de innerlijke-kleine-jongen of het innerlijke-kleine-meisje
Zoek een vlakte, een open dal of een woest stuk land. Ga voor zonsopgang op weg en zoek een plaats waar u de zon kunt zien opkomen. U verbeeldt zich dat u zelf de zon bent en groeit met haar uitstromende licht waaronder alles ontstaat en levend wordt. Denk eraan dat deze enorme kracht via uw oostschild in u komt. In het ochtendlicht van de zon duikt alles wat bestaat vanuit de duisternis weer in het leven op, de aarde wordt opnieuw geboren en met haar alle wezens, ook de mens. In het licht van de zon kunnen we de stap in een nieuwe dag zetten, die alle mogelijkheden tot het ontstaan van nieuwe dingen in zich bergt.

Het oostschild voedt zijn kracht altijd alleen vanuit de inspiratie die hem door de kracht van de zon deelachtig wordt. Daardoor leeft hij in de vreugde van het onbekende, dat zich elke dag opnieuw openbaart. Het is de vreugde en het geluk van het zo-zijn in het er-zijn, het bestaan. Het is het spontane, dat het ogenblik bevat. Kijk kort naar de zon en sluit dan meteen uw ogen. Neem het natrillende beeld van de zon in u op en laat het als een krachtige stroom door uw lichaam pulseren. Mediteer erover wat u moet doen om uw oostschild op te wekken en weer te kunnen gebruiken.

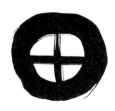

III Het wiel van openbaring

De waarneming van de vier schilden door vier personen

De vier schilden van de mens

Een andere mogelijkheid om uzelf vertrouwd te maken met uw vier schilden is ze door vier mensen te laten vertegenwoordigen. Aan deze vier 'schild-mensen' wordt vooraf uitgelegd welke betekenis elk van de schilden heeft. Dan wordt bepaald wie welk schild op zich neemt. Degene die vragen aan zijn schild wil stellen, gaat met zijn rug op de grond liggen. Bij de voeten gaat het zuidschild zitten – voor de vrouw het kleine-meisje en voor de man de kleine-jongen; bij het hoofd gaat het noordschild zitten – voor de vrouw haar vrouwschild en voor de man zijn manschild; rechts gaat het westschild zitten – voor de vrouw haar innerlijke-man en voor de man zijn innerlijke-vrouw; links gaat het oostschild zitten – voor de vrouw haar innerlijke-kleine-jongen en voor de man zijn innerlijke-kleine-meisje.

Alle vier schilden kijken in dezelfde richting als degene die op de grond ligt. Als u deze oefening met vrienden doet, probeert u de schilden zo te kiezen dat de tonale schilden hetzelfde geslacht hebben als de persoon die in het midden ligt, de 'schilddrager' dus, en de naguale schilden het tegengeslacht. De schilddrager strekt nu beide armen uit en omvat de handen van zijn naguale schilden. Het noordschild legt beide handen onder het hoofd, de voeten raken de rug van het zuidschild.

De schilddrager sluit nu de ogen, neemt eerst contact op met deze vier krachten en maakt zich ervan bewust dat hij ze altijd als bondgenoten, als helpers van zijn Ik bij zich heeft. Dan concentreert hij zich op een dringend probleem,

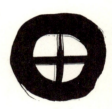

III Het wiel van openbaring

De vier schilden van de mens
- Waarneming

dat hem dwars zit en dat hij tot dan toe niet heeft kunnen oplossen. Hij vertelt het aan zijn vier schildmensen. Zij moeten dan proberen helemaal vanuit de kracht van hun schild een houding tegenover het probleem in te nemen en de vraagsteller te beantwoorden. De schilddrager luistert goed naar wat zijn schilden hem te zeggen hebben, en let erop welk schild hem vertrouwd is en welk niet, welk antwoord hij met tegenzin hoort. De oefening is net zolang voort te zetten tot de schilddrager inzicht in zijn probleem heeft. Hij zal vernemen hoe hij zijn problemen in de toekomst te boven kan komen. Vaak komt het tot een ervaring van compleetheid, die dan als diep geluk wordt beleefd. Zoals u ziet, wordt eerst gewerkt met de ordening van de vier schilden die ons tot het begin van de volwassen leeftijd gegeven is. De sjamanen verklaren dat bij veel mensen de schilden zijn 'vastgeroest', dat ze zich de schilden niet bewust zijn en ze dus ook niet per toerbeurt naar voren kunnen houden. Iemand die niet in contact met zijn vier schilden leeft, is in hun ogen ziek, want hij is niet compleet. Daarom heeft gezondheid veel te maken met de bewuste ontplooiing van de vier schildkrachten.

Als de schilddrager nu opstaat, gaat het noordschild naar voren, in zijn 'gezonde' opstelling, en het zuidschild naar achteren om de plaats van het noorden in te nemen. In deze nieuwe opstelling wordt aan de schilddrager zichtbaar gemaakt hoe zijn of haar partner in actie komt en als geschikte kracht de wereld tegemoet treedt. Hij moet zich nogmaals zijn vier schildmensen inprenten; het is belangrijk de 'schildsprong', die in de oefening door verwisseling van het zuid- en het noordschild aanschouwelijk is gemaakt,

III Het wiel van openbaring

nooit meer te vergeten. We dienen deze ervaring in ons dagelijks leven te integreren en vaker de schildhoudingen waar te nemen en te corrigeren.

De vier schilden
van de mens
· Waarneming

De vier-schildenoefening bij de boom

Ook met deze oefening kunt u uw vier schilden leren kennen. Daarvoor gaat u naar een boom waarbij u ongestoord kunt vertoeven. U begroet de boom en vraagt hem of hij u wil helpen om uw vier schilden 'wakker te dansen'. U begint met uw zuidschild. Daarvoor gaat u aan de zuidkant van de boom zitten, met uw hoofd en uw rug tegen de stam. Uw gezicht is naar het zuiden gericht. U mediteert over uw jeugdschild. Roep nogmaals de geschiedenis van het schild in u op.
Waar is het 't meest gewond? Zijn deze wonden genezen? Is het doorploegd van sporen die pijn en onvervuld gebleven wensen hebben achtergelaten? Waar zijn z'n gevoelens gekwetst? Welke situaties hebben tot een vertrouwensbreuk geleid? Wanneer ervoer het angst? Probeer het jeugdschild zelf te laten spreken, alsof het kind dat u ooit bent geweest, tegenover u zit.
Dan gaat u naar de noordkant van de boom en gaat daar zitten, weer met uw rug tegen de stam en uw gezicht naar het noorden. Nu werkt u met uw man- of vrouwschild, het noordelijke tonale schild. U stelt zich weer voor dat uw man of vrouw, dus uw persoon die de medemens zichtbaar tegemoet treedt, voor u zit. U luistert goed naar wat dit schild u te zeggen heeft. U vraagt het hoe het zijn rol vervult, of het

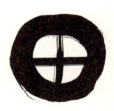

III Het wiel van openbaring

De vier schilden van de mens
· De vier-schilden-oefening bij de boom

de dagelijkse verplichtingen nakomt, in hoeverre het zijn taak in de gemeenschap kent. Welke situaties gaat het uit de weg? Wanneer weet het niet hoe te handelen? Waar kan het moeilijk tot een beslissing komen? Wat begrijpt het niet? Wat zijn de problemen bij het integreren? Waar ontbreekt de samenhang tussen zijn afzonderlijke handelwijzen?

Vervolgens gaat u aan de westkant van de boom zitten, met de rug tegen de stam en uw gezicht naar het westen. Hier ontmoet u uw westschild, uw tegengeslachtelijke volwassenenschild. De vrouw treft haar innerlijke-man, de man zijn innerlijke-vrouw. In deze ontmoeting komen meestal de grootste problemen boven tafel. Maar het zijn slechts weerstanden van het vervormde verstand dat niet wil toegeven dat zich in de man een innerlijk verborgen vrouwengedaante bevindt en in de vrouw een verborgen man. Probeer echter ondanks al deze barrières uw westschild 'gepersonifieerd' voor u te laten plaatsnemen en vraag het naar zijn 'medicijn', naar zijn kenmerken. Laat u door het schild vertellen in welke situaties het magisch heeft gehandeld, wanneer het intuïtief het juiste deed. Vraag het waar het zijn krachtcentrum waarneemt. Wat ziet het bij een blik naar binnen? Welke wilskracht toont het, hoe maakt het zijn wil bekend? Hoort het de stem van zijn innerlijke leraar? Welk deel van uw wezen kan worden weggegeven, sterven, om de eigenlijke wezenskern te laten groeien?

Tot slot gaat u naar de oostrichting van de boom, uw rug leunt tegen de stam en uw gezicht is naar het oosten gericht. Hier ontmoet u uw tegengeslachtelijke naguale jeugdschild, de vrouw haar innerlijke-kleine-jongen, de man zijn innerlijke-kleine-meisje. Het is de kracht van het 'zonnige', heel

III Het wiel van openbaring

De vier schilden van de mens
· De vier-schilden-oefening bij de boom

gebleven kind, dat altijd het zuidelijke, substantiële schild van de tonale wereld ter zijde heeft gestaan; dat zijn we ons alleen nog niet bewust geweest. U vraagt dit 'zonnekind' of het zich prettig voelt. Wanneer is het enthousiast, vol ideeën en invallen, wanneer bruist het van de fantasie? Wanneer is het spontaan? Wat voor visioen ontvangt het? Wanneer wil het creatief worden? Waar speelt het graag?

Als u aan alle vier schilden vragen heeft gesteld, gaat u ten noorden van de boom zitten, de plaats van het weggeven. U denkt erover na welk van uw schilden de grootste ballast draagt en wat u wilt wegwerpen. Voordat u het weggeeft, gaat u na waartoe het u gediend heeft, wat u ermee heeft geleerd. U geeft alleen weg wat u echt kunt weggeven en loslaten.

U zegt hardop wat u wilt weggeven. Het hardop uitspreken is erg belangrijk, want de taal is het kenmerk van de mens als Heilige 5 en ze is het middel waarmee hij met zijn 'verwanten', de stenen, planten en dieren, kan communiceren. We kunnen de kracht van de aarde alleen ontvangen als we uit de theoretische of geestelijke voorstelling stappen en in ons spreken 'materieel' worden. Gedachten blijven altijd binnen het elektromagnetische veld dat ons als een blaas omhult en afsluit. Deze blaas doorbreken we door hardop te spreken en gebaren te maken als uitdrukking van de menselijke eigenschap om iets of iemand aan te raken. Daarom is het belangrijk voor het weggeven een rituele vorm te vinden waarin u het willen en de inhoud van het weggeven symbolisch materialiseert en het bij het begraven of verbranden transformeert.

Als u klaar bent met alles en de boom wilt verlaten, dankt u

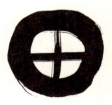

III Het wiel van openbaring

De vier schilden van de mens
· De vier-schilden-oefening bij de boom

hem met tabak en woorden (!) en omarmt u hem. Deze oefening doet u met een boom omdat u daardoor ook de hulp van een boom krijgt. De kracht van de boom is de kracht van de harmonie en de verbinding van beide werelden. De boom als levend wezen op aarde heeft bewustzijn en staat u daarom bij deze oefening ter zijde.

De tien energiecentra of chakra's van de mens

Het is de belangrijkste wens van de sjamaanse overbrenger van het Medicijnwiel met behulp van dit weten voor de geciviliseerde mens een brug te bouwen, die hem weer in contact brengt met de beide oevers: de wereld van het materiële, het tonal, en de wereld van het spirituele, het nagual. De ene oever is het lichaam, de andere de geest en daartussen is de ziel, die als brug deze twee met elkaar verbindt.

De wereld van de ziel bestaat uit tien speciale energiewervels of fijnstoffelijke krachten, die de meesten van ons bekend is onder de Indiase benaming 'chakra's'. Dat woord betekent 'wielen' of 'energiewervels'. In het indiaanse sjamanisme spreekt men van 'lichtlichamen', die met tien kleuren het menselijk lichtlichaam vormen. Via dit lichtlichaam heeft de mens deel aan de kosmische energie en straalt de kracht van het Eeuwige Licht in hem. Het lichtlichaam is onvergankelijk, onsterfelijk.

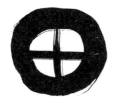

We kunnen ons deze energiecentra voorstellen als tien lege vaten, waarbij elk een andere kosmische licht- of energie-

III Het wiel van openbaring

De tien energie-centra of chakra's van de mens

kwaliteit laat binnenstromen. Als we de tien chakra's met de krachten van het Medicijnwiel verbinden, kunnen we de afzonderlijke kwaliteiten beter begrijpen. In het praktische werk leren we ze waar te nemen en er gevoelig voor te worden welke chakra niet in evenwicht is. We zullen oefeningen leren waarmee we helend in dit fijnstoffelijke lichaam kunnen ingrijpen, wat echter met de grootste voorzichtigheid, behoedzaamheid en kundigheid moet gebeuren.

We zullen eerst de plaatsen van de tien chakra's bekijken. De eerste zeven lichtlichamen zijn vanaf het stuitbeen tot het schedeldak over ons lichaam verdeeld.

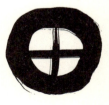

III Het wiel van openbaring

De tien energie-
centra of chakra's
van de mens

10e chakra

7e chakra
6e chakra

5e chakra
4e chakra

3e chakra
2e chakra
1e chakra

8e chakra

9e chakra

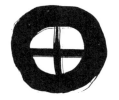

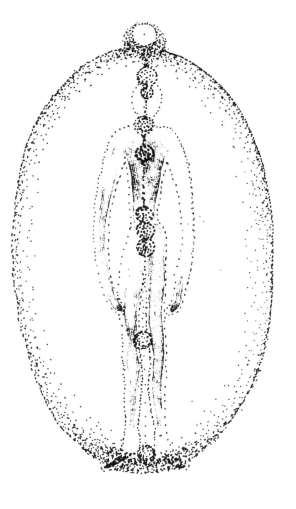

III Het wiel van openbaring

De tien energiecentra of chakra's van de mens

De Indiërs en vele andere culturen werken alleen met deze zeven chakra's. In het Medicijnwiel worden ons echter nog drie chakra's geopenbaard, waarop we in aansluiting op de zeven bekende nader zullen ingaan.

Alle chakra's bestaan uit fijnstoffelijke lichtenergie, die haar oorsprong in de kosmische energie heeft. Bij ieder mens zijn de chakra's van deze kosmische energie afgesplitst.

Hoe meer men zich bewust is van een bepaalde energiewervel, haar waarneemt, opwekt en in het dagelijks leven gebruikt, des te volmaakter worden ze. Het komt er vooral op aan alle tien energiewielen harmonisch te laten vibreren, hun stroom waar te nemen, die ons met het heelal verbindt, ons tot de Al-eenheid leidt.

Het Medicijnwiel is ons complete werktuig, dat ons stap voor stap de toegang tot alle afzonderlijke chakra's mogelijk maakt. De kosmische krachten van de Heilige Richtingen, waarover we mediteren als we in onze Heilige Cirkel zijn, stromen niet ongeordend ergens in ons naar binnen, maar maken gebruik van speciale sluizen, chakra's. Als we in de Heilige Richtingen van de Cirkel mediteren, ons ervoor openen en hun kracht waarnemen, gaat dat altijd gepaard met het stapsgewijs opwekken en leren kennen van onze energiewervels. Daardoor leren we ze te onderscheiden, hun onderlinge communicatie gewaar te worden en in hun vloeiende krachtstroom de compleetheid van het lichaam als microkosmische weerspiegeling van de macrokosmische compleetheid te beleven.

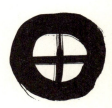

III Het wiel van openbaring

De tien energie-centra of chakra's van de mens

De 1e chakra – het zonnewiel

De 1e chakra bevindt zich aan de basis van de wervelkolom ter hoogte van het stuitbeen en heet daarom ook basischakra. In het Medicijnwiel staat ze in contact met het oosten, de kracht van de Heilige 1. Ze maakt ons bewust van de kracht van de zon, van het vuur, en heet daarom ook wel zonnewiel. In de 1e chakra ontvangt de mens de kracht van vernieuwing, de kracht van het scheppende, die hem, als hij zich weet over te geven, laat deelhebben aan het onuitputtelijke rijk van de ideeën. De fysieke organen die zich op de plaats van het zonnewiel bevinden, zijn de voortplantingsorganen. Bij de verwekking, de bevruchting, van het ei door het zaad beleeft de mens hoe hij zelf schepper van het nieuwe leven wordt. Hier ervaart hij de kracht van de Heilige 1 op de meest directe manier. Tegelijkertijd wordt hem in de vereniging met het andere geslacht de oplossing van het gescheiden-zijn geopenbaard in het geluksgevoel van de eenwording, in de extase van het orgasme.

De energie die de mens in het orgasme bewust waarneemt, is als vurige energiestroom te beleven, die opstijgend door alle energiewervels heen trekt en een gevoel van opheffing van alle grenzen opwekt, dat zich laat beschrijven als pulserend beademd-worden door een zeer grote kracht. Met de vaardigheid om het orgasme op deze manier te beleven wordt de mens al op aarde zijn Eeuwige Thuis getoond. Het orgasme wordt vaak alleen als lichamelijk genot gezien, waarvan de roes echter snel wegvloeit en alleen een treurig, bitter gevoel van eenzaamheid overblijft. Het wezenlijke

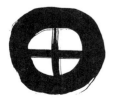

III Het wiel van openbaring

De tien energie-centra of chakra's van de mens
· De 1e chakra

van een orgasme is echter zijn spirituele kracht, die de mensen wil verbinden en hem zijn verbondenheid met de Al-eenheid wil verduidelijken. In het orgasme verbrandt ons ego, we sterven 'lichamelijk' op dat moment, lossen onszelf op en bestaan op dat ogenblik, zijn alleen nog energie en vuur van goddelijke liefde.

Om deze chakra op te wekken en haar helemaal met de kracht van de Heilige 1 te vullen is het van belang afscheid te nemen van de door opvoeding en maatschappij gevormde seksualiteit en onbelast haar eigenlijke betekenis opnieuw te kunnen ontdekken en creëren, haar complete, gezonde betekenis, die ons vanaf het begin van de mensheid als sleutel tot religio, tot herverbinding met het geheel, is geschonken.

De kleur van het eerste lichtwiel is rood. De energie die het draagt, staat in verbinding met de bijnieren en de voortplantingsorganen. Een ziekte van de genoemde organen wordt bij de magische of sjamaanse geneeskunde dan ook altijd in verband gebracht met de toestand van de 1e chakra. De genezing vindt plaats door het opwekken van deze chakra, door een verklaring van wat deze chakra voor de mensen betekent.

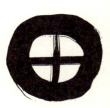

III Het wiel van openbaring

De tien energiecentra of chakra's van de mens

De 2e chakra – het aardewiel

De 2e chakra zit boven de 1e, ongeveer een handbreed onder de navel ter hoogte van het heiligbeen, en heet ook sacraal centrum. We ervaren haar kracht via de Heilige 2, de kracht van het westen, die we in het Medicijnwiel als kracht van de aarde ontvangen. Als we ons in het Medicijnwiel openstellen voor de kracht van de aarde, ons overgeven aan de blik naar binnen en in het centrum van onze krachtbron tot onze intuïtieve wil doordringen, vult de 2e chakra of aardewiel zich met de energie die daardoor vrijkomt en daardoor onze wil kan sturen en ons kan leiden. Verbonden zijn met de kracht van de 2e chakra betekent voor de mens in zijn midden, in zijn centrum zijn. Lichamelijk gezien is dit midden zijn fysieke zwaartepunt, het snijpunt van de twee assen rechterschouder-linkerbeen en linkerschouder-rechterbeen.

Alle Oost-Aziatische vechtsporten, zoals aikido, karate, judo en tai-chi, zijn helemaal gebouwd op het gecentreerd zijn in deze chakra, die bij hen 'hara' heet. Alleen als u helemaal in dit centrum bent, bereikt u magisch meesterschap in uw zelfdiscipline, waarin u niet meer met lichamelijke kracht werkt, maar met bewuste sturing van energie. De meeste mensen kennen onbewust de kracht die hun van de tweede energiewervel toestroomt, uit momenten van gevaar waarin een intuïtief intrappen van het gaspedaal levensreddend was of waarin een moeder een groot rotsblok kon optillen waaronder het been van haar kind klem zat. Als we ons zulke situaties achteraf herinneren, hebben we altijd het gevoel dat we niet zelf de handelende instantie waren.

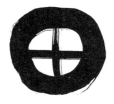

III Het wiel van openbaring

De tien energie-centra of chakra's van de mens
· De 2e chakra

Deze enorme kracht, die plotseling door ons werkt, ons tot de enige juiste handeling dwingt zonder dat we daar eerst een heldere gedachte over kunnen vormen, is de kracht van magie. Op al deze momenten handelen we magisch, de krachten komen naar ons toe en kunnen ingrijpen of helpen omdat we op dat moment helemaal geen tijd hebben om ze met de onechte eigen wil van het verstand kunnen overzien, maar één zijn met de kracht van onze intuïtie.

De kleur van de 2e chakra is oranje. De organen die met deze chakra corresponderen, zijn de nieren.

De 3e chakra – het plantenwiel

De 3e chakra bevindt zich als geelachtig lichtwiel onder de ribboog en omvat het middenrif en de navel. Vanuit de wervelkolom bezien ligt ze ter hoogte van de eerste lendenwervel bij de overgang naar de twaalfde borstwervel. We ervaren haar kracht als we ons openstellen voor de kracht van de Heilige 3 in het zuiden van het Medicijnwiel, de kracht van de planten; vandaar ook de naam 'plantenwiel'. Hier bevindt zich de energetische 'schakelplaats' van de gevoelens.

Als we bereid zijn weer van de planten te leren, hun geduld, vertrouwen en onschuld zien, die ze ons met hun harmonische groei tonen, kunnen we door onze 3e chakra de kracht ontvangen die we voor ons welzijn en de harmonie van onze gevoelens nodig hebben. In de uitwisseling met deze kracht merken we wat we voor onze groei nodig hebben aan aandacht en zorg. Zoals de planten door de Grote Moeder Aarde worden verzorgd en gevoed, zo ver-

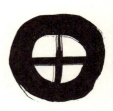

III Het wiel van openbaring

De tien energiecentra of chakra's van de mens

• De 3e chakra

zorgt en voedt ze ook ons. De 3e chakra raakt het gemakkelijkst uit balans, want in het gebied van de gevoelens laten we ons telkens weer het gemakkelijkst kwetsen. Een lelijk woord bezorgt ons maar al te snel een vervelend gevoel in onze maag. Als het ons bij zulke 'klappen' lukt niet in dit negatieve gevoel te blijven hangen, maar ons herinneren dat we voor alles zelf verantwoordelijk zijn, dat we het zelf gewild hebben om ervan te leren, spreekt de vrouwelijke godheid door deze chakra tot ons en leert ons het evenwicht tussen doen en laten, de kunst van het zijn in het groeien. Als we de kracht van deze chakra onvolledig hebben opgewekt, kan dat gepaard gaan met ziekten in het gebied van de organen die bij haar horen, namelijk de lever, de galblaas, de milt en het spijsverteringsstelsel.

De 4e chakra – het dierenwiel

De 4e chakra ontvouwt een groen lichtwervelveld bij het begin van het borstbeen ter hoogte van het hart en heet dan ook hartchakra. In de wervelkolom ligt hij tussen de vierde en de vijfde borstwervel. Deze chakra wordt via de kracht van het noorden, de Heilige 4, de kracht der dieren, aangestuurd. In dit lichtlichaam krijgen we de kracht die we nodig hebben om onze taak te leren kennen. Hier ontvangen we de denkkracht die logische sleutels en samenhangen vormt, het afzonderlijke in het geheel integreert en de strategieën ontwikkelt waarmee we duidelijkheid krijgen over de taak die we moeten verrichten. Het dier kent zijn rol en neemt instinctief juiste beslissingen om haar te vervullen.

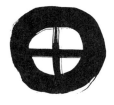

III Het wiel van openbaring

De tien energiecentra of chakra's van de mens
· De 4e chakra

Met behulp van ons dierenwiel communiceren we met de krachten die er zijn om ons onze functie of taak, die we op aarde hebben, mede te delen. Als we op deze kracht zijn aangesloten, handelen we op basis van kalmte, identificeren we ons niet gevoelsmatig met wat er gebeurt, maar geven ons er met heel ons hart aan over, vol verwachtingsvrije liefde, zoals een dier dat doet.

Het zou mooi zijn als we dus van de dieren het vermogen tot overgave op het menselijk terrein zouden kunnen overdragen en het weggeven als kracht tot reiniging en vernieuwing zouden inzetten – lichamelijk in het weggeven van pijnen en ziekten, psychisch in het weggeven van onbelangrijke wensen en behoeften, of verstandelijk in het weggeven van zekerheid. Dan zouden we al alles weten en zou ons daarin een echt helend medicijn worden geopenbaard.

De 5e chakra – het mensenwiel

De 5e chakra bevindt zich boven het strottenhoofd in het gebied van de hals en heet dan ook halscentrum. In de wervelkolom ligt hij bij de zevende halswervel. Mensen die deze energielichamen kunnen zien, nemen hem als blauw licht waar. Deze chakra kunnen we opwekken als we ons overgeven aan de kracht van de Heilige 5, de kracht van de mens, in het zuidelijke midden van de cirkel van het Medicijnwiel. Het wezenlijke van de mensen of de menselijke gemeenschap is het vermogen om te spreken en elkaar te raken. Van echte communicatie is sprake als we de ander aanraken met woorden die

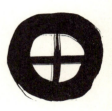

III Het wiel van openbaring

De tien energie-centra of chakra's van de mens
• De 5e chakra

uit de eigen diepte komen, waarin kracht en magie zich uitdrukken en die niet louter loze praat zijn. Als we geen klakkeloze praatjes meer verkopen en leren zwijgen totdat de ware stem in ons naar boven komt en door ons spreekt, leven we in contact met de kracht van de 5e chakra. Het hele lymfstelsel, de longen, luchtpijp en slokdarm, strottenhoofd, stembanden, schildklier, schouders en armen horen bij deze chakra.

De 6e chakra – het voorouderwiel

De 6e chakra bevindt zich op het voorhoofd tussen de ogen en heet dan ook 'derde oog' of 'geestesoog'. Als we deze energiewervel verbinden met het Medicijnwiel, met de kracht van de Heilige 6, de kracht van de voorouders, begrijpen we de betekenis van 'voorouderwiel'. Via dit lichtlichaam, dat een wit of purperkleurig licht uitstraalt, ontvangen we de kracht van de voorouders. Het 'geestesoog' geeft ons inzicht in het gebied van ons geestelijke erfgoed. Het maakt ons bewust van onze erfenis en laat ons zien hoe we daarop kunnen voortborduren. Via de kracht van de Heilige 6 in het zuidoosten van het Medicijnwiel ervaren we met ons derde oog de geestelijke samenhang van alle zielen en wezens waarmee we door vroegere incarnaties verbonden zijn. Vanaf deze lichtlichamen werken we met onze geest aan de eindeloze keten van de geestesgeschiedenis van de mensheid. Alleen als we onze geest in deze keten invoegen en hem bewust inzetten om de erfenis voort te zetten, integreert hij zich in het geheel, in de Al-eenheid, waar hij door de Grote Geest van het universum wordt geïnspireerd.

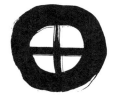

III Het wiel van openbaring

Het is belangrijk de voorouders weer aan te roepen en hen om geestelijke samenwerking te vragen; ze wachten slechts tot ze geroepen worden, want het is hun taak om, nadat ze hun aardse leven hebben voltooid, hun bedachtzame oog op ons te laten vallen. Ze staan altijd voor ons klaar als leraren en geestelijke helpers wanneer we hun vragen ons voorouderwiel met hun licht te sturen. De lichamelijke organen die met dit lichtlichaam in contact staan, zijn de ogen, de oren, de bijholten, de pijnappelklier en de hypofyse.

De tien energiecentra of chakra's van de mens
· De 6e chakra

De 7e chakra – het droomwiel

De 7e chakra bevindt zich onder het schedeldak, op de plaats waar zich bij zuigelingen de nog geopende fontanel bevindt. Zijn witte licht omgeeft het hoofd als een kroon, het wordt daarom ook wel kroonchakra genoemd. In dit lichtlichaam verblijven we met de kracht van de Heilige 7, de kracht van het zuidwesten in het Medicijnwiel, de kracht van de droom. Vandaar zijn medicijnnaam 'droomwiel'. Zolang bij zuigelingen de fontanel nog open is, leven ze nog helemaal in het nagual, in de wereld van driften en dromen, in het rijk van de fantasie, waar ze de hoeders van de droom, de nimfen en sylfen, de trollen en salamanders nog kunnen zien. Als volwassenen kunnen we ons deze vroegkinderlijke droomtijd herinneren, hoewel we via ons droomwiel de mogelijkheid hebben ons naar deze tijd terug te voeren en hem dag voor dag opnieuw te ervaren, doordat we de beelden van de nacht met die van de dag verbinden en daarin momenten van compleetheid ervaren.

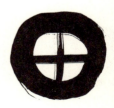

III Het wiel van openbaring

De tien energie-centra of chakra's van de mens
· De 7e chakra

Als we ons in het zuidwesten van het Medicijnwiel openstellen voor de kracht van de droom, ontvangen we de kosmische energie, die het bewustzijn, het onderbewustzijn en het onbewuste met elkaar in verbinding brengt en onze beide hersenhelften tot eenheid brengt. In deze zijnstoestand wordt ons het goddelijke onthuld en daarmee leren we ook het goddelijke in onszelf kennen. Via ons droomwiel kunnen we compleetheid beleven. We nemen dan in dit lichtlichaam de kosmische kracht in ons op die ons energetisch met de Al-eenheid verweeft. Als zuigelingen kenden we nog de droom die we voor deze aarde-incarnatie hadden gekozen, en we kenden de natuur- of droomgeesten die ons leidden. 'Wordt als de kinderen!' maant ons droomwiel ons, alleen dan kunnen we ons aardse leven weer inbedden in de goddelijke oergrond waaraan het is ontsproten.

Binnen het lichamelijke gebied staan de beide hersenhelften en de pijnappelklier in contact met de energiestroom van deze chakra.

Zoals we al hebben aangegeven, werkt het Medicijnwiel niet alleen met zeven chakra's, maar ook nog met drie andere, die we nu nader zullen bekijken.

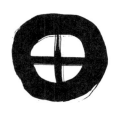

De 8e chakra – het karmawiel

De 8e chakra vormt zijn energetische wervelveld tussen de beide knieën. Zijn regenboogkleurig licht omgeeft het hele lichaam. De indiaanse sjamanen noemen dit tweede fijnstoffelijke lichtlichaam de gezondheidsaura van de mens.

III Het wiel van openbaring

De tien energie-centra of chakra's van de mens
• De 8e chakra

Aan de hand van haar kleur stelt de sjamaan de diagnose van de ziekten, bepaalt hij of ze een karmische oorzaak hebben en of genezing mogelijk is. In de 8e chakra werken de krachten van de Heilige 8, de kracht van het noordwesten. Daarom heet het ook wetswiel of karmawiel. Hier ontmoeten onze eigen wetten en de Grote Kosmische Wetten elkaar.

Als we in overstemming met de grote hemelse cycli leven, zijn we in harmonie met ons lot en zijn we gezond. Elke ziekte is een teken dat we de wet hebben overtreden, en er is een kans op genezing als we de wetsovertreding opsporen en ons weer in de kosmische cyclus voegen. Als we ziek zijn of niet in overeenstemming met ons lot en zijn wetten leven, lijden niet alleen wij daaronder, maar ook het geheel. Dat beleeft ieder mens die zich autonoom en eigenmachtig tegen de Grote Wetten verzet en daardoor ziek of krankzinnig is, als een verwoestende kankercel.

Als we in de Heilige Cirkel de Heilige 8, de kracht van de Grote Wetten, oproepen en hun vragen ons de wetten te laten zien die voor het aardse leven gelden, en als we daar dan over mediteren, wekken we het achtste licht in ons op.

De 9e chakra – de aura

De 9e chakra heeft zijn energetische verzamelpunt tussen de beide voeten. Hij omgeeft het hele lichaam met een eivormig, zwart licht of energieveld. In deze auramantel bevinden zich ook de vier schilden van de mens. Via onze aura werken de krachten van het noordoosten, van de

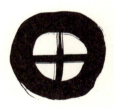

III Het wiel van openbaring

De tien energie-centra of chakra's van de mens
• De 9e chakra

Heilige 9, de krachten van de beweging, het medicijn. We 'dansen' met hen en wekken ons negende licht op als we met volle overgave het visioen van ons medicijn vragen en als we, nadat we het hebben gevonden, het welzijn en de genezing aan allen laten toekomen. In ons medicijn ontvangen we de oproep medewerker van God op aarde te worden.

De 10e chakra – ons Hogere Zelf

De 10e chakra troont ongeveer een handbreed boven ons hoofd en omgeeft het met een goudachtig wit licht als een aureool. Met dit licht ontvangt ons Hogere Zelf de universele levensenergie, het al-bewustzijn. Als we in ons Hogere Zelf zijn, leven we in de eenheid van tonal en nagual. Alleen in deze eenheid zijn we 'magisch' en kunnen we de Hogere Wezens van het Medicijnwiel, de krachten van de Heilige 11 tot de Heilige 20 waarnemen.

Praktisch werken met de chakra's

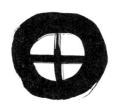

We weten nu waar zich de afzonderlijke chakra's bevinden, welke krachten erdoor werken. Samen zijn ze ons communicatiemiddel met het heelal. Maar in de praktijk werken we alleen met de eerste zeven chakra's. Als we ons dat bewust zijn en ze in hun volle omvang kunnen ontvouwen, worden daardoor ook de laatste drie opgewekt.

III Het wiel van openbaring

Het opwekken van de chakra's

De tien energie-centra of chakra's van de mens

Met onze adem beschikken we over de beste mogelijkheid om ons lichtlichaam waar te nemen. Met het ademhalingsritme staan we in contact met de kosmische energie. De adem is ons levenselixer, dat we vanzelf uitblazen en weer inzuigen. De adem geeft ons het ritme en de basisstappen voor de kunst van onze levensdans, die we uitstekend beheersen als we hem met onze kosmische partner tot een 'paso doble' op de aardevloer dansen: uitademen-laten en inademen-doen, het spanningsmoment van de dans, vanwaar het in een nieuw figuur overgaat. Met bewuste ademhalingsmeditatie kunnen we 'Het ademt mij' ervaren. De kosmische adem is in mij en bedt me in in de levendige verandering van doen en laten, van inademen en uitademen en niet-ademen. Deze kosmische beademing kunnen we door onze lichtlichamen als geestelijke energie of krachten opnemen. Het is het kosmische levenssap dat de mens onsterfelijk maakt.

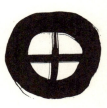

III Het wiel van openbaring

De tien energiecentra of chakra's van de mens

Ademhalingsoefeningen voor de eerste zeven chakra's

Als u de hier beschreven ademhalingsoefeningen wilt doen, kiest u daarvoor een goed tijdstip uit, waarop u ongestoord en zonder tijdsdruk kunt werken. U gaat op de grond zitten 'om dichter bij de aarde te zijn', zoals de indianen zeggen. U kunt de oefeningen op een rustige plek in uw woning of buiten in de natuur doen, onder een boom, aan de oever van een rivier... of in uw Medicijnwiel, waarin u bij elk van de zeven ademhalingsmanieren in de richting van de overeenkomstige chakra gaat zitten.

• *Scheppersadem*
Ademhalingsoefening voor de 1e chakra, het zonnewiel
Langzaam door de neus diep in de buik inademen – de adem vasthouden en daarbij zeven keer, zo stevig mogelijk, de sluitspier van de anus samentrekken – weer loslaten – door de mond uitademen.

• *Vrouwelijke of Passieve Adem*
Ademhalingsoefening voor de 2e chakra, het aardewiel
Scherp door de mond in de borst ademhalen – de adem kort vasthouden en dan in de onderbuik laten vallen – stevig door de mond uitademen.

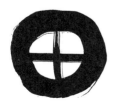

• *Mannelijke of Actieve Adem*
Ademhalingsoefening voor de 3e chakra, het plantenwiel
Scherp door de neus in de borst inademen – de adem kort vasthouden en dan in de bovenbuik laten vallen – stevig door de mond uitademen.

III Het wiel van openbaring

De tien energie-
centra of chakra's
van de mens

• Ademhalingsoefeningen

• *Reinigingsademhaling*
Ademhalingsoefening voor de 4e chakra, het dierenwiel
Langzaam door de neus in de buik inademen – adem vasthouden – dan drie keer de adem in de borst opheffen en weer in de buik laten vallen – door de mond uitademen.

• *Gelukkige Adem*
Ademhalingsoefening voor de 5e chakra, het mensenwiel
De buikspieren halen de adem met zeven stoten door de mond naar binnen – bij het uitademen stoten ze hem weer in zeven keer door de mond naar buiten.

• *Kalmerende Adem*
Ademhalingsoefening voor de 6e chakra, het voorouderwiel
De middelvinger ligt tussen de beide ogen op het derde oog, de duim ligt op het rechterneusgat – langzaam door het linker neusgat diep in de buik inademen – met de ringvinger het linker neusgat sluiten en de adem vier seconden vasthouden – dan door het rechter neusgat uitademen – door het rechter neusgat inademen – de adem diep in de huik laten gaan – rechter neusgat weer sluiten en de adem vier seconden vasthouden – door het linker neusgat uitademen.

• *Kleine-dood-ademhaling*
Ademhalingsoefening voor de 7e chakra, het droomwiel
Door de neus in de buik inademen – de adem twaalf seconden lang (of zolang als mogelijk is) vasthouden – door de mond helemaal uitademen en de adem weer twaalf seconden lang vasthouden – en weer door de neus uitademen.

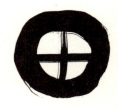

III Het wiel van openbaring

De tien energie-centra of chakra's van de mens

• Ademhalingsoefeningen

Alle ademhalingsoefeningen moeten elf keer achter elkaar worden gedaan. Concentreer u bij elke oefening op de bijbehorende chakra en leef u in deze kracht in. Als u wilt, kunt u in elke chakra een tijdje met gesloten ogen mediteren en het beeld schilderen dat in u opkomt. U kunt de volgorde van basischakra tot kroonchakra aanhouden. Vooral als u deze oefening met schilderen combineert, is het interessant haar vaker te herhalen en u te confronteren met de veranderingen in de beelden.

Naast de ademhaling kunnen we ook profijt hebben van het zingen van bepaalde lettergrepen en het verbeelden van lichtkleuren om onze chakra's op te wekken. U kunt na elke ademhalingsoefening voor een bepaalde chakra de bijbehorende lettergreep zingen en zich dan ook nog zijn licht verbeelden, maar u kunt ook eerst de oefeningen voor alle chakra's doen en dan eerst beginnen met het zingen en zich vervolgens de kleuren verbeelden. Kijk zelf wat voor u het prettigst is.

De tonen of het wakker zingen van de chakra's

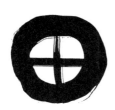

• *Voor de 1e chakra:*
Adem diep door de neus in de buik in en zing met de langzaam uitstromende adem luid en vol 'AAAHHH'.

III Het wiel van openbaring

De tien energie-centra of chakra's van de mens

- *Voor de 2e chakra:*
Diep door de neus in de buik inademen en bij het uitademen 'SOL' zingen.

- *Voor de 3e chakra:*
Weer diep door de neus in de buik inademen en bij het uitademen 'SOEMMM' zingen.

- *Voor de 4e chakra:*
Diep door de neus in de buik inademen en bij het uitademen 'EEEEE' zingen.

- *Voor de 5e chakra:*
Diep door de neus in de buik inademen en bij het uitademen 'OEHHH' zingen.

- *Voor de 6e chakra:*
Diep door de neus in de buik inademen en bij het uitademen 'SOENNN' zingen.

- *Voor de 7e chakra:*
Weer diep en langzaam de adem door de neus in de buik laten gaan en bij het uitademen 'OOOMMM' zingen.

Als u de tonen bij elke chakra zingt, mediteert u daarbij over de plaats en de kracht van de chakra. Ontdek de energie zoals ze aanvoelt, waarheen ze zich een weg baant. Ter afsluiting zingt u:

AH-OE-SOL-E-SOEN-SOEM-OM

III Het wiel van openbaring

De tien energie-centra of chakra's van de mens

Deze reeks stimuleert de energetische stroom door alle chakra's het best.

Kleurenmeditatie

Bij de kleurenmeditatie stuurt u in combinatie met uw adem de afzonderlijke spectrale kleuren naar de bijbehorende chakra's.

CHAKRA	KLEUR	ADEM	LETTERGREEP
	rood	scheppend	AH
	oranje	vrouwelijk	SOL
	geel	mannelijk	SOEM
	groen	reinigend	E
	blauw	gelukkig	OE
	purper	kalmerend	SOEN
	wit	kleine dood	OM

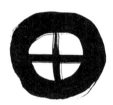

Voor de 1e chakra: houd uw rechterhand een paar centimeter boven uw chakra. Uw bewustzijn gaat met het inademen helemaal naar deze plaats; ook bij het uitademen blijft u daar. Dan verbeeldt u zich de kleur rood en laat hem als rood licht dat uit de kosmos komt, door uw hand op deze chakra naar binnen stromen. U verbeeldt steeds in combinatie met het in- en uitademen.

U doet hetzelfde met de andere zes chakra's. Als u bij de 7e

III Het wiel van openbaring

De tien energie-centra of chakra's van de mens
• Kleurenmeditatie

chakra bent aangekomen, kunt u ter afsluiting alle kleuren mengen; dan ontstaat er wit licht. Probeer dit licht helemaal om uw lichaam te laten stromen, zodat het door een witte lichtmantel wordt omhuld.

Met deze oefeningen worden niet alleen de chakra's opgewekt, maar voltrekt zich ook een klein zelfgenezingsproces. U kunt de oefeningen ook altijd gebruiken als u uit evenwicht bent geraakt – lichamelijk, psychisch of geestelijk.

Voordat we ons gaan bezighouden met het balanceren of helen van chakra's in combinatie met het Medicijnwiel, wil ik ingaan op het algemene onderwerp 'ziekte en genezing'.

Ziekte en genezing

Vroeger waren de artsen priesters. Zij alleen hadden de taak te genezen. Waarom was dat zo en waarom werd de priesters de kunst van het genezen ontnomen?

Het Latijnse woord voor priester is 'pontifex', wat 'bruggenbouwer' betekent. De priesters bouwden dus voor mensen bruggen naar God, naar hun oorsprong. Dit 'slaan van bruggen' was hun belangrijkste heelmethode. 'Helen' was altijd een 'heiligen', een heilige, religieuze daad, die zich in veel diepere lagen van de zieke voltrok dan alleen in zijn fysieke lichaam. De priester-artsen streden niet tegen ziektesymptomen. Ze streden helemaal niet, maar moedigden de zieke veeleer aan zijn ziekte als een vriend te accepteren, die een belangrijke boodschap heeft, die hem helpt zijn weg

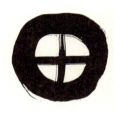

III Het wiel van openbaring

Ziekte en genezing

te leren kennen. De hulp van de priester bestond vrijwel uitsluitend uit het ontcijferen van deze boodschappen, die ze samen met de zieke verwerkten. Lichamelijke symptomen waren in hun ogen slechts waarschuwingssignalen en het was volkomen zinloos ze te bestrijden, want zolang het oerprincipe van de ziekte, haar oereigen boodschap, niet bekend werd, kon ze alleen verschoven en verplaatst worden en zou het symptoom beslist op een andere plaats weer opduiken. De priester zag dat de zieke ziek is en geen ziekte heeft; wat hij heeft, zijn altijd slechts symptomen, waarschuwingssignalen van het lichaam. Voor de priester-arts was het oerprincipe, dat zich in elke ziekte weerspiegelde, het verlies van de plaats van het afzonderlijke in het geheel; dat wil zeggen, de zieke heeft wegen ingeslagen die niet meer in harmonie staan met die van zijn lot, maar los van de goddelijke ordening, van de kosmische wetmatigheid, tot dwaalwegen zijn geworden, die zich lichamelijk als pijn en gebrek manifesteren, maar op het psychisch-geestelijke vlak liggen.

Tot 800 voor Chr. waren er in Griekenland nog de beroemde asklepiaden, de priester-artsen, die in religieuze rituelen zieken genazen.

Een van hen was Hippocrates, die echter met de traditie van de asklepiadische geneeskunst brak door de zieken op zich te gaan bestuderen, hun zuiver lichamelijke activiteit en weerstand observeerde. Op grond daarvan ontwikkelde hij geneeswijzen die los van de religieuze rituelen stonden. Dat was het einde van de priester-artsen in het Avondland.

Onze huidige artsen moeten hun beroepseed nog steeds op Hippocrates afleggen, ze staan in zijn dienst, doen aan zui-

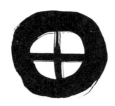

III Het wiel van openbaring

Ziekte en genezing

vere symptoombestrijding en werken vertwijfeld en verbeten met hun steeds ingewikkelder apparatuur tegen de ziekte. Dat de symptoombestrijding echter zinloos is, zien de reguliere artsen niet: er zijn nog steeds zieke mensen, het aantal ziekten en de omvang ervan zijn niet afgenomen. Het symbool van de huidige artsen is nog steeds de esculaap, maar de reguliere arts kent de achterliggende betekenis niet meer. De esculaap, met de naar boven kronkelende slang, verwijst namelijk naar de zondeval van de mens in het paradijs. De staf symboliseert de levensboom van het paradijs, waarop de slang met zijn kop naar beneden, naar de aarde gericht, het mensenpaar verleidt tot het overtreden van de wet. Door deze 'zonde' (in de zin van 'afzondering') werd de mens zich op pijnlijke wijze bewust van zijn scheiding van de paradijselijke Al-eenheid, het goddelijke.

Toen begon de lijdensweg van de mens om de eenheid, de paradijselijke toestand, terug te vinden. De naar beneden gerichte slang maakte de mens 'ziek'; hij symboliseert het aardse, het materiële. De naar boven gerichte slang van de esculaap wijst naar de hemel, naar de geestelijke oergrond en oorsprong, naar het paradijs; het is de beweging die de mens weer heelt, compleet maakt. De paradijselijke levensboom, die door de veronachtzaming van de wet doodsboom werd, is echter altijd levensboom gebleven. We hoeven alleen te erkennen dat verandering, beweging, het oerprincipe van het leven, het eeuwige is. Het beeld van de slang is uitdrukking van de eeuwige energie, die altijd stroomt: geboorte is beweging, dood is beweging, beide veranderen in nieuwe levensvormen en als zodanig zijn ze één. De esculaap als attribuut van de wijze priester-arts is

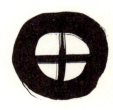

III Het wiel van openbaring

Ziekte en genezing

tot op heden behouden gebleven en verplicht ieder die hem heeft, zijn oorspronkelijke betekenis in stand te houden.

In de sjamaanse heelmethoden is het wezen van de priester-arts gehandhaafd. De sjamaan ziet aan de manifestatie van een ziekte dat de zieke niet meer in balans is, niet meer in harmonie met de wetten van zijn lot en de Grote Wetten leeft. De indiaanse sjamanen zeggen dan: 'Hij heeft zijn droom verloren', 'Hij heeft zijn visioen verloren' of 'Hij leeft niet volgens zijn medicijn.'

De sjamaan geneest doordat hij de mens weer hoop geeft en aanmoedigt, zodat deze weer toekomst kan zien en de kracht van het visioen niet meer belemmert. Maar daarvoor is het nodig dat de zieke de eigen verantwoordelijkheid neemt en de ziekte als les voor zijn groei leert zien. De boodschap van de ziekte moet op de juiste manier worden ontcijferd. 'Op de juiste manier' betekent in dit geval weer dat de eigenmachtige weg met de macht van het geheel in verband wordt gebracht. Dat gebeurt bij het sjamaanse of magische helen altijd, want de sjamaan geneest niet zelf, maar alleen in verbinding met de kosmische krachten waarbij hij is aangesloten. Doordat hij het ziek-zijn in verband met het geheel brengt, kan ware genezing plaatsvinden. De zieke moet zijn ziekte altijd accepteren, haar niet bestrijden, hij moet zich net zolang met haar verbinden totdat hij dit 'verbond' begrijpt en bereid is het weer op te heffen. Dan moet de zieke er duidelijk in zijn of hij de ziekte met heel zijn hart kan weggeven of haar nog een tijdje nodig heeft om ervan te leren. 'De mens heeft gekozen langs de weg van de ziekte te leren om weer heel of compleet te worden,' heeft een Hopi-sjamaan eens gezegd. Door de ziekte

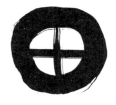

worden we er altijd aan herinnerd ons aardse bestaan met het kosmische in verband te brengen.

III Het wiel van openbaring

Ziekte en genezing

Magisch genezen in het Medicijnwiel

Bij het sjamaanse of magische genezen houdt men altijd rekening met de kosmische krachten en is men dan ook constant met het geheel verbonden en in het evenwicht van de tonale en de naguale wereld. Als we met het Medicijnwiel als 'compleet medicijn' leren werken, zullen we steeds meer gaan merken dat we daadwerkelijk in aanraking zijn met het geheel: de 20 Heilige Krachten.

In de beschrijving van de Heilige Krachten van het Medicijnwiel hebben we de Heilige 20 als kracht van de dood leren kennen – dood als voltooiing, als verzoening van alle tegenstellingen, als bron van leven. Alleen de Heilige 20 wordt weer tot Heilige 0, de lege Heilige Cirkel van de goddelijke oergrond, die één is met de volheid van het heelal, de goddelijke schepping en de oorsprong. De Heilige 20 is de compleetheid zelf, de Grote Geest. Als we met het Medicijnwiel willen genezen, moeten we alles in verband met het geheel brengen en onszelf op de Heilige 20 completeren. We moeten de dood als raadgever inzetten, want het is de dood die ons weer compleet maakt en ons in de Al-eenheid terugbrengt. Als we ons Lagere Zelf laten sterven en door zijn dood in het nieuwe leven van ons Hogere Zelf ingaan, stroomt het eeuwige leven ook in ons, zelfs al op aarde.

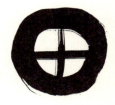

III Het wiel van openbaring

Ziekte en genezing

De voltooiing van de afzonderlijke chakra's tot de Heilige 20

We hebben nu de tien chakra's leren kennen als communicatiekanalen met het Al. Om sjamaan of magiër te worden en in de kracht van het Hogere Zelf te geraken moeten we leren elke afzonderlijke 'spreekbuis' naar het Al zo zuiver en volmaakt mogelijk te maken. Daarvoor helpt ons het Medicijnwiel, doordat we elke chakra met behulp van zijn naguale kracht, die hem vanuit de kosmos terzijde staat voor zijn voltooiing, proberen te verbinden.

Het volgende overzicht laat zien welke naguale kracht welke chakra tot zijn volledigheid 'afrondt':

- De 1e chakra – het zonnewiel heeft de Heilige 19 nodig, de verlichten van het Al, de Archai.

- De 2e chakra – het aardewiel heeft de Heilige 18 nodig, de behoeders en schrijvers van het karma.

- De 3e chakra – het plantenwiel heeft de Heilige 17 nodig, de droombehoeders, de natuurgeesten.

- De 4e chakra – het dierenwiel heeft de Heilige 16 nodig, de verlichten, de avatars.

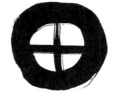

- De 5e chakra – het mensenwiel heeft de Heilige 15 nodig, de kosmische mens in het Al.

III Het wiel van openbaring

- De 6e chakra – het voorouderwiel heeft de Heilige 14 nodig, de geest van alle dieren.

- De 7e chakra – het droomwiel heeft de Heilige 13 nodig, de geest van alle planten.

- De 8e chakra – het karmawiel heeft de Heilige 12 nodig, de geest van alle aarden.

- De 9e chakra – de aura heeft de Heilige 11 nodig, de geest van alle zonnen.

- De 10e chakra – het Hogere Zelf heeft de Heilige 10 nodig, het Hogere Zelf.

Om deze tien aanvullende paren niet alleen theoretisch te begrijpen is het raadzaam er in het Medicijnwiel over te mediteren.

Ziekte en genezing
· De Heilige 20

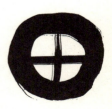

III Het wiel van openbaring

Ziekte en genezing
· De Heilige 20

- *1e chakra - zonnewiel*

Om de 1e chakra in evenwicht te brengen gaat u in het oosten van uw Medicijnwiel zitten. U richt uw bewustzijn op de plaats van de 1e chakra. Daarbij maakt u gebruik van uw adem, doet de bijbehorende ademhalingsoefening of de kleurenverbeelding; ook het zingen van de lettergreep 'AH' kan u helpen contact met deze chakra op te nemen. U roept dan hardop de kracht van de Heilige 19 op en vraagt of ze u wil helpen uw 1e chakra in balans te brengen. U vraagt wat hij nodig heeft om heel te kunnen worden. Met de eerste energiewervel ontvangen we ons visioen en onze inspiratie en deze is altijd aangewezen op de kracht van de Heilige 19, de kracht van de Grote Verlichte van het Al. Alleen in deze verbinding kunnen onze ideeën compleet worden en zinvol voor het geheel. De stem van de Grote Wijze spreekt pas tot ons als we dat vragen en als we vaste patronen en verwachtingen loslaten. Als we de moed voor het onverwachte, het nieuwe en onbekende hebben, kunnen we haar horen en krijgen we weer vertrouwen in onze inspiratie.

- *2e chakra - aardewiel*

Voor de balancering van de 2e chakra gaat u in het westen van uw Medicijnwiel zitten op de plaats van de Heilige 2. Als u met deze chakra contact heeft opgenomen, wendt u zich tot het noordwesten, de kracht van de Heilige 18, en vraagt haar hierheen te komen en u te helpen om de 2e chakra in evenwicht te brengen. Als de 2e chakra niet geheel is ontvouwd of niet heel is, hebben we problemen met de wilskracht, we bevinden ons niet in ons midden, we maken

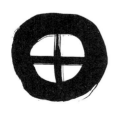

III Het wiel van openbaring

Ziekte en genezing
• De Heilige 20

geen gebruik van de innerlijk blik en de intuïtie. Met de kracht van de Heilige 18, de hoeders en schrijvers van ons karma en de Grote Wetten, vinden we een weg om weer in de volle kracht van dit lichtlichaam te komen. Alleen van haar kunnen we de wetten ervaren die ons lot bestemmen. Via onze wil kunnen we ons karma veranderen, bijvoorbeeld als we de boodschap van een ziekte vernemen, de ziekte weggeven en haar boodschap in ons bewustzijn integreren.

De kracht van de Heilige 18 leert ons zelf verantwoordelijk te zijn. Alles wat iemand overkomt, gebeurt omdat hij of zij dat zo wil; de maatschappij, noch de betrokkenen noch zijn of haar partner zijn schuldig aan de situatie. Ieder heeft de levenssituatie die hij heeft gecreëerd, nodig om te leren. Als u dit inzicht in uw dagelijks leven integreert, doet u al heel veel om deze chakra te laten stralen.

- *3e chakra - plantenwiel*

Dan gaat u naar het zuiden van uw Medicijnwiel en mediteert over uw 3e chakra. Als u met al uw aandacht daar bent aangekomen (pas rustig de Mannelijke Adem toe, de kleur geel en de lettergreep SOEM), roept u de kracht van de Heilige 17 op en vraagt haar om hulp voor de volledige ontvouwing van uw derde energiewervel. De Heilige 17, de droomhoeders, zijn de natuurgeesten die in het vuur, het water, de aarde en de lucht leven. Het zijn de salamanders en faunen, de undinen, nimfen en nixen, de gnomen, deva's en dwergen, de sylfen en trollen. Het zijn de mysterieuze wezens, die ons in de kinderjaren lieten ademen, ons naar het sprookjesbos en het toverland leidden. Als kinderen

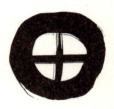

III Het wiel van openbaring

Ziekte en genezing
· De Heilige 20

bezaten we nog de kracht van de verbeelding en de kracht van de fantasie. We waren nog veel sterker met de wereld van het nagual, de wereld van de droom verweven en geloofden in onschuld en vertrouwen in deze wezens, spraken met hen en zagen hen lijfelijk. We hadden toen nog geen 'vervormd' mensenverstand als grendel voor deze wereld geschoven. Dat was heel heilzaam voor onze kinderlijke gevoelswereld.

Als de wereld van de volwassenen ons te dicht op de huid zat, wist elk kind dat het in zijn droomwereld geborgen was. Het was een instinctief hulpmiddel om te overleven, dat we tegenwoordig weer kunnen leren, niet om aan de materiële werkelijkheid te ontvluchten, maar om ons er weer aan te herinneren dat daarachter nog een andere werkelijkheid bestaat die even werkelijk is, en dat beide werkelijkheden elkaar nodig hebben om als werkelijkheid compleet te worden. We zijn op samenwerking met de natuurgeesten aangewezen en beleven ze telkens als we in het rijk van de droom en de fantasie verblijven. Daar ontvangen we namelijk onze boodschappen.

• *4e chakra - dierenwiel*
Om uw 4e chakra in evenwicht te brengen gaat u in het noorden van uw Medicijnwiel zitten en concentreert u zich op de plaats van deze chakra (de Reinigende Adem, de kleurverbeelding groen en het zingen van 'E' helpen deze plaats op te wekken). Dan wendt u zich tot het zuidoosten en roept de kracht van de Heilige 16 aan. De avatars zijn helpers die de mens zijn rol binnen de samenleving kunnen verduidelijken. Hun kracht leert ons de volledige overgave

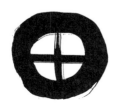

III Het wiel van openbaring

Ziekte en genezing
• De Heilige 20

van de mens aan zijn taak, zoals zij ze in hun leven, in de liefde tot de aarde met hun wezen hebben vervuld. Met hun eeuwige licht leiden ze ons over de 'weg van het hart', we hoeven hen alleen maar op te roepen en om hulp te vragen en weer leren hun kracht waar te nemen.

De verlichten zoals Christus, Boeddha, Mohammed en alle heiligen respecteerden de dieren als hun 'verwanten' en lieten ons daarmee zien dat de mens altijd de kracht van de dieren nodig heeft om zijn rol te leren kennen, om instinctief zeker te kunnen denken en handelen. Ons denken is krankzinnig als het aan het geheel is ontrukt, als het egoïstisch alleen strategieën inzet die het eigenbelang en het eigen voordeel dienen, en het effect ervan op de rest niet wil zien. Ons handelen en denken wordt gezond mensenverstand als we het vermogen tot overzicht van de afzonderlijke handelwijzen en gedachtereeksen verwerven, het aspect van het helen en stimuleren gadeslaan, de eigen rol in harmonisch samenspel met het andere zien.

- *5e chakra – mensenwiel*

U gaat in het zuidelijke midden van uw Medicijnwiel zitten en concentreert zich op uw 5e chakra (de Gelukkige Adem, de kleur blauw en de lettergreep 'OE' helpen u daarbij). Hier bent u in de energetische kracht van uw mensenwiel, via welk u in staat bent met woorden contact te maken. Mediteer erover waar u hier te kort schiet, en roep de kracht van de mens in het Al op, de kracht van de Heilige 15. Vraag wat u moet doen om deze chakra helemaal te vullen. U praat met uw kosmische spiegelbeeld, met de geest van de menselijke soort. In alle dingen waarin we het geheel

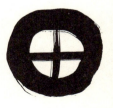

III Het wiel van openbaring

Ziekte en genezing
· De Heilige 20

aanspreken en ons leven in de kosmische geschiedenis van de menselijke soort voegt, zullen we van deze plaats antwoord krijgen. Een voorwaarde is dat we zonder enige reserve afscheid nemen van groepen die slechts sekten en dus afscheidingen zijn en geen relatie met het geheel hebben.

- *6e chakra – voorouderwiel*

Ga in het zuidoosten van uw Medicijnwiel zitten, de plaats van de Heilige 6, de plaats van de voorouders. U wekt met uw adem uw 6e chakra of derde oog op. (U heeft baat bij de Kalmerende Adem, de kleur purper en de lettergreep 'SOEN'.) Met het derde oog zien we onze geestelijke erfenis, die van onze voorouders en die van onze vorige levens. Ga na welke onduidelijkheden u daarbij tegenkomt en wend u tot het noorden, tot de Heilige 14, de geest van alle dieren. Roep deze kracht aan en vraag haar om hulp voor uw 6e chakra. De geest der dieren spreekt tot ieder mens via zijn dierlijke bondgenoot, die iedereen kan terugvinden (zie pag. 238). Als uw dierlijke bondgenoot u ter zijde staat, is dat een hele verlichting. Voorwaarde is wel dat u de dierlijke bondgenoot als echte naguale kracht erkent en communicatievormen zoekt om zijn aanwezigheid blijvend te maken. De dierlijke bondgenoot heet ook wel 'medicijndier'. Het is voor de mens bevorderlijk zijn medicijn te vinden als hij bereid is zich met deze kracht te verbinden en samen te werken. Hoe meer we de geestelijke kracht van onze dierlijke bondgenoot leren begrijpen, des te duidelijker zal onze taak, onze erfenis voor ons worden.

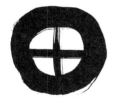

III Het wiel van openbaring

Ziekte en genezing
· De Heilige 20

- *7e chakra – droomwiel*

U gaat in het zuidwesten van het Medicijnwiel zitten, op de plaats van de Heilige 7, de plaats van de droom. U mediteert over uw 7e chakra (doe de Kleine-dood-ademhaling, verbeeld u de kleur wit en zing de lettergreep 'OM'). Probeer uw leven als een droom te beschouwen, die uw geest voor uw geboorte gekozen heeft om te dromen. Ga na in hoeverre u deze droom begrijpt. Roep de kracht van de Heilige 13, de geest van de planten op de plaats van het zuiden, en vraag deze naguale kracht om kennis van uw talenten en wat u moet doen om deze helemaal bloot te leggen opdat u uw droom volledig kunt 'wakker dansen'. Ook hier is het nuttig uw plantaardige bondgenoot te kennen en in samenwerking daarmee de levensdroom te dromen. (Meer hierover op pag. 226+227.)

- *8e chakra – karmawiel*

Ga naar de plaats van de Heilige 8 in het noordwesten van uw Medicijnwiel. Probeer contact met uw 8e chakra op te nemen. Concentreer u eerst op de plaats tussen uw beide knieën doordat u uw adem daarheen stuurt; bij het inademen bent u op de plaats tussen de knieën en bij het uitademen laat u vandaar een regenboogkleurig licht vlak langs uw hele lichaam stromen. Stel u dan voor dat uw huidige leven slechts één lichaamscel van het Grote Kosmische Lichaam vormt en dat u een bepaalde wetmatigheid moet volgen om harmonisch met de universele stofwisseling te kunnen functioneren. Deze lichaamscel is uw huidige lot, dat voor u zo vaak een bron van leed is.

Vraag u af in hoeverre u uw achtste lichtveld kent en

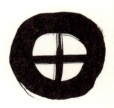

III Het wiel van openbaring

Ziekte en genezing
· De Heilige 20

waarneemt. Ga ook na welk leed u telkens weer moet ondergaan en onderken dat u zelf degene bent die dat leed voor u heeft uitgezocht om ervan te leren. Roep de kracht van de Heilige 12, de geest van alle planeten in het westen, en vraag deze kracht of ze u wil helpen om uw 8e chakra compleet te maken, te helen. Via deze stem kan de mens het inzicht krijgen dat elk leed en elk gebrek in een voordeel kan veranderen als ze als drijvende kracht voor ons verdere handelen wordt ingezet. Een zwakte in kracht veranderen en de medemensen de weg van het leren te wijzen is voor ieder mens een plicht.

- *9e chakra - aura*

Ga in het noordoosten van uw Medicijnwiel zitten, de plaats van de Heilige 9, waar u in contact staat met de kracht van de beweging, het 'medicijn'. Dring met grote waakzaamheid door tot de plaats van uw 9e chakra. Ga bij het inademen naar de plaats tussen uw voeten en strek bij het uitademen uw armen uit en stel u daarbij voor dat u uw beide naguale schilden, de tegengeslachtelijke schilden, in uw handen houdt; op uw rug bevindt zich uw gelijkgeslachtelijke kinderschild en voor u uw gelijkgeslachtelijke volwassenenschild, de tonale schilden. Hul dan uw lichaam in een zwarte energiemantel, die u, vanaf de voeten uitstromend, ongeveer twintig centimeter van uw lichaam af, als uw aura voorstelt. Neem uzelf waar in dit fijnstoffelijke tweede lichaam en kijk waar het begint, waar het begrensd wordt.

Mediteer dan over de krachten van uw vier schilden. Probeer te weten te komen hoe deze tot elkaar staan. Welk

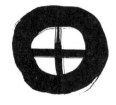

III Het wiel van openbaring

Ziekte en genezing
· De Heilige 20

is 'ziekelijk' vergroot, welk 'ziekelijk' verkommerd. Mediteer over de moeilijkheden die u met uw mannelijke of vrouwelijke naguale kracht (dus met uw west- of oostschild) heeft en voor welke problemen u 'blijft staan' bij het verwerken van uw kinderjaren. Wend u dan met uw vragen tot het oosten, tot de kracht van de Heilige 11, de geest van alle zonnen. Vanuit deze plaats krijgt de vraagsteller de wegwijzer die hem de weg naar de verwezenlijking van zijn 'medicijn' wijst. De geest van de zon laat de mens zien dat zijn persoonlijke geschiedenis in 'medicijn', in een volmaakte beweging van de 'vier-schilden-danser' verandert zodra hij het persoonlijke ondergeschikt maakt aan de menselijke soort, hij zich vanuit zijn midden beweegt en alles met het geheel in verband leert brengen.

- *10e chakra – Hogere Zelf*
Ga naar het noordelijke midden van uw Medicijnwiel, naar de plaats van de Heilige 10, van uw Hogere Zelf. Mediteer over uw 10e chakra, die u als een aureool boven uw hoofd draagt. Probeer bij het inademen uw adem vanaf de plaats waar u op de aarde zit (alsof u de kracht uit de aarde in u opzuigt) langs uw wervelkolom te laten opgaan en boven uw hoofd in een goudachtig wit licht te veranderen. Bij het uitademen 'valt' u dan weer naar de aarde. Mediteer over de kracht van uw Hogere Zelf. Vraag u af waar haar kracht u vertrouwd voorkomt. Waar wordt ze voor u tot een poort naar de Hogere Werkelijkheid, naar de wereld van het nagual?
Roep situaties op waarin u uw Hogere Zelf liet werken in plaats van uw Lagere Zelf. Bedenk dat uw Hogere Zelf als

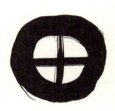

III Het wiel van openbaring

Ziekte en genezing
• De Heilige 20

eeuwige geest, als gouden licht altijd bij u is en u alleen in verbinding met deze onsterfelijke kracht over het vermogen beschikt om eveneens onsterfelijk te zijn in uw geest of in wat u als geestelijke erfenis ooit zult achterlaten.

De kracht van het Hogere Zelf in de mens staat altijd in contact met de hogere naguale krachten van het Medicijnwiel, dus vanaf de Heilige 11 tot de Heilige 20. Het is onze 'tussencentrale' naar deze Hogere Wezens van het Al en de enige mogelijkheid om ermee te communiceren. Het Hogere Zelf heeft de kracht van de Heilige 10 nodig om compleet te worden, om de voltooiing in de kracht van de Heilige 20 te ervaren. Roep de kracht van het Hogere Zelf op de plaats waar u zit (het is de enige plaats in het Medicijnwiel waar de voltooiende krachten zich in dezelfde Heilige Richtingen bevinden!) en vraag hun of ze u bij de heling van uw 10e chakra willen bijstaan.

We zien dus dat voor de mens een tienvoudige weg tot voltooiing open staat. Deze weg is niet abstract, maar heel concreet aangegeven door de tien lichten die onze chakra's bepalen. Als de mens weer het fijnstoffelijke als even werkelijk laat gelden, zoals hij met het materiële doet, zullen hem de tien fijnstoffelijke lichamen ook ooit als iets heel normaals voorkomen. Het zal dan niet meer van zijn geloof afhangen of deze lichten er zijn of niet, maar men zal de kennis ervan erbij betrekken en daarin een geweldige stap zetten op de weg naar volledigheid en genezing. Ho!*

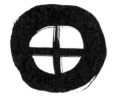

Natuurlijk is de hiervoor beschreven chakra-heling slechts een kleine stap naar onze volmaaktheid. De weg naar de kracht van de Heilige 20 of de Grote Geest is moeilijk en

---

* Indiaans voor 'Dat is goed!'

III Het wiel van openbaring

niet iedereen doet er even lang over. Maar het is een weg die iedereen door consequent oefenen in zijn Heilige Cirkel kan ontdekken.

Ziekte en genezing
· De Heilige 20

De geneeskracht van de kristallen

In de sjamaanse praktijk vinden we sinds oeroude tijden kristallen als genezende instrumenten. In het rijk der mineralen hebben de kristallen een heel bijzondere eigenschap: ze kunnen kracht opnemen en opslaan. Deze energie bewaren ze dan. Maar ze kunnen haar ook doorgeven als ze ergens bewust op gericht worden. De indiaanse sjamanen noemen de kristallen 'het geheugen van Moeder Aarde', want de kracht van de zon, het geestelijke visioen van ieder moment, is de stenen en vooral de kristallen ingeprent als verstard licht, dat zich in kracht kan veranderen en doelgericht is toe te passen.

Het genezen van chakra's met kristallen
Daarvoor hebben we natuurlijk een kristal nodig. Het is belangrijk dat de bovenkant smetteloos is en geen breuklijnen vertoont. Het kan een willekeurige kristal zijn, een witte kwarts of bergkristal, een rookkwarts, een amethist of een citrien. Het moet echter wel natuurlijk, ruw ofwel onbewerkt zijn en niet geslepen of kunstmatig vervaardigd. Verder hebben we een pendel nodig. Daarvoor is elk metalen voorwerp te gebruiken dat ring-, cilinder- of kogelvormig is en dat aan een draad of ketting wordt gehangen.

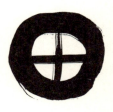

III Het wiel van openbaring

Ziekte en genezing
· Kristallen

Bovendien moeten we een en ander over de chakra's weten, over hun plaats en hun samenhang met de Heilige Cirkel van de 20 Krachten van het Medicijnwiel.

Ik wil hier als waarschuwing zeggen dat de volgende geneeswijze of chakra-balancering een medicijn is dat diep in het fijnstoffelijke gebied van de mens werkt. Daarom moet u haar niet zonder voorkennis, oefening en vaardigheid uitproberen, maar er pas aan beginnen als u met de kracht van de kristallen vertrouwd bent geraakt en een intensievere band met de chakra's heeft opgebouwd.

Voor de 'chakra-diagnose' neemt u een pendel of de zogeheten 'armdrukmethode', die verderop wordt beschreven. De diagnose moet uitwijzen hoe de afzonderlijke chakra's ten aanzien van hun energetische kracht 'geladen' zijn, of ze gezond of ziek zijn. Tegelijkertijd kunt u daarmee nagaan of het medicijn van het kristal heeft gewerkt als u het aan het eind van de behandeling nogmaals gebruikt en zodoende een vergelijking kunt maken tussen de toestand van de chakra's ervoor en erna.

• *Pendeldiagnose*

De patiënt bij wie de chakra-balancering wordt gedaan, gaat met zijn rug op de grond liggen. Als we in het Medicijnwiel werken, roken we de Heilige Cirkel en roepen we de krachten van de vier richtingen om ondersteuning. Als we geen Medicijnwiel hebben, moeten we een Heilige Cirkel maken door er met rokende kruiden één te trekken. Genezing moet altijd op een gewijde plaats geschieden! We houden de pendel in de linkerhand, want het gaat om het opvangen van slingerbewegingen. Houd de pendel ongeveer vijf centimeter boven

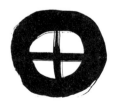

III Het wiel van openbaring

Ziekte en genezing
• Kristallen

de 1e chakra en kijk in welke richting hij beweegt, hoe sterk de slingerbeweging is, of hij een cirkel of een ellips beschrijft of in een rechte lijn heen en weer gaat. Datzelfde doet u bij de eerste zeven chakra's.

Het is belangrijk dat u zich de afzonderlijke pendeluitslagen of slingerkwaliteiten van de chakra's goed inprent; het is handig voor elke chakra een tekeningetje te maken waarin u meteen na het pendelen van de chakra de beweging aangeeft. Als de eerste zeven chakra's in evenwicht zijn, strekt hun harmonische stroom zich ook uit tot de andere drie.

• *Diagnose met de armdrukmethode*

De patiënt staat rechtop voor de 'chakra-onderzoeker'. Rechtshandigen strekken hun linkerarm voor zich uit, linkshandigen hun rechterarm. De handpalm is naar buiten gericht. De onderzoeker drukt nu, eveneens met uitgestrekte arm, de pols naar beneden en kijkt hoe hard hij moet drukken respectievelijk hoezeer de arm van de patiënt aan zijn druk meegeeft. Nu zegt de onderzoeker voordat hij op de arm drukt: 'Geef tegendruk!' De patiënt probeert met al zijn kracht weerstand te bieden aan de drukkende arm van de onderzoeker. Het is de taak van de onderzoeker om het verschil in drukwijzen – eerst gaf de patiënt onvoorbereid tegendruk, daarna was hij erop voorbereid en kon hij zijn kracht bewust inzetten – precies in zijn gevoel te hebben; dat is in zekere zin zijn meeteenheid voor de volgende proef met de chakra's.

De patiënt staat weer recht tegenover de onderzoeker en strekt de arm uit die hij gewoonlijk niet zoveel gebruikt; de

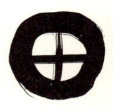

III Het wiel van openbaring

Ziekte en genezing
• Kristallen

handpalm is weer naar buiten gericht. De onderzoeker houdt nu zijn linkerhand op de plaats van de 1e chakra op het lichaam van de patiënt en bij het verzoek 'Geef tegendruk!' pakt hij de arm bij de pols en probeert met dezelfde kracht als daarvoor de arm neer te drukken. Afhankelijk van de druk die de patiënt weet te weerstaan, is er veel of weinig kracht in de chakra.

Op die manier worden de zeven chakra's afgewerkt. Wie een slecht geheugen heeft, kan er notities van maken.

Als we met het kristal beginnen te werken, moet de patiënt weer met zijn rug op de grond gaan liggen, zodat hij dichter bij de kracht van de aarde is! Het kristal wordt eerst gerookt. Dan nemen we het in de rechterhand – de gevende! –, houden het met de punt ongeveer vijf centimeter boven de 1e chakra en trekken negentien kleine cirkels met de wijzers van de klok mee. Na voltooiing van de negentiende cirkel trekken we het kristal omhoog. Met de negentien omwentelingen sluiten we deze chakra op zijn completerende kracht aan, die hij ter voltooiing in de kracht van de Heilige 20 leidt. Bij de 2e chakra verrichten we achttien omwentelingen, bij de 3e chakra zeventien, bij de 4e chakra zestien, bij de 5e chakra vijftien, bij de 6e chakra veertien, bij de 7e chakra dertien. Meteen na het kristalwerk onderzoeken we de energetische kracht van elke afzonderlijke chakra weer met de pendel (als we daarvoor al een pendel hebben gebruikt) of met de armdrukmethode. Nu moet de pendel boven elke chakra gelijkmatig slingeren respectievelijk de arm een gelijke drukweerstand bieden. Als bij een van de chakra's nog problemen optreden, herhalen we de kristalbe-

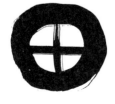

III Het wiel van openbaring

Ziekte en genezing
· Kristallen

handeling. Met het kristalmedicijn kunnen de chakra's weer gezond en heel worden, ze kunnen met elkaar in verbinding treden en als één energetische stroom vloeien. Wie gevoelig is voor deze 'ingreep', zal hem als weldadige, innerlijke warmte en pulserende kracht waarnemen.

De chakra-balancering met het kristal werkt meteen, maar in eerste instantie alleen in het energetische gebied. Dat wil zeggen, de chakra's worden in hun energetische evenwicht gebracht, wat ongeveer één tot vijf seconden duurt. Maar ook dat verschilt van mens tot mens en hangt af van de vraag hoe gezond of ziek de chakra's zijn.

Natuurlijk kan deze methode tot een gezonde toestand leiden die tijdelijk van aard is. Voor een volledige genezing in de zin van een daadwerkelijk, bewust weggeven van de ziekte, die de moeizame medewerking van de ziekte vergt, is de chakra-meditatie noodzakelijk met de krachten die de Heilige 20 aanvullen; deze is hiervoor in het Medicijnwiel beschreven. Het balanceren van de afzonderlijke chakra's met het kristal blijft echter gerechtvaardigd. We kunnen het gewoon als een weldaad beschouwen, die het totale lichaam als lichaam-ziel-geestwezen raakt. Deze methode zorgt enige tijd voor innerlijk evenwicht en een krachtreservoir, dat bevorderlijk kan zijn voor onverwachte, moeilijke situaties. Ze helpt ook als het iemand lichamelijk of psychisch erg slecht gaat. Dan kan hij weer toegang tot zijn centrum krijgen, vanwaar hij, gesterkt door de ontmoeting met zijn innerlijke genezer, weer vertrouwen en moed krijgt en de volgende stap kent die hem weer in beweging brengt. Ook bij mensen die van een ernstige ziekte herstellen, is deze behandeling zinvol.

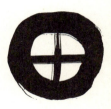

III Het wiel van openbaring

Ziekte en genezing

De drie bondgenoten van de mens

Om een heldere blik op het geheel te krijgen moeten we ons weer in de cirkels en omlopen van de natuur verplaatsen, met haar 'dromen', samen met al onze natuurlijke verwanten, de wezens uit het rijk van de mineralen, planten en dieren. De mens heeft nooit de opdracht gekregen de natuur slechts in zijn eigen voordeel te onderwerpen. Als in de bijbel staat: 'Bevolk de aarde en onderwerp haar,' gaat het er niet om dat de mens zichzelf als 'kroon op de schepping' tot alleenheerser bestemd voelt. Als we de aarde als kracht van de Heilige 2 aanschouwen met de 'ogen van het Medicijnwiel', opent zich voor ons een heel andere betekenis van deze zin. De aarde betekent voor de mens de kracht van de innerlijke blik en de intuïtie, die hem tot zijn oereigenste wil leidt, die hij in zijn 2e chakra als kracht van zijn midden ervaart. 'De aarde onderwerpen' betekent niets anders dan heerser of heerseres in het innerlijke centrum te worden, zich over te geven aan de verandering van geboorte en dood, het materiële, aardse te doordrenken van het geestelijke.

In dit hoofdstuk gaat het om onze verwanten, de stenen, planten en dieren. Ze zijn niet alleen in de wereld opdat de mens zich er niets ontziend van kan bedienen door ze te gebruiken voor het bouwen van huizen, het versieren van de tuin, als braaf huisdier of smakelijk gebraad. Ze zijn er ook opdat de mens leert in zichzelf het wezen van het mineraal, de plant of het dier te ontdekken en deze door de natuur geschonken verwantschap in zich te integreren, om 'compleet' te worden.

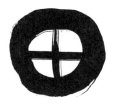

III Het wiel van openbaring

Ziekte en genezing
· De drie bondgenoten van de mens

Waar liggen nu de raakpunten met deze verwanten, waar bevinden zich samenhangen?
Ik wil u drie mogelijkheden aanreiken, drie sjamaanse praktijken, waarmee wij mensen weer toegang tot onze natuurlijke verwanten, tot steen, plant en dier, kunnen krijgen en er een trouwe bondgenoot in kunnen vinden, die ons gedurende ons hele aardse leven kan begeleiden. Bovendien heeft de aarde voor haar genezing de harmonische uitwisseling van levende wezens onderling nodig, 'niet alleen van mens tot mens, maar ook van mens tot steen, van mens tot plant en van mens tot dier', zeggen de indiaanse medicijnmannen.

De stenen bondgenoot
- de eerste en oudste verwant van de mens

In de scheppingsmythe van de Oude Steentijd schiepen de oervrouwelijke kracht 'Wakan' en de oermannelijke kracht 'Skwan' als hun tweede kind de aarde, het rijk der mineralen, het zand, de stenen, de halfedelstenen, de kristallen en de metalen. 'Broeder steen' is onze oudste verwant. In hem is de ontwikkelingsgeschiedenis van de aarde gegrift. Zijn 'ogen' waren getuige van de hele geschiedenis, al voor de komst van de eerste mensen. De ouderdom van de stenen werd altijd door ingewijden en sjamanen gerespecteerd, ze vereraden ze als een wijze grijsaard die in de kennis van de schepping is ingewijd. Deze houding jegens stenen heeft niets met bijgeloof te maken. De sjamaan ziet het wezen van de steen als hij in een hogere of magische

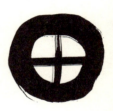

III Het wiel van openbaring

Ziekte en genezing
· De drie bondgenoten van de mens:
De stenen bondgenoot

bewustzijnstoestand terechtkomt. In die toestand ziet hij de onzichtbare wereld, die achter de materiële vormen schuilgaat. Dan ervaart hij het wezen van de steen, hij hoort de stem die tot hem spreekt en hem inwijdt in geheimen die tot het oerbegin van onze planeet teruggaan.

In de magische bewustzijnstoestand is een mens visionair en geïnspireerd, hij is in de kracht van de magie, waartoe ook wij van het Avondland toegang zouden hebben als we om deze werkelijkheid niet alleen als hallucinatie of vlucht in de fantasie zouden glimlachen. Iedereen die ooit de onzichtbare wereld heeft gezien, zal alle levensvormen waaraan wij zo gemakkelijk het bewustzijn ontzeggen, zoals stenen, planten en dieren, nooit meer met de oude, respectloze houding kunnen benaderen. Hij zal er verwanten in herkennen, die net als hij een heel bepaalde taak in de kosmische stofwisseling hebben.

Het aanscherpen van onze vijf zintuigen tot permanent hoge waakzaamheid en oplettendheid, het vermogen om twee of drie zintuigen tegelijk te laten waarnemen zijn basisstappen om onze tonale wereld met de naguale wereld te kunnen verbinden. Hier moeten wij, die uit de natuurlijke samenhangen zijn ontworteld, beginnen onze wortels in beide werelden terug te vinden.

Hoe kunnen we van de stenen leren? Op welke manier sluiten we een verbond met hen of hoe komen we aan een bondgenoot, een helpende geest uit hun wereld? Hoe kan deze bondgenoot ons tot raadgever worden? Waarom is het eigenlijk noodzakelijk een stenen bondgenoot te hebben?

Een bondgenoot uit het rijk der stenen hebben betekent in sjamaanse zin een helpende geest hebben, die de sjamaan

III Het wiel van openbaring

Ziekte en genezing
· De drie bondgenoten van de mens:
De stenen bondgenoot

naast een of meer helpende geesten uit de planten- of dierenwereld ter zijde staat bij zijn taken, met name bij zijn genezingen. Hij heeft in zijn helpende geest een bemiddelaar die hem in de werelden binnenleidt en ze voor hem toegankelijk maakt, terwijl ze anders voor hem gesloten zouden blijven. Deze verbinding met de drie werelden, die voor de sjamaan mogelijk wordt door bemiddeling van zijn bondgenoten, maakt voor hem zijn samenhang duidelijk met deze wereld en de wettelijk noodzakelijke samenwerking, zodat hij in al zijn magische handelwijzen steeds de blik op het geheel gericht kan houden. Het is altijd weer verbluffend hoe bij de meest uiteenlopende volken waarin het sjamanisme nog leeft, basiskennis en fundamentele technieken overeenstemmen, vrijwel identiek zijn. In elke sjamaanse traditie treffen we de samenwerking tussen sjamanen en helpende geesten aan. En omdat het ons erom gaat van de sjamanen te leren en ook weer het magische deel van ons bewustzijn in ons leven te kunnen integreren, is het voor ons een stap naar volledigheid als we via de bondgenoten onze menselijke wereld openen en de andere werelden erbij betrekken.

Misschien heeft een van de lezers al een stenen bondgenoot, zonder het te weten.

Probeert u er eens over te denken of u een persoonlijke band met stenen heeft. Misschien heeft u al eens stenen verzameld; misschien heeft u een lievelingssteen, een kiezel, een halfedel- of edelsteen, die u als sieraad altijd bij u heeft; of u bent dol op kristallen... Probeer u te herinneren waar u in een bijzondere situatie met stenen te maken heeft gehad: in een droom, in combinatie met ziekten (nier-, blaas- of gal-

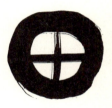

III Het wiel van openbaring

Ziekte en genezing
• De drie bondgenoten van de mens:
De stenen bondgenoot

stenen, mineralentekort, ontkalking...), als talisman of amulet in uw jeugd cadeau gekregen. Neem de tijd voor deze overwegingen, want hier ligt vaak het eerste aanknopingspunt met uw stenen bondgenoot. Als deze vragen op een heel bepaalde steen wijzen, werkt u daarmee verder, althans, als de betreffende steen voorhanden is en niet alleen als iets bijzonders in uw herinnering weer wakker is geworden. Is dat laatste het geval, dan moet u proberen deze steen te vinden – hetzelfde exemplaar, als dat kan, of een van dezelfde soort.

Het is niet zo belangrijk waar u de steen vindt: in de natuur, bij een juwelier of in een mineralenwinkel. Maar het 'hoe' is wel belangrijk. U moet daarbij intuïtief nagaan: 'Dit is de steen. Deze steen roept mij, springt mij in het oog.' Daarbij moet u er ook van uitgaan dat niet alleen u een steen wilt vinden, maar dat de steen ook u wil vinden; hij heeft er lange tijd op gewacht dat u hem ziet, en daarom zal hij zich kenbaar maken door u een teken te geven dat u de zekerheid geeft: 'Dit is mijn steen!' De steen zal u naar zich toe trekken, als hij de gedachtegolf die u bij het zoeken uitzendt, opvangt, en u zich naar hem toe laat leiden. De steen heeft een bewustzijn dat anders is dan dat van een mens, maar beide bewustzijnsvormen kunnen contact met elkaar opnemen. De steen kan u dus naar zich toe trekken als u hem bewust en gecentreerd eerst zachtjes in uzelf en dan hardop roept en hem vraagt zich aan u te laten zien. Natuurlijk gaat dat in de natuur gemakkelijker, maar in een winkel lukt dat ook wel.

Om te onderzoeken of u wel de juiste steen heeft gevonden, kunt u de armdrukmethode toepassen. Neem daarvoor een

III Het wiel van openbaring

Ziekte en genezing
• De drie bondgenoten van de mens:
De stenen bondgenoot

vriend mee die deze methode kent, en vraag hem of hij de methode bij u wil toepassen. Neem de steen in uw rechterhand (als u rechtshandig bent – voor linkshandigen is het de linker) en houd hem voor uw 2e chakra, waaruit uw intuïtie zal antwoorden of het uw steen is. U herkent het antwoord doordat u de drukkende arm van de onderzoeker grote tegendruk kunt bieden. Als het nog niet de juiste steen is, zal uw arm zich vlot omlaag laten drukken.

Voor al diegenen die geen eenduidig aanknopingspunt kunnen ontlenen aan wat hier gezegd is, is het raadzaam de natuur in te gaan om daar de steen te zoeken. Trek er een dag voor uit en vast daarbij als persoonlijk teken van belangstelling voor de steen. Zoek een stukje woeste natuur uit, geen park of tuin. Probeer u voor te stellen dat uw voeten naar de steen worden geleid, niet door uw wil, maar door de kracht van de aarde, die weet wat u zoekt. U moet daar zelf flexibel bij zijn om de krachten van de natuur die u waarneemt en die u graag willen helpen, helemaal in u op te kunnen nemen, om u door hen naar de steen te laten dragen. Als u daar problemen bij ondervindt, mediteert u eerst opdat de kracht bij u binnen kan stromen. Daarbij kan de Lichaam-aarde-ademhaling u helpen, die u bij het vinden van uw krachtplaats (pag. 136) heeft gedaan. Of u wekt uw 2e chakra, uw intuïtieve krachtbron, op met de vrouwelijke adem, het zingen van 'SOL' en de meditatie over de kleur oranje. Als u dat heeft gedaan, kunt u nog de beweging van de energiedans (pag. 137) inzetten om u naar de steen te laten leiden.

Als u er echter helemaal zeker van bent dat een bepaalde steen u heeft geroepen, neemt u hem in uw linkerhand en

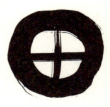

III Het wiel van openbaring

Ziekte en genezing
· De drie bondgenoten van de mens:
De stenen bondgenoot

vraagt hem nogmaals of hij met u mee wil komen. Ga daarbij helemaal intuïtief te werk, voel met uw hand aan of het ja of nee is. Op de plaats waar u de steen wegneemt, laat u een beetje tabak of een cadeautje achter. Nu zoekt u een plaats die u uitnodigt, en vraagt u de steen naar zijn 'medicijn', dus waartoe hij u kan dienen. Welke kracht heeft hij, die u, als u uw verbond met hem heeft gesloten, uit hem tevoorschijn laat komen en leert gebruiken. Bij deze vraag houdt u de steen met uw linkerhand boven uw 2e chakra. Daarbij kunt u op de grond gaan liggen, zodat u meer ontspannen bent. U sluit uw ogen. Alles wat nu aan beelden in u wordt opgeroepen, zijn boodschappen van de steen, die u zich goed moet inprenten. Daarna houdt u de steen tegen uw oor en luistert naar wat hij u vertelt. Dan houdt u de steen tegen uw neus en ruikt eraan en vervolgens likt u eraan om hem te proeven. Tenslotte betast u hem met gesloten ogen; stel u daarbij voor dat uw vingertoppen kleine ogen zijn, die kunnen zien. Neem de vormen en beelden waar die u op deze manier ziet.

U doet deze zintuiglijke onderzoekingen met grote zorgvuldigheid en integreert de daaruit verkregen zintuiglijke gewaarwordingen in uw bewustzijn, zodat u hem, ook zonder de steen op te pakken, kunt ruiken, proeven, horen, alle waarnemingen meteen in u kunt oproepen. En dan komt u overeind en bekijkt de steen met uw beide ogen aan alle kanten. U stelt zich zijn geschiedenis voor: Welke gedaanten, dieren, gezichten... laat hij u zien? Zitten er symbolen op? Wat voor kleur heeft hij? Welke vorm heeft hij? Waaraan doet dat u denken? Probeer alle details samen te voegen en ga na wat de boodschap of het medicijn van de

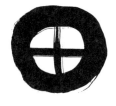

III Het wiel van openbaring

Ziekte en genezing
· De drie bondgenoten van de mens:
De stenen bondgenoot

steen voor u is. Probeer de afzonderlijke beelden samen te voegen, met elkaar te verbinden, om wat ze te zeggen hebben 'compleet' te ontvangen, want daarin schuilt de betekenis van de steen.

Vraag de steen bij deze meditatie telkens weer wat de afzonderlijke beelden en tekens betekenen en vraag hem zijn medicijn aan u te onthullen. Voordat u weer naar huis gaat, bedankt u de krachten van de natuur en neemt de steen mee. Thuis wikkelt u hem in een rode doek. De sjamanen bedekken al hun magische voorwerpen met rode stof om hun energie te bewaren. De kleur rood beschermt de kracht van zulke voorwerpen voor andere invloeden. 's Avonds voor het slapengaan haalt u de steen weer uit de doek, u rookt hem en legt hem onder uw hoofdkussen. Zo kunt u hem in uw droom ontmoeten, waar hij u nog meer over zichzelf en zijn diensten aan u kan vertellen.

Behandel de steen op die manier totdat u zeker weet welke betekenis hij voor u heeft en waaruit het verbond met hem bestaat. Dat kan heel snel gebeuren, maar ook heel lang duren. Maar u moet het niet meteen opgeven als u na enkele oefeningen nog steeds het gevoel heeft dat u een dood voorwerp in uw hand houdt. Ons verstand is hardnekkig en laat dingen die hij niet kan denken, niet zo vlot werkelijk worden, maar stelt alles in het werk om de wereld die hij kent en waarin hij wil blijven, af te schermen. Bij ieder mens moet de eerste stap die hij in de 'Andere Werkelijkheid' wil zetten, rijpen, opdat hem niet hetzelfde overkomt als de zogeheten 'krankzinnigen' of 'waanzinnigen', die onvoorbereid in de naguale wereld zijn gedoken zonder de sleutel waarmee ze die wereld ook weer kunnen

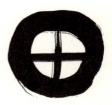

III Het wiel van openbaring

Ziekte en genezing
• De drie bondgenoten van de mens:
De stenen bondgenoot

verlaten of haar met de tonale wereld kunnen verbinden. Vertrouw erop dat u bij uw handelen altijd wordt begeleid en gevolgd, ook als u zelf niet bij machte bent deze kracht lijfelijk waar te nemen.

Werk verder met uw steen. Misschien ontdekt u nog vele oefeningen of vormen van contact waarmee u zich kunt openstellen voor de wereld van de steen. Schrijf alles op wat u bij deze gesprekken ervaart, en probeer altijd de rode draad die zich daarin bevindt, waar te nemen. Werk net zolang tot u weet waartoe hij dient, waarvoor u hem kunt inzetten. Misschien ervaart u in deze tijd hoe u hem kunt roepen, misschien heeft hij u zijn naam verteld, waarin zijn medicijn verborgen ligt, misschien heeft hij u zijn melodietje onthuld waarmee u zijn kracht kunt vrijmaken. Probeer telkens weer zo concreet mogelijk het medicijn van de steen te definiëren, maak voor uzelf duidelijk waaruit het verbond tussen u en de steen bestaat. Voorbeeld: De kracht van deze steen is een mannelijke kracht, die mij als vrouw helpt de kracht van mijn innerlijke man op te wekken. Of: Deze steen leert mij mijn talent te ontdekken dat ik voor mijn taak nodig heb. Of: Deze steen is mijn bondgenoot, die mij altijd raad zal geven bij alle vragen die ik over mijn chakra's heb. Of: Het is een leversteen – of een ander lichamelijk orgaansymbool –, die mij helpt mijn zieke lever te genezen. Of: De steen is de genezende kracht die mij helpt de wonden van mijn jeugd te helen. Of: Deze steen is mijn droomsteen, die mij helpt mijn nachtelijke dromen niet te vergeten. Of: Deze steen is mijn beschermsteen, die mij in alle situaties tegen negatieve invloeden beschermt. Of: Deze steen is mijn schouwsteen voor vragen die ik niet alleen kan beantwoorden...

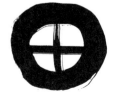

III Het wiel van openbaring

Ziekte en genezing
· De drie bondgenoten van de mens:
De stenen bondgenoot

Er zijn ontelbaar veel manieren waarop de mens met zijn steen verbonden kan zijn. Sluit het verbond met uw steen op een rituele manier. Ga daarvoor in uw Medicijnwiel naar de plaats van het westen of naar de plaats waar u de steen heeft gevonden. Roep de krachten van de vier richtingen als getuigen van het verbond aan en spreek de tekst van het verbond hardop uit. Ter ondertekening begraaft u een paar haren of vingernagels van uzelf op de plaats van het westen of op de vindplaats van de steen.

In de samenwerking met uw steen heeftt u een echte bondgenoot, die u helpt de macht te krijgen waarmee u de grenzen van uw alledaagse zelf kunt overschrijden en toegang tot de 'Andere Wereld' krijgt.

We zullen dit met een concreet voorbeeld verduidelijken – met de steenmeditatie:

• *Steenmeditatie*

Stel dat u een probleem heeft dat u zelf niet kunt oplossen. U bent bijvoorbeeld ongelukkig in uw werk, maar weet niet precies met wat voor werk u gelukkiger zou zijn. U gaat met dit probleem naar uw steen en legt de vraag aan hem voor. Het is nuttig als iemand bij dit ritueel in een tweekwartsmaat op een trommel slaat. Dat bevordert de toegang tot uw magische kracht of uw hogere bewustzijn. Leg de steen voor u neer, of, nog beter, ga ermee naar uw Medicijnwiel en als dat niet mogelijk is, vorm dan een 'Heilige Ruimte' met een cirkel van rook. U rookt ook de trommel, uzelf en de steen. Meteen daarna vraagt u uw vriend met de trommel te beginnen. U bekijkt de steen van alle kanten en let goed op wat u ziet. Raak de steen alleen aan als u hem wilt

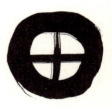

III Het wiel van openbaring

Ziekte en genezing
· De drie bondgenoten van de mens:
De stenen bondgenoot

omdraaien; verder ligt hij voor u op de grond. U kunt in een cirkel om hem heen gaan. Doe dit ritueel niet langer dan tien minuten. De trommelaar geeft met vier krachtige slagen op de trommel het einde aan. U blijft rustig zitten en mediteert over de beelden die u van alle kanten van de steen krijgt. U combineert deze beelden met elkaar en probeert er een boodschap in te lezen, die een antwoord op uw vraag vormt. Wie vertrouwen in de steen heeft, zich tot hem wendt, hem echt om hulp vraagt, zal versteld staan wat voor waardevolle raadgever hij in zijn stenen bondgenoot gekregen heeft.

Door de steen bij de oplossing van het probleem te betrekken staat u in contact met een kracht die u zonder de steen niet zo gemakkelijk zou ontdekken. Het is een kracht die in de steen ligt, maar die alleen naar u 'overspringt' als u hem aanroept, als u de steen, uw bondgenoot, om raad vraagt. Alleen door deze geestelijke impuls stroomt de kracht uit de steen en zoekt contact met een bepaalde plek van uw eigen, onbewuste krachtpotentieel op, die u op die manier kunt opwekken en inzetbaar kunt maken. Als u het probleem alleen op de gebruikelijke manier met uw rationele verstand zou proberen op te lossen, zou u nooit tot uw eigen magische krachtbron doordringen. Via de stenen bondgenoot ervaart u een nieuwe kracht die in u is, maar pas in samenwerking met de steen wordt opgewekt en voor u bewust wordt.

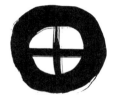

Dit was een voorbeeld van de manier waarop mens en steen kunnen samenwerken. Een verbond kan vele vormen aannemen, die zelfs tot het genezen van ziekten kunnen leiden. Het is echter aan u om daaraan te werken. De hier

III Het wiel van openbaring

Ziekte en genezing
• De drie bondgenoten van de mens:
De stenen bondgenoot

beschreven oefeningen zijn slechts suggesties voor een heel persoonlijke band met uw steen. De eigenlijke vreugde in al deze inleidende sjamaanse oefeningen schuilt namelijk in het vinden en ontdekken van eigen werkwijzen, die dan een heel bijzondere kracht hebben omdat ze heel persoonlijk als visioen of inspiratie worden ontvangen.

• *Kristallen als bondgenoten*
Ik wil op kristallen extra diep ingaan, omdat ze in de familie van de mineralen een unieke rol vervullen. Hun opgeslagen energie en hun transparante bouwwijze zijn sinds onheuglijke tijden ingezet bij magische handelingen en genezingen.
Als uw bondgenoot uit de wereld van de stenen geen kristal is, kunt u evengoed een of meer kristallen bondgenoten verwerven. Ook hier geldt weer de regel dat u zich door het juiste kristal moet laten roepen. U moet er echter altijd op letten dat het kristal een smetteloze punt heeft en niet kunstmatig is geslepen.
Voordat u het kristal gebruikt, moet u het reinigen en daarna opladen. Een kristal reinigt u door het drie dagen en nachten lang in een kom met zout water te laten liggen en het daarna met stromend water af te spoelen. Wie aan zee woont of daar met vakantie is, gebruikt natuurlijk echt zout water. Het kristal moet na elk gebruik gereinigd worden. En nu het opladen van het kristal. Om te beginnen moet het met zonne-energie worden opgeladen. Daartoe hangt u het kristal met de punt naar de hemel in een boom, een dag en een nacht lang. Daarna begraaft u het in de aarde, opdat het ook die kracht in zich opneemt; u laat het daar twee dagen

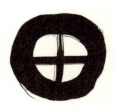

III Het wiel van openbaring

Ziekte en genezing
· De drie bondgenoten van de mens:
De stenen bondgenoot

en nachten. U bewaart het kristal altijd in een rode doek.

Om nu het speciale 'medicijn' van het kristal te weten te komen kunt u hetzelfde doen als we voor de steen hebben beschreven. Daarnaast kunt u ook nog het 'kristal kijken' toepassen. Dat gaat als volgt.

U houdt het kristal zo dat het zonlicht erdoor schijnt of 's avonds bij volle maan het maanlicht of het licht van een kaars. Als u daarbij het kristal een tijdje gadeslaat, zult u steeds sterker het gevoel krijgen dat u zelf in het inwendige van het kristal doordringt. Die beweging is het spiegelbeeld van een wandeling door uw eigen innerlijk.

Het kristal kijken kunt u in het begin toepassen om zijn 'medicijn' te ontdekken. Maar daarnaast is het net als bij de steenmeditatie mogelijk om u met een vraag of een probleem tot het kristal te wenden.

Naast de chakra-balancering, die we al hebben leren kennen, biedt het kristalmedicijn nog twee mogelijkheden. Met behulp van het kristal kan disharmonie die als lichamelijke pijn of psychisch leed tot uitdrukking komt, worden opgeheven. Hoe gebeurt dat? U doet bijvoorbeeld met een vriend de volgende oefening. U neemt uw kristal in uw linkerhand (de ontvangende) en geeft het een boodschap, zoals: 'Zorg er alsjeblieft voor dat hij moe wordt en kan slapen.' Deze boodschap zegt u in uw gedachten, die zich alleen op deze informatie mogen concentreren, tegen uw kristal. Als u gelooft dat de informatie op het kristal is overgesprongen, houdt u het tegen uw oor. Als het een hoge, fijne toon geeft, is dat een teken dat hij met uw informatie geladen is en bereid is om mee te werken. U mag pas verder gaan als u de toon echt heeft gehoord (anders moet u

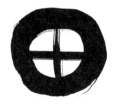

III Het wiel van openbaring

Ziekte en genezing
· De drie bondgenoten van de mens:
De stenen bondgenoot

het nogmaals in uw linkerhand nemen en het opnieuw met uw boodschap opladen). Neem het kristal vervolgens in uw rechterhand (de gevende) en houd het met de punt naar de palm van de linkerhand van uw vriend gericht. U beschrijft met de wijzers van de klok mee kleine cirkels op ongeveer vijf centimeter boven de handpalm. Uw vriend houdt zijn ogen gesloten en concentreert zich eerst op de waarnemingen die hij via het kristal heeft. U doet deze oefening niet langer dan tien minuten. Dan haalt u het kristal weg en laat uw vriend vertellen over de ervaringen die hij daarbij heeft gehad.

Als u uw kristal volledig heeft doordrenkt met uw geestelijke informatie, moeten de waarnemingen van uw vriend overeenstemmen met de inhoud van de informatie. Dat betekent in ons voorbeeld dat hij zich nu inderdaad slaperig moet voelen. Als u daar meer oefening in heeft, kunt u uw kristal voor genezingen gebruiken, bijvoorbeeld bij hoofdpijn, buikkrampen en dergelijke. Zoals hiervoor is beschreven, geeft u het kristal de nodige informatie: 'Zorg er alsjeblieft voor dat zijn hoofd (of zijn buik...) weer met hem in evenwicht komt.' Als het kristal u met zijn toon toestemming heeft gegeven, houdt u hem op vijf centimeter afstand vlak boven de pijnlijke plaats en beschrijft er kleine cirkelbewegingen naar rechts mee. Als u op lichaamsplekken werkt die tevens de plaats van een chakra zijn, maakt u precies twintig cirkelbewegingen. Volgens de sjamaanse geneeskunde worden namelijk ook alle organen erbij betrokken die zich direct onder een onevenwichtige chakra bevinden.

Het gebruik van kristallen als opslagplaatsen en overdragers

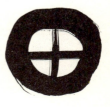

III Het wiel van openbaring

Ziekte en genezing
· De drie bondgenoten van de mens:
De stenen bondgenoot

van kracht is geen sprookje, ook al maakt het misschien op velen een sprookjesachtige indruk. De kennis die sjamanen al heel lang van kristallen hebben, wordt sinds korte tijd ook bij ons in de natuurkunde praktisch toegepast. De eigenschap van kwartskristallen om krachten over te dragen wordt bijvoorbeeld in de radio- en de computertechniek toegepast. Zelfs het intussen overal gedragen kwartshorloge herinnert ons eraan dat het meer dan bijgeloof moet zijn, want het werkt!

Vergeet niet uw kristal na elk gebruik te reinigen. Opladen hoeft u slechts vier keer per jaar te doen, het liefst bij de vier kardinale punten van de zon: het begin van de lente, de zomer, de herfst en de winter. Ook nachten met volle maan zijn daar geschikt voor. Daarnaast is het nog belangrijk dat u erop let dat uw kristal nooit ergens onafgeschermd ligt, maar altijd in een rode doek in uw medicijnbundel zit. Daar komt dan uw volgende bondgenoot bij, die uit het rijk der planten afkomstig is.

De plantaardige bondgenoot
- de tweede verwant van de mens

Het scheppingsverhaal uit de Oude Steentijd gaat verder:

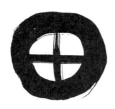

Toen de Grote Vader Zon en de Grote Moeder Aarde gemeenschap hadden, ontsproot uit hun liefde hun eerste kind, het rijk der planten: het gras, de struiken, de bloemen en kruiden, de bomen en alle magische planten*.

---

* *Hallucinogene planten zoals peyotes, doornappels, verschillende cactussen en paddestoelen.*

III Het wiel van openbaring

Ziekte en genezing
· De drie bondgenoten van de mens:
De plantaardige bondgenoot

Bij elke sjamaanse heelsessie zijn altijd planten aanwezig; de zieke ligt op een onderlaag van kruiden of bladeren of er staan bloemen, struiken om hem heen of een boom in zijn omgeving. Wat is daarvan de diepere zin?

Planten hebben de eigenschap om energie op te nemen, vooral slechte, die ze door hun opnamevermogen in positieve kracht kunnen omzetten en weer afgeven. Een eenvoudig voorbeeld dat dit verduidelijkt, is dat de planten uit onze uitgeademde lucht koolmonoxide halen, die ze voor hun eigen stofwisseling nodig hebben, en omgezet in kooldioxide weer aan ons teruggeven. Planten hebben zelfs de kracht ziekten op te nemen als hun dat wordt gevraagd. Het is beslist geen toeval dat over de hele wereld mensen graag planten in hun directe omgeving hebben. Dat wordt altijd als weldadig en harmonisch ervaren, niet alleen voor het oog, maar ook voor lichaam en ziel. En dat klopt ook, want ze zuigen slechte energie die wij uitstralen en die in het vertrek blijft, letterlijk in zich op en geven die weer aan ons terug als kostbaar geschenk in de vorm van verfrissende en versterkende energie.

Dat planten levende wezens met bewustzijn en een ziel zijn, wordt intussen ook door de biologie onderkend. In de literatuur getuigen fascinerende boeken van het magische leven van planten, bijvoorbeeld verhalen over de tuinen in Findhorn.

Maar het is niet meer voldoende zulke berichten enthousiast aan te horen. Het wordt tijd dat we in ons handelen de planten als geestesverwanten respecteren en hun laten weten dat hun zielen geen verwondingen meer van onze kant hoeven te vrezen.

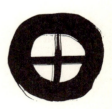

III Het wiel van openbaring

Ziekte en genezing
· De drie bondgenoten van de mens:
De plantaardige bondgenoot

Voor onze voorvaders, de Kelten en Germanen, was de boom heilig. In de boom vereerden ze het bestaan van de goden. In alle archaïsche culturen treffen we de boom aan als wereldboom, als inwijdingsboom, die de mens het geheim van hemel en aarde openbaarde. 'Aan de boom hangen' of 'in de boom dromen' was een van de belangrijkste inwijdingsriten. De initiant ervoer daarbij de boom als hemelsladder, als brug tussen aarde en hemel, en leerde dat deze brug zijn eigen ziel is, die hem verenigt met zijn lichaam en zijn geest. In deze eenheid beleefde hij de oerparadijselijke toestand van de mensheid, waarin nog geen scheiding tussen alle zijnsvormen en hun schepper bestond. Het fanatieke deel van het christendom heeft veel schade aangericht toen het dit ritueel eenvoudig als heidense onzin verketterde en het binnen de Europese cultuur tenslotte tot de ondergang verdoemde. Maar in elke levensdroom van een mens is daar nog een restant van aan te treffen, waarvan de kracht van de boom op de mens overgaat. Bijna iedereen klom als kind graag in bomen, bouwde een hut boven in de takken. Ook als volwassenen zoeken we graag een boom om onder te zitten en te dromen.

Het bekendste 'medicijn' van de planten vinden we in de geneeskrachtige kruiden die we kennen in de vorm van thee, aftreksel, poeder, olie en tinctuur. Samuel Hahnemann (1775-1843), een 'medicijnman' uit ons deel van de wereld, ontdekte dat bij ieder mens een bepaalde plant hoort, die zijn helper wordt als hij hem als bondgenoot erkent en hem in zijn leven betrekt. Hahnemann was de ontdekker van de homeopathie, een geneeswijze die met planten werkt. Het basisprincipe van homeopathie is: het gelijke wordt met het

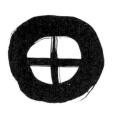

III Het wiel van openbaring

Ziekte en genezing
· De drie bondgenoten van de mens: De plantaardige bondgenoot

gelijke genezen. Bij zijn experimenten, die Hahnemann niet alleen met planten, maar ook met andere organische stoffen verrichtte, zoals mineralen, ontdekte hij dat elke geneeskrachtige plant, elke natuurlijke stof tot vergiftigingsverschijnselen in het menselijk lichaam leidt als het middel in een voldoende hoge dosis wordt toegediend. Hij noteerde de symptomen van deze vergiftigingsverschijnselen en ontwikkelde daaruit de zogeheten medicijnbeelden. Als er een zieke bij hem kwam, wiens symptomen met een van deze medicijnbeelden overeenkwamen, kreeg hij als medicijn het middel toegediend dat dit symptoombeeld opwekt, maar in gepotentieerde (verdunde) vorm. Dat betekent dat bijvoorbeeld de plant helemaal uit zijn materiële vorm wordt gehaald om zijn zuivere, geestelijke wezen, zijn 'individualiteit' vrij te maken, teneinde alleen deze geestelijke essentie als informatie op een andere materiële vorm te kunnen overdragen, bijvoorbeeld op alcohol of suiker, die dan als informatiedrager fungeert.

Een andere bekende 'medicijnman' in onze cultuur, Paracelsus, die tweehonderd jaar voor Hahnemann leefde, zei: 'Wat de tanden kauwen, is het medicijn niet. Niemand ziet het medicijn. Het gaat niet om het lichaam, maar om de kracht.'

Deze beide mannen, die in hun werk nog een groot deel van de sjamaanse geneeskunst in leven hielden, hebben ons een belangrijke erfenis nagelaten en het is aan ons om haar voort te zetten. Dat kunnen we doen door in de familie van planten onze persoonlijke bondgenoot te zoeken die ons helpt gezond te worden, doordat hij ons zijn geestelijke kracht schenkt. Hij is een geschenk van de natuur aan de

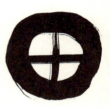

229

III Het wiel van openbaring

Ziekte en genezing
· De drie bondgenoten van de mens:
De plantaardige bondgenoot

mensen, dat hem helpt om heel, gezond te worden, als hij weer bereid is zich met deze wereld op een andere manier bezig te houden dan hij tot dan toe heeft gedaan.

Laten we nu aan de slag gaan. Hoe kunt u uw plantaardige bondgenoot vinden? Ga ook hier eerst na of hij u niet al op een of andere wijze heeft gevonden. Misschien kent u een bepaald kruid dat een kwaal waaraan u geregeld lijdt, verzacht. Of misschien heeft u al lang een voorkeur voor een bloem ter versiering van uw woning of uw tuin? Of u krijgt telkens dezelfde bloemen cadeau. Of er is een boom waar u graag naartoe gaat... Laat u daarbij leiden door ingevingen en probeer niet iets te bedenken. U moet uw intuïtie laten antwoorden totdat u zekerheid heeft. Dit intuïtieve gevoel, dat u een aha-erlebnis geeft, kent u beslist uit andere situaties, bijvoorbeeld als u iemand een droom vertelt en bij het uitleggen ervan opeens weet: 'Ja, dat is het!' Dit gevoel van absolute zekerheid komt naar boven omdat de kennis weggestopt of onbewust in u aanwezig was en door de ander werd opgeroepen.

Als deze overwegingen u geen aanknopingspunten bieden, helpt de natuur u verder. Trek er een dag voor uit en neem vasten in acht. U gaat de natuur in, niet een tuin of een park. Zodra u op weg bent gegaan, probeert u zich aan de krachten van de natuur over te geven: aan de wind, de grond onder uw voeten (ga blootsvoets, als het seizoen het toelaat!), de zonnewarmte of een regenbui, het ruisen van de bladeren, de geur van het gras, de bloemen, de struiken, de kleuren... Probeer alle vijf zintuigen in te zetten en niet alleen met uw ogen naar de begeerde plant te spieden, maar zijn roep ook met uw oren te vernemen, zijn geur van alle

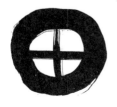

III Het wiel van openbaring

Ziekte en genezing
· De drie bondgenoten van de mens: De plantaardige bondgenoot

andere te onderscheiden, het aanraken van een tak of blaadje als herkenningsteken waar te nemen.

Als u het gevoel heeft uw dagelijkse werkelijkheid niet te kunnen loslaten om zich sterker met het leven hier in de natuur te kunnen verbinden, kunt u weer de Lichaam-aarde-ademhaling (zie pag. 136) doen en aansluitend uw 3e chakra, het plantenwiel, opwekken met behulp van de mannelijke adem, de lettergreep 'SOEM', de meditatie over de kleur geel en de energiedans. U roept telkens weer de plant hardop en vraagt hem of hij zich wil laten herkennen. Als u dit doet in de kracht van kinderlijke onschuld en vertrouwen, zal de plant zich melden. Volg de roep van de plant en zodra u hem heeft gevonden begroet u hem en spreekt hem toe als een wezen dat u kan verstaan. U vraagt hem vol eerbied of u hem mag meenemen. Als uw plantaardige bondgenoot een boom is, neemt u slechts een takje of een stuk van zijn wortel mee. Strooi wat tabak op de plaats waar u de plant weghaalt.

Dan gaat u op de grond liggen en houdt de plant met uw linkerhand op uw 3e chakra. U sluit uw ogen en vraagt de plant u zijn 'medicijn' te tonen. Neem alert alle beelden waar die de plant u laat zien. Als de beeldenstroom afneemt, komt u weer overeind en bekijkt u uw plantaardige bondgenoot. Misschien kent u de plant en weet u hoe hij heet en of hij voor medicinale doelen wordt gebruikt. Als u hem niet kent, moet u later zijn naam en toepassing te weten zien te komen. De toepassing van een plant in de dagelijkse werkelijkheid is vaak al een aanknopingspunt, zogezegd het tonale aspect voor zijn 'medicijn'. U kunt ook aan de plant ruiken of likken om u er sterker mee te verbinden. Wikkel

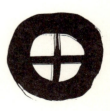

III Het wiel van openbaring

Ziekte en genezing
· De drie bondgenoten van de mens:
De plantaardige bondgenoot

de plant in een rode doek en neem hem mee naar huis. 's Nachts legt u hem onder uw hoofdkussen en vraagt om een droom waarin u meer van de geschiedenis van uw bondgenoot verneemt, met name in hoeverre u zelf met die geschiedenis verweven bent. Na de eerste nacht, waarin u samen met uw plantaardige vriend heeft gedroomd en misschien iets meer van zijn wezen te weten bent gekomen, mediteert u over verbanden door u af te vragen: Wat is het dat deze plant mij met al zijn eigenschappen en beelden wil laten zien? Wat kan ik daarvan leren? Welke spiegel houdt hij voor mijn eigen wezen? Welk gebrek, welke behoefte in mij kan hij genezen? Stel uw vragen altijd heel direct aan de plant, die u met uw linkerhand voor u uit of boven uw 3e chakra houdt. Probeer uzelf niet te misleiden door zelf een antwoord te bedenken. Probeer uw zintuigen zodanig te verfijnen dat u daadwerkelijk de plant kunt laten spreken. Vraag aan uw bondgenoot waar uw gevoelens het sterkst gewond zijn.

De sjamanen wijzen er altijd weer op dat op de plaats waar een mens het diepst gewond is, in het verborgene zijn krachtbron ligt, zijn persoonlijke 'medicijn'. Deze boodschap draagt het beginsel van de homeopathie in zich: 'Het gelijke wordt met het gelijke genezen!' Waar de mens het gemakkelijkst te verwonden is, de grootste wonden oploopt, waar hij zich ontmoedigd en minderwaardig voelt, daar ligt zijn kracht, zijn 'medicijn'. Precies op die plaatsen is hij gedwongen waakzaam te zijn en inzet te tonen, want anders verstoren ze zijn evenwicht weer als symptomen van een hardnekkige ziekte.

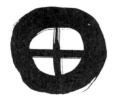

De mens is voor zijn diepste psychische wonden steeds zijn

III Het wiel van openbaring

Ziekte en genezing
• De drie bondgenoten van de mens: De plantaardige bondgenoot

eigen genezer, want daar ervaart hij de diepte van zijn eigen bestaan en daar zal hij, gedragen door instinctieve overlevingsdrang, moeten proberen deze wonden te dichten door de zwakte te accepteren en haar in kracht om te zetten. Hij kan daar uiteindelijk alleen maar bij winnen. Zijn diepste wond wordt zijn leraar, die hem laat zien hoe hij zijn gebrek kan onderkennen, en die hem helpt 'de nood te keren'. Deze leraar of innerlijke genezer wijst de mens er altijd op dat de eigen wond alleen dan zinvol kan worden geheeld als het voor de genezing benodigde medicijn in samenhang met het geheel bestemd wordt. Dat wil zeggen, als ik mijn zwakte niet voor de anderen verberg, maar hem openlijk toon en met mijn heilsweg laat zien hoe ik zwakte in kracht kan veranderen, kan ik de gemeenschap dienen omdat ik de anderen tot spiegel word. Alleen als ik leer niet meer op de zwakten van anderen af te geven, maar ze allemaal liefdevol als spiegels van zijn zwakten kan accepteren en ze als drijfkracht van het menselijk handelen zie, kan een gemeenschap en elk lid daarvan een bijdrage aan het geheel leveren. Door de toenemende communicatie met uw plantaardige bondgenoot heeft u de mogelijkheden de beide oergevoelens, onschuld en vertrouwen, in uw gevoelsleven op te nemen en het harmonische groeien van dit zaad steeds weer te overwegen. U kunt hem dan namelijk geven wat voor zijn leven noodzakelijk is, wat u door een gebrek of een zwakke kant als teken wordt gegeven. Ga met elk gebrek dat zichtbaar wordt, naar uw bondgenoot en vraag hem of hij u wil helpen. Vraag wat u moet doen om telkens weer als een plant in het licht van de zon en in de kracht van de aarde uw psychische evenwicht terug te vinden.

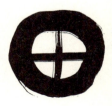

III Het wiel van openbaring

Ziekte en genezing
• De drie bondgenoten van de mens:
De plantaardige bondgenoot

Als u ontdekt dat uw plantaardige bondgenoot bij u een kwaal wegneemt, is het raadzaam uit de natuur nogmaals een handvol van hetzelfde kruid te halen en daarvan een medicijn te maken.

Afhankelijk van de plant staan u diverse bereidingswijzen ter beschikking. Het kan thee, zalf of een olie-extract zijn... of verschillende dingen. Als u bijvoorbeeld aan reumatische klachten lijdt, kunt u er thee van maken of uit de gedroogde wortels meel, die u over soep of groente strooit, of een olie-extract waarmee u zich inmasseert.

Het komt vaak voor dat iemand een of twee planten tot bondgenoten maakt en tijdens de samenwerking ontdekt dat het medicijn toereikend is voor alle kleine en grote ziekten die zich voordoen. Zo'n medicijn moet u altijd in een kleine hoeveelheid bij u hebben. U kunt daarvoor een zakje stikken of een flesje zoeken, dat u in een mooi buideltje bij u draagt. Een andere mogelijkheid, die heel weldadig werkt, is een gordel van leer of stof te maken, waarin u het gedroogde kruid van uw plant naait, en wel zo dat het kruid voor de 3e chakra komt te liggen. Zo'n gordel helpt u om niet al te snel gevoelsmatig uit uw evenwicht te raken, hij beschermt en centreert.

Als u thuis een groentetuin heeft, kunt u ook een 'verdrag' met uw plantaardige bondgenoot sluiten, waarin hij als bemiddelaar met de andere planten dient. U kunt dan ervaren wat een bepaalde plant nodig heeft: iets meer afstand tot de plant ernaast, minder water, meer licht, enzovoort.

Hetzelfde kunt u proberen als u in het algemeen meer planten voor geneesdoeleinden wilt inzetten, bij uzelf of bij anderen. Ook daarbij kunnen uw plantaardige bondgeno-

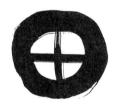

III Het wiel van openbaring

ten u helpen doordat ze als bemiddelaar tussen mensenwereld en plantenwereld fungeren. U kunt ze meenemen bij het zoeken naar kruiden en al pratend ervaren hoe een bepaalde plant die u niet kent, bij genezingen is te gebruiken. Bij sjamanen reikt hun verbond met hun plantaardige helper zover dat ze hem in aanwezigheid van de zieke vragen welk kruid goed voor hem zou zijn, en voor hun geestesoog verschijnt dan de betreffende plant. Vaak is het dan voldoende als de sjamaan alleen naar die plant gaat, hem de ziektegeschiedenis van zijn patiënt vertelt en hem vraagt kracht naar de zieke te sturen.

Probeer uw persoonlijke verbond met uw plantaardige helper ook ritueel te verstevigen, bijvoorbeeld in uw Medicijnwiel op de plaats van de Heilige Plant of op de vindplaats van de plant. Vier dit verbond met een reidans van alle krachten, zing en dans erbij, geef een klein geschenk als dank aan deze nieuwe vriend. Vergeet nooit dat hoe meer u het wezen van uw bondgenoot leert kennen, des te meer 'buitenpersoonlijke' hulp u zult krijgen om het wezen van uw eigen ziel te ontdekken.

Over de magische plant kan ik nog zeggen dat u hem nooit louter uit nieuwsgierigheid of voor uw plezier moet gebruiken. Hun werking is buitengewoon krachtig en vaak ontstaat er uit onwetendheid grote schade in het fijnstoffelijke gebied. Ze mogen alleen in het kader van een ceremoniële sessie, onder toezicht van een sjamaan of van iemand die er meester in is, worden ingenomen. Alleen als u erop voorbereid bent en weet hoe u met de geest van de betreffende magische plant moet samenwerken, kan deze kracht zinvol worden. Het heeft geen zin u in gedachten verzonken aan

Ziekte en genezing
· De drie bondgenoten van de mens:
De plantaardige bondgenoot

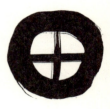

III Het wiel van openbaring

Ziekte en genezing
· De drie bondgenoten van de mens:
De plantaardige bondgenoot

de roes van beelden en kleuren over te geven. Voor sjamanen zijn deze planten iets heiligs dat met het grootste respect wordt behandeld. Bijna iedere sjamaan heeft een bondgenoot uit de familie van planten, maar het is voor alle sjamanen een moedige en moeizame weg, een langdurig leerproces om met een van de planten een verdrag te kunnen sluiten. Het werk met de 'eenvoudiger' plantaardige bondgenoten zal aan iedereen duidelijk maken wanneer het zover is om met de 'magische' planten bevriend te raken.

Hiervoor hebben we gezegd dat we aan planten ook ziekten of disharmonieën kunnen afgeven. U kunt dat met uw plantaardige bondgenoot of met een boom proberen. We zullen een voorbeeld geven van de manier waarop u een ziekte aan uw plantaardige bondgenoot kunt afgeven. Stel, u lijdt aan een ontstoken knie. U zoekt een of meer van dezelfde planten uit de familie van uw bondgenoot en stopt die drie dagen en drie nachten lang samen met uw bondgenoot in een rood zakje, het liefst in uw Medicijnwiel op de plaats van het zuiden. Dan neemt u de pas geplukte planten en scheidt ze van uw bondgenoot.

Voor de genezing bouwt u een Heilige Cirkel of gaat u naar uw Medicijnwiel. U rookt de plaats en de planten en roept de krachten van de Heilige Richtingen. U gaat op de grond liggen en bedekt uw knie met de kruiden. Uw plantaardige bondgenoot houdt u in uw linkerhand boven uw 3e chakra. U ademt nu diep in de pijnlijke plek in de knie in en bij het uitademen laat u de pijn op de planten overstromen. U doet dat zo geconcentreerd mogelijk en vraagt daarbij telkens aan de planten of ze de slechte energie uit de knie willen trekken. U ademt zeventien keer bewust op deze manier in

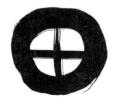

III Het wiel van openbaring

Ziekte en genezing
· De drie bondgenoten van de mens: De plantaardige bondgenoot

en uit. Dan gaat u naar het noorden van het Medicijnwiel en geeft met luid vanuit heel uw hart uitgesproken woorden uw ziekte weg en begraaft de kruiden die op uw knie hebben gelegen, in het westen van het Medicijnwiel.

Een andere mogelijkheid is dat u de ziekte aan een boom geeft. Ook hiervan geven we een concreet voorbeeld. Stel dat u aan regelmatig terugkerende hoofdpijn lijdt. U zoekt dan een boom en vraagt hem of hij de pijn van uw hoofd wil afnemen. U kiest intuïtief de kant van de boom waartegen u uw hoofd laat leunen terwijl u op de grond ligt, zodat uw hoofd de stam raakt. Probeer nu bij het inademen vanaf de aarde de kracht van de adem naar de pijnlijke plek in uw hoofd te sturen; bij het uitademen geeft u de pijn een krachtige duw en laat hem in de boom overvloeien. U ademt zeventien keer op deze manier in en uit. Tot slot geeft u uw ziekte met luid uitgesproken woorden weg, u bedankt de boom en laat een geschenk voor hem achter.

Er zijn vele manieren om met plantaardige bondgenoten te werken, maar ik wil mij tot deze suggesties beperken. Ik hoop dat u zelf met het avontuur van deze vriendschap wilt beginnen en daarbij uw eigen ontdekkingen kunt doen.

Maar er is nog een bondgenoot die op u wacht en die uit de wereld der dieren komt!

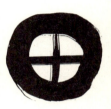

III Het wiel van openbaring

Ziekte en genezing
· De drie bondgenoten van de mens

De dierlijke bondgenoot - de derde verwant van de mens

'En nadat zon en aarde de planten hadden geschapen, hadden ze weer gemeenschap en verwekten een nieuw kind, de wereld der dieren: de zwemmers, de kruipers, de viervoeters, de gevleugelden en alle mythische dieren,' aldus het scheppingsverhaal uit de Oude Steentijd.

Het rijk der dieren als de wereld die vlak aan die van de mens voorafgaat, speelde in de magie altijd al een belangrijke rol. Het sjamanisme maakt altijd en overal gebruik van de krachten van het dierenrijk. Dat moet voor ons eigenlijk voldoende reden zijn om daar wat meer over na te denken. Voor de sjamanen is het in wezen de kracht van zijn dierlijke bondgenoot die voor hem de wereld van de magie opent. Doordat hij één wordt met deze kracht, krijgt hij weer toegang tot de mythische tijd, waarin hemel en aarde nog één waren, waarin de mens nog de taal van de stenen, de planten en de dieren verstond en hij niet door pijnen werd gekweld. Alleen in deze eenheid, in het geestelijke overzicht van het geheel, is de mens magisch bezig en is hij medeschepper in de kosmische stofwisseling.

Een sjamaan kan de dierlijke bondgenoot van een mens 'zien', ook als de betreffende persoon zich er niet van bewust is dat hij er één heeft. De houding van de sjamanen jegens de kracht van de dierlijke bondgenoot gaat zelfs zover dat ze geloven dat de mens zonder de begeleidende kracht van zijn 'beschermgeest' (zo noemen ze hem) niet ouder dan zeven jaar kan worden. De dierlijke bondgenoot beschermt dus de mens en verleent hem kracht om de obstakels en gevaren

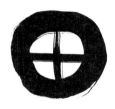

III Het wiel van openbaring

Ziekte en genezing
· De drie bondgenoten van de mens: De dierlijke bondgenoot

van zijn leven te overwinnen. Een mens kan tijdens zijn leven van dierlijke bondgenoot wisselen en hij kan er zelfs twee of drie tegelijk bezitten. Het dier is de nauwste natuurlijke verwant, het is hem nader dan de stenen en plantaardige bondgenoten. Als bondgenoot begeleidt het de mens op twee manieren, namelijk tonaal en naguaal. Zijn dagelijkse tonale kracht schenkt het dier de mens opdat hij zich bezighoudt met de tonale rol van het dier die het binnen het dierenrijk inneemt, en probeert verbindingen tot stand te brengen met zijn menselijke tonale rol binnen de gemeenschap.

Een voorbeeld: stel dat u uw dierlijke bondgenoot in de arend vindt. Dan bekijkt u eerst nauwkeurig de rol die hij als arend in het dierenrijk heeft. Wat is typerend voor hem, welke functie heeft hij in het ecologisch evenwicht? Een bijzondere eigenschap van de arend is zijn scherpe blik en het overzicht dat hij vanaf ontzaglijke hoogte heeft. Het is een roofvogel en houdt daardoor bepaalde natuurlijke gebieden in evenwicht, wat voor het onderlinge samenspel van de werelden, dus van plant, dier en mens, van vitaal belang is. Zo kunt u te werk gaan om aan de hand van deze tonale taken van de arend een aanwijzing te vinden die u naar uw eigen taken leidt. Het dier kent zijn lot en verwezenlijkt het instinctief en duidelijk. Dat is zijn tonale kracht, via welke u te weten kunt komen wat uw taak, uw roeping in het geheel is, als u door toedoen van uw dierlijke bondgenoot een conclusie over uzelf trekt.

De arend bijvoorbeeld opent de toegang tot het nagual, tot de niet-dagelijkse wereld, voor iedereen op een andere manier. Het is de taak van de mens zelf om die toegang te

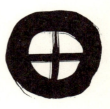

III Het wiel van openbaring

Ziekte en genezing
· De drie bondgenoten van de mens:
De dierlijke bondgenoot

vinden en zodoende zijn verbond met het dier duidelijk te kunnen de-finiëren. Met behulp van deze geestelijke kracht dringt de mens door tot gebieden die we als zijn Andere Ik of zijn Magische Zelf kunnen betitelen. Als de mens weer bereid is zich met deze kracht te verenigen, verbindt hij zich met zijn Tweede Ik, zijn naguale wezenskern. Daarom is het bij de indianen de gewoonte om de naam van de dierlijke bondgenoot naast de eigen naam te gebruiken. Het is de 'medicijnnaam' waarmee een mens geroepen wordt opdat hij telkens weer wordt herinnerd aan zijn medicijn, zijn taak, en opdat ook de anderen dit medicijn kennen.

Een mens kan op de meest uiteenlopende manieren zijn dierlijke bondgenoot vinden. Er is echter een sjamaans ritueel, de 'reis in de onderwereld of de dierenwereld' geheten, dat erop gericht is om de dierlijke bondgenoot te vinden. Ik zal u een beschrijving van het ritueel geven. Als u deze reis wilt maken, moet u dat alleen doen in aanwezigheid en onder toezicht van iemand die in het ritueel is ingewijd en er evaring mee heeft. Voor dit ritueel heeft u een trommel en een kalebas nodig, die in een bepaald ritme en een bepaalde tempowisseling worden geslagen respectievelijk geschud.

Voordat ik met de beschrijving van het ritueel begin, wil ik u iets meer vertellen over de betekenis en de kracht van de trommel en de kalebas, die bij vrijwel elke magische activiteit onmisbaar zijn.

Trommels en kalebas zijn rituele hulpmiddelen bij alle sjamaanse activiteiten. Zoals we intussen weten, stimuleert elke sjamaanse handeling of heling tot een andere bewustzijnstoestand, die we 'magisch' of 'hoger' noemen. In die toestand

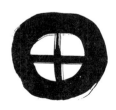

III Het wiel van openbaring

Ziekte en genezing
· De drie bondgenoten van de mens:
De dierlijke bondgenoot

'ziet' de sjamaan, hij 'ziet' met zijn geestesoog en wordt een visionair en goddelijk geïnspireerde. Alleen in de sjamaanse of hogere bewustzijnstoestand treedt de mens achter de materiële vormen van de werkelijkheid en wordt zichtbaar wat voorheen onzichtbaar was. Voor magische handelingen is deze toestand onontbeerlijk, want ze maakt het mogelijk contact op te nemen met de wezens van de 'Onzichtbare Wereld'.

Het monotone ritme van trommel en kalebas is een hulpmiddel om in de sjamaanse bewustzijnstoestand te komen. Intussen heeft hersenonderzoek langs wetenschappelijke weg deze sjamaanse 'tovenarij' bevestigd. De klank van trommel en kalebas bewerkstelligt veranderingen in het centrale zenuwstelsel van de mens. Onderzoeken wezen uit dat trommelslagfrequenties van vier tot zeven hertz per seconde trancetoestanden oproepen. Trommelslagen zijn bijna altijd van een lagere frequentie; daardoor kan één trommelslag meer energie op de hersenen overdragen dan een toon van een hogere frequentie. Dat hangt ermee samen dat '... de receptoren van lagere frequenties minder vatbaar voor schade zijn dan de gevoelige receptoren van hogere frequenties en hogere geluidsvolumes kunnen verdragen voordat een mens pijn gewaarwordt.'*

Het schudden van de kalebas wekt een hogere frequentie in de hersenen op, waardoor de trommelslagen worden versterkt en het totale klankeffect wordt verhoogd.

Natuurlijk zijn er in de sjamaanse traditie naast trommel en kalebas nog andere hulpmiddelen om in de magische bewustzijnstoestand te komen, bijvoorbeeld de inname van

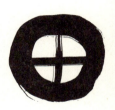

---

* Andrew Beher, 'A Physical Explanation of Unusual Behaviour', in: Ceremonies Involving Drums.

III Het wiel van openbaring

Ziekte en genezing
· De drie bondgenoten van de mens:
De dierlijke bondgenoot

'Magische Planten'. Maar die hulpmiddelen moeten we pas nemen als we door een meester in het gebruik zijn ingewijd. Voor onze bezigheid is het beslist voldoende ons met de kracht van de trommel en de kalebas uit de dagelijkse werkelijkheid te laten optillen.

• *Reizen in de wereld der dieren*
Het ritueel wordt in het donker uitgevoerd, het beste 's nachts, hetzij in een verduisterde kamer (er mag geen straaltje licht te zien zijn!) of in de natuur in een maanloze nacht. Als we onder de blote hemel werken, moeten we er steeds op letten dat niemand door het geluid van de trommel en de kalebas wordt gehinderd.
Eerst worden alle deelnemers en de plaats van het ritueel gerookt. De leider roept de Heilige Krachten, vooral de kracht van het noorden, de kracht van de dieren, aan en vraagt hen om ondersteuning van de mensen die nu hun dierlijke bondgenoot zoeken. Alle deelnemers gaan op de grond liggen met hun hoofd naar het noorden. De trommel- en kalebasspelers gaan in het zuiden zitten. De leider geeft nu de deelnemers de instructie zich met gesloten ogen de ingang van een hol voor te stellen waarin ze al eens geweest zijn en dat dus echt bestaat, een opening in een boom, een bron of de toegang tot een onderaardse ruimte. Het is belangrijk deze toegang tot de aarde te kennen en hem met ons geestesoog duidelijk te zien alsof we daar echt zijn. Als alle deelnemers deze ingang hebben gevonden, beginnen de trommels en de kalebas. Hun slagen begeleiden de hele 'reis' in vierkwartsmaat, de maat van het noorden en van de dieren. Het begin van de reis, dat ongeveer

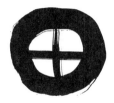

III Het wiel van openbaring

Ziekte en genezing
· De drie bondgenoten van de mens: De dierlijke bondgenoot

drie minuten duurt, wordt begeleid door de slag van de eerste toon, dus een (twee, drie, vier), een (twee, drie, vier) enzovoort. Dit eentonige ritme kan heel hard worden geslagen, vooral de allereerste slag. Bij deze slag gaan we geestelijk door de opening die ze voor zich 'zien'. (De ogen blijven tijdens de hele reis gesloten!) Ze komen op een tunnelachtige weg naar het binnenste van de aarde, waarop ze steeds dieper naar beneden glijden. Daarbij letten ze op alles wat ze zien, ruiken, horen, voelen, soms zelfs proeven.

Het kan voorkomen dat ze op deze reis niet verder komen, ze hebben het gevoel te blijven steken. Dan moeten ze proberen ondanks alle obstakels de weg vrij te maken; vaak helpt het de handen als graafklauwen te gebruiken. Als ze er problemen mee hebben om door de opening te gaan of in de tunnel echt niet verder komen, keren ze naar het uitgangspunt terug en proberen het nog eens, misschien zelfs een derde of vierde keer. Als na ongeveer drie minuten de laatste hele slag van trommel en kalebas klinkt, de spelers even pauzeren en dan in een snelle vierkwartsmaat overgaan, waarin elke noot wordt geslagen, dus een-twee-drie-vier, een-twee-drie-vier enzovoort (waarbij de eerste slag nadruk krijgt), proberen ze aan het einde van de tunnel te komen, dat ze meestal als een felle lichtkring in de verte op zich af zien komen. Deze lichtkring wordt steeds groter, totdat ze er tenslotte voor staan.

Nu verlaten ze de tunnel en bevinden zich in een landschap dat ze zorgvuldig moeten bekijken. Als in de tunnel geen dieren zijn voorgekomen, zullen de deelnemers ze nu zien. Meestal zijn het dieren die ze uit de 'normale' werkelijkheid kennen; het kunnen echter ook mythische dieren zijn, zoals

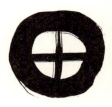

III Het wiel van openbaring

Ziekte en genezing
• De drie bondgenoten van de mens:
De dierlijke bondgenoot

draken of eenhoorns of wezens die half dier, half mens zijn. Met al zijn waakzaamheid moet de reiziger om zich heen kijken en erop letten hoe de dieren zich jegens hem gedragen: welke merken zijn aanwezigheid op? Komen ze naar hem toe gelopen? Laten ze iets zien of zeggen ze iets?... Als een dier zich op een opvallende manier vertoont of dat vier keer doet, meestal van vier kanten, is dat een eenduidig herkenningsteken van de dierlijke bondgenoot, die blij is dat hij niet langer op zijn 'bondgenoot' hoeft te wachten. De reiziger moet nu aan het dier langs geestelijke weg vragen of het bereid is met hem zijn wereld binnen te gaan en bij hem te blijven als vriend en helper. De reactie van het dier op deze vraag zal zo eenduidig zijn dat de reiziger het antwoord zal weten. Als het bereid is mee te gaan, neemt hij het voorzichtig in beide handen (het gebaar moet niet alleen geestelijk, maar ook concreet zichtbaar worden gemaakt) en houdt het boven zijn borst, de plaats van de 4e chakra, het dierenwiel. Na ongeveer vijf minuten geven trommel en kalebas het teken om terug te keren door op het aanvangsritme over te gaan. De deelnemers gaan naar de tunnel en wandelen met het dier tegen hun borst door de tunnel omhoog en stijgen weer op door het gat in de aarde. Met een krachtige slag beëindigen de trommel- en kalebasspelers hun spel.

De deelnemers blijven eerst een tijdje op de grond liggen om de kracht van het meegenomen dier te voelen. Ieder die zijn dier heeft gevonden, komt dan overeind, houdt het dier nog steeds voor zijn borst en blijft geheel geconcentreerd op deze kracht. De leider van het ritueel gaat dan naar elke deelnemer die een dier heeft meegebracht. De 'vinder'

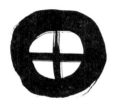

III Het wiel van openbaring

Ziekte en genezing
• De drie bondgenoten van de mens: De dierlijke bondgenoot

beschrijft de leider welk dier hij heeft gevonden, hoe het eruitziet, zodat hij een duidelijke voorstelling van het dier krijgt, alsof het een weerspiegeling van het dier is. Met dit beeld voor ogen buigt hij zich over de 7e chakra, op de plaats van de fontanel, en blaast de kracht van het dier in. Met de kalebas trekt hij er vier kleine cirkels boven om de plaats weer te sluiten. Nu is de kracht van de dierlijke bondgenoot vast in het fijnstoffelijke gebied van zijn bezitter verankerd.

Aansluitend moet het dier gedanst worden. Trommel en kalebas slaan een snelle vierkwartsmaat. Daarbij moeten de deelnemers proberen niet zelf te dansen, maar het gevoel dat door de kracht van het gevonden dier in het lichaam wordt opgeroepen, in beweging om te zetten, zodat de nieuwe onbekende energie van het dier haar vrije uitdrukking in de dans krijgt. Daarbij moeten ze aan elke bewegingsdrang toegeven, of het nu kruipen, kronkelen, rollen, huppelen of fladderen is. Datzelfde geldt voor het geluid dat het dier wil maken. Het is goed daarbij de ogen half gesloten te houden om deze kracht met meer concentratie door zich heen te laten gaan. De zin van deze dierendans is de kracht en het wezen van het dier te leren kennen door zelf telkens weer meer één met het dier te worden.

Als een mens zich met zijn dierlijke bondgenoot verenigt, krijgt hij – ongeacht zijn culturele achtergrond – de mogelijkheid om de niet-alledaagse wereld binnen te gaan en zich daar door het dier te laten leiden teneinde kennis van die wereld naar de alledaagse wereld mee terug te nemen. De dierlijke bondgenoot wordt voor de mens een brug tussen beide werelden, het normale en het magische bewustzijn.

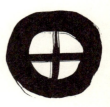

III Het wiel van openbaring

Ziekte en genezing
· De drie bondgenoten van de mens:
De dierlijke bondgenoot

Met de dierlijke bondgenoot samen te werken, te weten hoe hij het bij zich kan houden (zonder toedoen van de mens verdwijnt de kracht van het dier heel snel!), te weten op welke manier hij zijn eigen kracht met die van het dier kan verbinden, is voor de mens een bron van gezondheid en bescherming.

De aard van het dier dat iemand als dierlijke bondgenoot heeft gekregen, zijn soort of familie, of het bijvoorbeeld een gevleugeld dier, een viervoeter of een kruipend dier is, betekent iets heel wezenlijks voor het kennen van het eigen 'medicijn' of de eigen taak. We moeten ons voor ogen houden wat we van de dieren kunnen leren: elk dier kent de rol die het is toebedeeld, heel goed. Een vogel heeft bijvoorbeeld in de ecologische stofwisseling een andere functie dan een beer of een muis. Wat de dieren ons leren, is de consequentie waarmee ze hun rol vervullen, de totale overgave aan hun taak, hun instinctief zekere handelen en het onderlinge samenspel van hun rollen, dat het ecologisch evenwicht in stand helpt houden. De wereld der dieren, hun rollensysteem, is voor de mens en zijn gemeenschap een zinnebeeld, dat hem de natuurlijke orde van een gemeenschap laat zien. Als een dier zich 'waan-zinnig' zou gaan gedragen, de innerlijke orde, de wet van zijn rol zou verlaten, zou de hele dierengemeenschap eronder lijden en zou het evenwicht van het geheel worden verstoord.

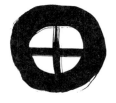

Al diegenen die bij de eerste reis in de dierenwereld geen succes hadden, kunnen de reis herhalen, maar niet meer dan vier keer op een dag. U hoeft dus niet ongerust te zijn, het dier zal zich bij u melden als u er intensief naar zoekt. Vaak is het probleem bij deze rituele zoektocht dat de toe-

III Het wiel van openbaring

Ziekte en genezing
· De drie bondgenoten van de mens: De dierlijke bondgenoot

gang tot het binnenste van de aarde niet duidelijk genoeg wordt gezien; de reiziger moet die toegang heel gedetailleerd voor zich zien, alsof hij daar echt is. Het is raadzaam de plaats in de zichtbare werkelijkheid nog eens goed te bekijken om hem dan gemakkelijker te kunnen verbeelden. Een ander probleem kan het wegglijden in de diepte van de aarde zijn, als u slechts vlak onder het aardoppervlak kunt komen en niet in het binnenste, in de Benedenwereld, waar zich het rijk van de krachtdieren bevindt. Om het obstakel te overwinnen is het behulpzaam meteen bij de eerste krachtige trommelslag met het hoofd naar voren in de diepte te duiken, waarbij de reiziger met zijn handen een soort zwembeweging maakt. Maar de allergrootste hindernis die de toegang tot de dierenwereld verspert, is de rusteloosheid van de gedachten. Als hij echter probeert zich te concentreren op de beelden die op hem afkomen, en zich laat dragen door de kracht van de trommel en de kalebas, kan ook geen enkele gedachte nog de intrede in deze wereld belemmeren. Alles is te veroveren als we ons door onze wilskracht laten leiden.

Hoe ziet nu de verdere samenwerking tussen u en uw krachtdier of dierlijke bondgenoot eruit? Eerst probeert u nog eens de afzonderlijke etappen van de reis te beleven. Herinnert u zich of uw dier u iets heeft medegedeeld, heeft het misschien iets tegen u gezegd of iets bepaalds laten zien? Zulke aanwijzingen zijn heel belangrijk, want daaruit kunt u al de eerste stappen van uw samenwerking afleiden. Dan gaat u na of u door een vroegere gebeurtenis, bijvoorbeeld door dromen, een verbinding met het gevonden dier heeft. En dan begint u, zoals hiervoor reeds is beschreven, de rol

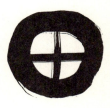

III Het wiel van openbaring

Ziekte en genezing
- De drie bondgenoten van de mens:
De dierlijke bondgenoot

van het dier met uw wereld te combineren. Als u te weinig over uw dierlijke bondgenoot weet, leest u erover in boeken; en als u de mogelijkheid heeft uw dier in het echt te zien, doet u dat zo vaak als u kunt, en neemt u zijn gedrag waar. De volgende stap is dat u een 'krachtvoorwerp' van uw dierlijke bondgenoot zoekt, dat met zijn energie is opgeladen en uw 'sjamanenuitrusting' in uw medicijnbundel verrijkt. Als uw dierlijke bondgenoot bijvoorbeeld een vogel is, kunt u het beste als krachtvoorwerp een veer nemen; is het een tijger of een ander roofdier, een klauw of een tand; is het een paar, dan komt een haarstreng of een hoef in aanmerking. Dierenhuiden, vellen, beenderen, alles kan dienen, als het maar in relatie tot uw persoonlijke dier staat.

Het komt vaak voor dat iemand het geschikte voorwerp al langer bij zich heeft zonder eigenlijk te weten waarom. Het gebeurt ook dat u, meteen nadat u uw dier heeft gevonden, het passende voorwerp cadeau krijgt of het zelf in de natuur of in een winkel vindt. Dat is dan nooit toeval (in de gebruikelijke betekenis van het woord), maar een wetmatigheid. Het zijn de wetten van de resonantie en de synchroniciteit, die in het sjamaanse denken altijd als een aanwijzing worden beschouwd dat de naguale krachten werken en dat de kracht is gaan stromen. De wet van resonantie kennen we uit de natuurkunde: 'resonare' betekent 'terugtrillen'. Een stemvork bijvoorbeeld kan alleen door een toon van zijn eigen frequentie tot trillen worden gebracht; tonen die buiten zijn eigen frequentiegebied liggen, neemt hij in het geheel niet waar en ze bestaan voor hem gewoon niet. Deze wet geldt ook voor de mens: wat in hem als trilling van zijn eigen frequentie is opgeroepen, kan in contact komen met

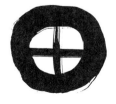

III Het wiel van openbaring

Ziekte en genezing
- De drie bondgenoten van de mens: De dierlijke bondgenoot

en zich laten raken door wat van buiten op hem afkomt. U kunt bijvoorbeeld plotseling een betekenisverband leggen tussen de stoffige tijgerklauw die al lange tijd op uw boekenplank ligt, en uw krachtdier, dat zich als tijger heeft ontpopt. Voor die tijd kon u deze gedachtesprong niet maken, omdat ze niet tot uw persoonlijke trilling, uw eigen frequentie behoorde. Zo is het ook bij de wet van synchroniciteit, het noodzakelijk samenvallen van gebeurtenissen: kort nadat u uw dierlijke bondgenoot heeft gevonden, schenkt iemand u een deel van dit dier, misschien een riem van zijn huid of een veer, enzovoort. Dat is de werking van uw eigen kracht, uw verwantschap, die u met verwante trillingen van uw omgeving bij elkaar zult brengen. Let bij iedere sjamaanse en rituele handeling op deze wetmatigheden, u bent altijd een positieve echo en een wegwijzer.

Om te beginnen reinigt u uw krachtvoorwerp, in zout water of in een bron, in een rivier of in een meer. Vellen en huiden kunt u in een boom hangen, vier dagen en vier nachten lang. Voordat u met het voorwerp gaat werken, rookt u het altijd, ook als u ermee klaar bent, en dan wikkelt u het in een rode doek en stopt het bij de andere bondgenoten in uw medicijnbundel, die u van leer of stof kunt maken en waarop u uw symbolen kunt borduren of schilderen. Het is belangrijk dat uw 'medicijnhelpers' niet ergens openlijk liggen, maar afgeschermd worden bewaard. De betekenis van een krachtvoorwerp is dat het een krachtdrager wordt voor het opladen van kracht waarvan het een symbool is. Zo moet bijvoorbeeld het symbool van een dierlijke bondgenoot met diens kracht zijn opgeladen. Op die manier heeft u de mogelijkheid zich direct met deze kracht in verbinding

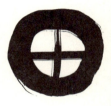

III Het wiel van openbaring

Ziekte en genezing
• De drie bondgenoten van de mens:
De dierlijke bondgenoot

te stellen, alsof u zich op een energienet aansluit of kracht 'aftapt'. Die kracht kunt u dan ook op andere voorwerpen overdragen, bijvoorbeeld bij genezingen.

Hoe inniger u met de geestelijke kracht van uw dierlijke bondgenoot vergroeit, des te meer kracht kunt u op het symbolische voorwerp overdragen. U legt het voorwerp 's nachts onder uw hoofdkussen en mediteert voor het inslapen over uw dierlijke bondgenoot of danst hem met het voorwerp bij u voordat u gaat liggen. Werk met de nachtelijke droombeelden: Welke kracht openbaart zich daarin? Waar ziet u een samenhang met uw dier? Dromen waarin we onze dierlijke bondgenoot zien, zijn een groot geschenk van de droomhoeders, ze komen niet al te vaak en dienen met de grootste waakzaamheid met de dagdroom verbonden te worden. Vergeet ook overdag niet in heel alledaagse situaties uw dier te roepen en uit te nodigen. Probeer de nieuwe krachtstroom te herinneren die u voelde toen u het dier voor de eerste keer 'in uw armen hield', en laat deze kracht vaker bewust door u heen stromen. Dat helpt ook in moeilijke of gevaarlijke situaties waarin u de angst kunt omzetten door uw dier te roepen, samen met het dier het gevaar tegemoet treedt en tegelijkertijd door de dierlijke bondgenoot wordt gesterkt met de instinctieve kracht, die u dan verstandig laat handelen.

En dans uw dier zo vaak als u kunt. Een bijzonder krachtige tijd is de avondschemering in het woud, als 'het woud ontwaakt', zoals de sjamanen zeggen, en al zijn wezens u bij het dansen ondersteunen. Houd bij het dansen uw krachtvoorwerp bij u, steek de veer in uw haar of hang de huid om... Dans met halfgesloten ogen en verzet u niet tegen de bewe-

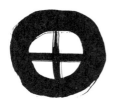

III Het wiel van openbaring

Ziekte en genezing
· De drie bondgenoten van de mens: De dierlijke bondgenoot

gingsdrang van uw dierlijke bondgenoot, maar laat u in hem binnenstromen en voel wat u daarbij wordt getoond. Vaak beleven we op die manier een nieuwe manier van bewegen, staan, liggen, waarin we ons met kracht kunnen volladen en daarbij voelen dat we in die houding bergen kunnen verzetten. Dat kan ons in heel veel dagelijkse situaties ten goede komen als we uitgeput en krachteloos zijn. Neem ook de beelden waar die bij het dansen voor uw innerlijke oog opduiken. Alle energieën die bij het dansen vrij komen, stromen in uw krachtvoorwerp en laden het op. Telkens als u met uw bondgenoot spreekt of samen bent, zorgt u ervoor dat het symbolische voorwerp erbij is en met alles wat u geopenbaard wordt, 'bespreekt' u geconcentreerd het symbool. Als u dringende vragen heeft die met uw 'medicijn' samenhangen, of vragen naar aanleiding van een droom waarvan u vermoedt dat het belangrijk is hem te begrijpen, kunt u een nieuwe reis door de wereld der dieren maken. In het begin moet er nog telkens iemand bij zijn die u kan leiden en u ook hulp biedt als u die nodig heeft. Daarbij zijn altijd een trommel en een kalebas aanwezig. U houdt het krachtvoorwerp op uw 4e chakra, het dierenwiel. Voordat u in de wereld der dieren neerdaalt, neemt u contact op met uw dierlijke bondgenoot, legt hem uw probleem voor en vraagt hem of hij u naar de Onderwereld wil leiden en u het antwoord wil geven. Alles wat u als informatie op zo'n reis (evenals in uw dromen en uw dierendans) wordt gegeven, geeft u aansluitend door aan uw voorwerp. Daarvoor komt u overeind en houdt het voorwerp op uw 4e chakra. Bij het inademen gaat u naar uw 4e chakra en bij het uitademen duwt u de gedachte in het voorwerp. De

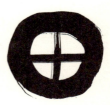

III Het wiel van openbaring

Ziekte en genezing
• De drie bondgenoten van de mens:
De dierlijke bondgenoot

informatie bestaat altijd uit boodschappen die bij uw 'medicijn' horen. Haal uw krachtvoorwerp geregeld uit uw medicijnbundel en mediteer erover welke informatie, welke krachtkwaliteiten hij inmiddels al draagt. Dat is vooral mooi tijdens een vollemaanritueel (pag. 315).

Als u eenmaal heeft besloten de sjamaanse weg te gaan, zult u bij alle rituelen en bezigheden nooit zelf handelen, maar altijd uw dierlijke bondgenoot door u laten handelen. Want daardoor werkt u 'magisch': u stelt zich open voor de kosmische krachten en gebruikt ze als uw gereedschap. Zo bent u dienaar en medewerker van het geheel.

• *Krachtlied*

Het sjamanisme kent een 'krachtlied' waarmee u uw dierlijke bondgenoot naar u toe kunt roepen. Dit lied kan alleen dan een magisch lied of krachtlied worden als u de melodie en de tekst niet zelf heeft bedacht, maar als Hogere Krachten dat voor u hebben gedaan en u het lied hebben geschonken. Maar om zo'n geschenk te kunnen waarnemen dient u uw eigen melodie tot zwijgen te brengen teneinde leeg te zijn en een resonantieruimte te kunnen bieden. Het is altijd goed daarvoor de natuur in te gaan, in de buurt van stromend water, onder een boom of op een bergtop, waar u alleen kunt zijn met de wezens die daar verblijven. In de eenzaamheid van de natuur werkt de magische kracht meestal het sterkst. Ook voor dit ritueel is het zinvol te vasten. Terwijl u op weg bent, probeert u de bewegingsvorm van uw dierlijke bondgenoot over te nemen, u gedraagt zich rustig zoals hij dat wil, u laat zich door hem leiden, totdat u uiteindelijk zijn ritme voelt, totdat uw lippen zich vormen

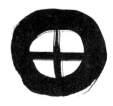

III Het wiel van openbaring

Ziekte en genezing
• De drie bondgenoten van de mens: De dierlijke bondgenoot

tot klanken, lettergrepen, woorden, tot er een melodie ontstaat. Vaak zijn de krachtliederen heel eenvoudig van tekst en melodie, ze kunnen gemakkelijk eentonig lijken. Dat is echter in orde, want als u uw bondgenoot roept met het lied, dat u een tijdlang als een mantra in een meditatie zingt, zult u alleen al door de monotonie van de melodie en de tekst in een soort trance komen, waarmee u gemakkelijker in de sjamaanse bewustzijnstoestand kunt komen. Zing uw krachtlied telkens als u de drang daartoe voelt en u uw dierlijke bondgenoot roept om met hem te kunnen samenwerken.

• *Samenwerken met de dierlijke bondgenoot: de krachtoverbrenging*
Iemand kracht sturen is een oude sjamaanse geneeswijze-op-afstand, waarvan we nog overblijfselen kennen als 'Ik zal voor je duimen' en 'Ik zal steeds aan je denken.' Er zijn heel veel situaties waarin u iemand kracht kunt sturen. Stel, een vriend van u is ziek of bevindt zich in een kritieke toestand en u wilt hem kracht sturen om hem weer op de been te helpen. Hoe gaat u daarbij het best te werk? Om kracht op iemand te kunnen overdragen moet u er steeds op letten dat u nooit kracht van uzelf wegschenkt. Dat zou zeer schadelijk en gevaarlijk zijn, want bijna geen mens is 'gezond' in die zin dat hij een evenwichtige, harmonische energiehuishouding heeft. U kunt alleen energie of kracht uit een energiebron doorgeven die op zich onuitputtelijk en steeds in evenwicht is. Om uit deze bron te kunnen putten heeft u een bemiddelaar nodig die u daarvoor kunt inschakelen. Uw persoonlijke bemiddelaar is uw dierlijke bondgenoot.

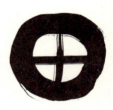

III Het wiel van openbaring

Ziekte en genezing
· De drie bondgenoten van de mens:
De dierlijke bondgenoot

Zoals hij u beschermt en gezond houdt, kan hij dat ook in bepaalde omstandigheden bij anderen doen. Meestal wendt uw dierlijke bondgenoot zich tot het krachtdier van degene voor wie u om kracht vraagt. Daarbij speelt het geen rol of die persoon uw krachtdier kent of niet; uw dierlijke bondgenoot weet tot wie hij zich in de wereld der dieren moet wenden, en deze kracht zal werken.

Voer het ritueel van krachtoverdracht in een donkere ruimte uit, het liefst 's avonds – op de plaats van het noorden in uw Medicijnwiel. U rookt uzelf en de plaats waarop u werkt. U roept de krachten van de vier richtingen op en vraagt ze om ondersteuning. Wend uw blik in de richting waarin de woning of de stad van de persoon die hulp nodig heeft, zich bevindt. U sluit uw ogen en doet de Kleine-dood-ademhaling: twaalf seconden stotend door de neus inademen, twaalf seconden de adem inhouden, twaalf seconden uitademen en de adem weer twaalf seconden vasthouden; dit doet u zeven keer. Nu stelt u zich uw vriend zo nauwkeurig mogelijk voor; u ziet hem zo levendig voor uw geestesoog dat het lijkt alsof hij voor u staat. Met behulp van deze geestelijke verbeelding neemt u contact op met het astrale lichaam van uw vriend. U kunt namelijk kracht op het fijnstoffelijke gebied van uw vriend overdragen omdat de wijze van overdracht geestelijk is. Alleen in de geestelijke wereld is het mogelijk op die wijze contact met elkaar op te nemen. Maar de krachtstroom die in het fijnstoffelijke neerslaat, springt dan over op het geheel, op lichaam, ziel en geest van uw vriend. Als u het beeld van uw vriend helder voor uw innerlijke oog heeft, begint u uw krachtdier te roepen. Daarvoor kunt u uw krachtlied zingen en een kalebas of een

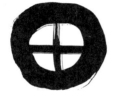

III Het wiel van openbaring

Ziekte en genezing
· De drie bondgenoten van de mens: De dierlijke bondgenoot

trommel als begeleiding bespelen. Zodra u de aanwezigheid van uw dierlijke bondgenoot waarneemt, vraagt u of hij naar uw vriend (zeg hoe hij heet, waar hij zich bevindt en waaraan hij lijdt) zoveel kracht wil sturen als hij nodig heeft. Vraag alleen om deze bemiddeling en blijf geconcentreerd op het geestelijke beeld van uw vriend; houd het beeld strak voor ogen.

Soms, vooral als u al wat meer geoefend bent, kunt u de aard van de krachttoevoer aan dit geestelijke beeld zien; meestal is dat te zien als een energetische lichtbundel die op een bepaalde plaats van het lichaam zichtbaar wordt, of u ziet zelfs het krachtdier van deze vriend, dat door bemiddeling van uw dierlijke bondgenoot gekomen is om hem te helpen. Na ongeveer tien minuten beëindigt u de krachtoverdracht. Bij kritieke situaties herhaalt u dit ritueel enkele malen per dag, bij een langdurige ziekte eenmaal per dag.

U dient er heel goed op te letten hoe u zich naderhand voelt. Als u zich gesterkt en krachtig voelt, kunt u er zeker van zijn dat u niet zelf energie heeft weggegeven. Maar voelt u zich verzwakt, dan moet u er de volgende keer beter op letten dat u zich niet persoonlijk inschakelt bij genezing-op-afstand, ook al bedoelt u het nog zo goed. U bereikt daarmee namelijk geen genezing, maar alleen chaos in de energiehuishouding van degene op wie u kracht wilt overdragen, en ook in die van uzelf.

De krachtoverdracht kent geen ruimtelijke grenzen. Het is niet van belang hoe dichtbij of ver weg de persoon naar wie u kracht wilt sturen, zich bevindt. Het kan ook in dezelfde ruimte gebeuren. Een voorbeeld: iemand gaat gebukt onder een situatie, hij zit in een proces verwikkeld of moet een

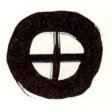

III Het wiel van openbaring

Ziekte en genezing
· De drie bondgenoten van de mens: De dierlijke bondgenoot

toespraak houden... en u bent toevallig in die ruimte aanwezig. Dan kunt u aan uw dierlijke bondgenoot vragen kracht naar deze persoon te sturen door dat verzoek als een mantra innerlijk uit te spreken.

De samenwerking met de dierlijke bondgenoot is bijzonder vruchtbaar als u haar in uw werk integreert. Stel dat u een moeilijke klus moet doen die veel behendigheid vergt, of u staat hulpeloos voor een klas die probeert u klein te krijgen... Er zijn ontelbaar veel situaties waartegen u beter bent opgewassen als u uw dierlijke bondgenoot inschakelt en hem vraagt wat u vervolgens moet doen.

Die hulp is ook uitstekend als u in de gezondheidszorg werkt. Telkens als u met uw handen aan het lichaam van een zieke zit of hem met woorden raakt, kunt u uw dierlijke bondgenoot om steun vragen opdat hij u leidt, u de zieke plekken door uw handen laat voelen of u de juiste woorden ingeeft. Ook als u de psychisch-geestelijke oorzaken van een ziekte of kwaal wilt achterhalen – bij uzelf of bij een van uw patiënten of vrienden – kunt u zich tot uw dierlijke bondgenoot wenden. Vaak is het raadzaam daarvoor een reis in de dierenwereld of de Onderwereld te maken en dan de vraag naar de oorzaken van de ziekte mee te nemen. Daar 'beneden' kunt u ook vragen welke geneesmethode in het betreffende geval geschikt is. Vraag op deze reis altijd aan uw dierlijke bondgenoot of hij u wil begeleiden en naar de juiste 'instantie' wil voeren.

Als u graag tekent, kunt u na elke reis in de dierenwereld alle voorvallen, alle beelden die u daar ziet, samenvatten in een beeld waarin u zich daarna met behulp van de beeldmeditatie nog een keer verdiept. Dat doet u als volgt.

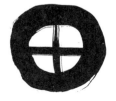

III Het wiel van openbaring

Ziekte en genezing
- De drie bondgenoten van de mens:
  De dierlijke bondgenoot

U gaat in uw Medicijnwiel zitten, op de plaats van het westen, de kracht van de innerlijke blik. U stelt zich het beeld voor dat u naar aanleiding van uw reis heeft getekend. Ter ondersteuning neemt u uw diersymbolische krachtvoorwerp en roept u uw dierlijke bondgenoot op. U vraagt aan een vriend of hij u ongeveer tien minuten lang in een gelijkmatige vierkwartsmaat op de trommel wil begeleiden. U kijkt nu naar uw tekening en laat zich door de trommel helemaal in het beeld wegdragen, zodat u het gevoel heeft dat u in de beeldenwereld van uw tekening gaat wandelen. Roep uw dierlijke bondgenoot telkens als u daartoe de behoefte voelt of voor een teken staat dat u niet begrijpt. U laat hem alle beelden zien die voor u nog lege symbolen zijn, en u vraagt hem naar de achterliggende betekenis. Deze beeldmeditatie kunt u voortzetten totdat u de tekening in al haar zeggingskracht volledig heeft begrepen. U kunt ook proberen vanuit alle vier of acht plaatsen in het Medicijnwiel over het beeld te mediteren, waarbij u dan als helper de kracht van de richting laat spreken.

Voor ieder mens betekent het een verantwoordelijkheid als hij door de reis in de dierenwereld zijn dierlijke bondgenoot vindt en mee omhoog neemt naar zijn wereld. Verantwoordelijkheid in die zin dat hij bereid moet zijn zich met deze geestelijke kracht te verbinden en erop moet letten dat ze bij hem blijft als een onuitputtelijke bron van wijsheid. Het is namelijk geen leuk 'huisdiertje' voor het plezier van de mens, maar een wezen dat de mens voor zijn groei nodig heeft, waarvan hij leert, dat hem onderricht als een persoonlijke leraar. Zoals bij alle dingen moet men zich ook bij elke sjamaanse stap die men op deze weg van kennis

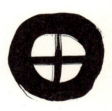

III Het wiel van openbaring

Ziekte en genezing
· De drie bondgenoten van de mens:
De dierlijke bondgenoot

zet, ervan bewust zijn wat de omvang van zo'n stap is. Dat we onze dierlijke bondgenoot kunnen vinden, is een geschenk van de kosmische krachten, dat niet met voeten betreden mag worden, maar dat ons verplicht het te aanvaarden als een heilzaam medicijn. Daarom is het belangrijk de kracht van de dierlijke bondgenoot in ons dagelijks leven te betrekken. Er zijn heel veel situaties waarin het nuttig zou zijn ons deze kracht te herinneren en ons bij haar aan te sluiten. Zo zal ook de concrete samenwerking er bij ieder mens anders uitzien, ieder kan slechts zijn eigen contacten leggen, zijn eigen vriendschappen sluiten. Als we het geestelijke verbond met ons krachtdier of 'medicijndier' verwaarlozen, zal het zijn bezitter weer snel verlaten. Het is aangewezen op de communicatie van de mens, die met dansen, gesprekken, vragen om leiding, vragen over het leven in stand gehouden kan worden.

Behalve het ritueel van de reis in de dierenwereld zijn er nog andere mogelijkheden om ons dier te vinden. In veel indianenstammen wordt gebruik gemaakt van de zoektocht naar het visioen, een ritueel waarbij iemand enkele dagen en nachten alleen in de natuur doorbrengt, vast en bidt en aan de krachten vraagt of ze hem een medicijn willen laten zien. Meestal verschijnt dan de dierlijke bondgenoot, die de richting wijst waarin hij moet zoeken.

Een andere manier om onze dierlijke bondgenoot te vinden geschiedt met behulp van de 'Magische Planten', waarin de plantengeest een mens naar zijn dier kan leiden. Of de dierlijke bondgenoot komt 'als een donderslag bij heldere hemel', in een bliksemachtig visioen, waarin we plotseling onze kracht ontvangen.

III Het wiel van openbaring

Ziekte en genezing

Ik wil de hier gepresenteerde gedachten en suggesties inzake het zoeken van een dierlijke bondgenoot afronden en hoop dat u erdoor geïnspireerd bent om zelf verder te gaan met dit onderwerp en deze krachtbron te ontdekken.

Het medicijnschild

Als u uw drie bondgenoten heeft gevonden en met hun hulp uw medicijn heeft leren kennen, kunt u een zogeheten 'medicijnschild' vervaardigen waarop u uw medicijn in kleuren en tekens zichtbaar maakt. In de traditie van het sjamanisme is dit een goede oefening om u telkens weer uw medicijn voor ogen te houden. De sjamanen nemen daarvoor een stuk leer dat ze over een rond houten frame spannen en met symbolen beschilderen. Symbolen die staan voor hun bondgenoot in de wereld van stenen, planten en dieren, symbolen die hun medicijn aangeven, symbolen die hun in de belangrijke 'grote' droom zijn geschonken of die ze op een visioenentocht of bij een ander ritueel hebben ontvangen. Het medicijnschild hangt gewoonlijk voor de ingang van een huis, opdat alle leden van de stam weten welk medicijn deze mens heeft. Bij genezingen en ceremoniën wordt het als een schild gedragen of gewoon voor de eigenaar neergezet. Het medicijnschild wordt altijd met nieuwe symbolen aangevuld, die de sjamaan in de loop van zijn leven tegenkomt. Er kan ook een heel nieuw schild worden gemaakt als zijn medicijn een grote verandering ondergaat.

Wat ons Europeanen van dit oude sjamaanse ritueel is over-

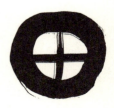

III Het wiel van openbaring

Ziekte en genezing
· Het medicijnschild

gebleven, zijn de gildeschilden van de ambachtslieden, die aan de meiboom midden in het dorp worden gehangen. De meiboom is oorspronkelijk de wereldboom, het centrum, het midden, waardoor de mens contact heeft met de aarde en de hemel, met het geheel. Rondom dit midden staan de 'medicijnen' van de dorpsbewoners; ze hebben een band met dit midden en dus met het geheel. Aan de meiboom zijn alleen de gildeschilden te zien, waarvan het ambacht ook daadwerkelijk nog in het dorp worden uitgeoefend. Zo kan iedereen in het dorp, maar ook elke vreemdeling, meteen zien welke beroepen daar te vinden zijn, welke 'medicijnen' er worden uitgeoefend. De sjamaanse bemiddelaars van het Medicijnwiel wijzen er telkens weer op hoe belangrijk het voor de mens is om op bepaalde momenten van zijn leven zijn medicijn te definiëren. Het ritueel van het beschilderen van het medicijnschild dwingt de mens concreet te worden, zijn tekens en symbolen zo eenduidig te maken dat hij ze zelf als duidelijke wegwijzers herkent en ook een 'uithangbord' voor zijn medemensen maakt, die daarin zijn beroep respectievelijk roeping kunnen zien, zoals een ploeg en een zeis de werkzaamheden van een boer weerspiegelen. Probeer zelf uw schild te maken en het met uw medicijntekens te beschilderen of te beschrijven. Hang het schild als 'spiegel' in uw kamer of, als u thuis werkt, op uw werkplek als herinnering en spiegelbeeld van uw taak. U kunt uw schild ook als bespanning van uw trommel gebruiken. Daarmee komen we meteen bij het volgende onderwerp: de trommel, die u als hulpmiddel bij alle sjamaanse handelingen ter zijde staat, die beslist een bondgenoot voor u zou moeten worden, evenals de kalebas.

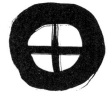

III Het wiel van openbaring

Ziekte en genezing

Trommel en kalebas
- nog twee bondgenoten van de mens

In samenhang met het ritueel van de zoektocht naar een dier is het lichamelijke effect van trommel en kalebas toegelicht. We zullen het in het kort herhalen. De monotone slag van de trommel en de kalebas bewerkt na enige tijd veranderingen in de neuronen van de hersenen, waardoor de mens in een andere bewustzijnstoestand komt die we een sjamaanse, magische of hogere bewustzijnstoestand kunnen noemen. Alleen in dit veranderde bewustzijn lukt het de mens de onzichtbare wereld, die achter de zichtbare ligt, binnen te gaan.
Maar hier zullen we ons bezighouden met het rituele gebruik van trommel en kalebas. Waar en hoe kunnen het voor ons hulpmiddelen zijn die voor ons de Andere Wereld openen?
In de traditie van het sjamanisme zijn trommel en kalebas onontbeerlijke hulpmiddelen, die voor de sjamaan een brug naar de Andere Wereld worden. Daarover heeft Mircea Eliade, de grote sjamanenonderzoeker, het volgende gezegd:
'De trommel speelt bij de sjamaanse sessies een vooraanstaande rol. Zijn symboliek is complex, zijn magische functie veelvoudig. Hij is onontbeerlijk voor een goed verloop van de sessie, ongeacht of hij de sjamaan naar 'het midden van de wereld' brengt, het hem mogelijk maakt door de lucht te vliegen, de geesten roept en vasthoudt, of de sjamaan helpt zich te concentreren en contact op te nemen met de spirituele wereld, waarin hij een reis wil gaan maken.'*

---

* *Mircea Eliade,* Schamanismus und Ekstasetechnik.

III Het wiel van openbaring

Ziekte en genezing
· Trommel en kalebas

Hetzelfde geldt voor de kalebas. Het centrum van de wereld is in onszelf, het is ons eigen centrum, het midden in ons, waarin we een zijn met alle leven, een met beide werelden, de zichtbare en de onzichtbare. En we 'vliegen door de lucht' als we een zijn met onze geest, die een deel is van de Eeuwige Kosmos, en we 'roepen en zien onze geesten' als we in contact zijn met onze bondgenoten in de werelden van stenen, planten en dieren en ook met al onze persoonlijke helpers in het Al, of dat nu onze voorouders, heiligen of verlichten zijn. Al deze wezens zijn daar aanwezig, we hoeven hen maar te roepen en te vragen om hulp, om samenwerking. En trommel en kalebas helpen ons bij het roepen.

- *Optrommelen van Heilige Krachten in het Medicijnwiel*

U gaat in uw Medicijnwiel zitten op de plaats die u roept, en neemt een trommel waarmee u de krachten van het Medicijnwiel kunt oproepen.

U begint met de kracht van het oosten, met het aanroepen van de kracht van de Heilige 1, de kracht van de zon. Daarbij moet u zich ervan bewust zijn wie u aanroept, welke kracht u uitnodigt. U trommelt in een tamelijk snel, maar steeds gelijkmatig blijvend ritme. Hier, bij het aanroepen van de Heilige 1, slaat u een, een, een, een – net zolang tot u deze kracht waarneemt, tot u in uw innerlijk weerklinkt en u met haar verbonden bent.

Dan gaat u over tot het aanroepen van de Heilige 2, de kracht van het westen, de kracht van de aarde, de kracht van de innerlijke blik en de intuïtie, de wilskracht. De bijbehorende roep van de trommel is de tweekwartsmaat, een, twee;

III Het wiel van openbaring

Ziekte en genezing
• Trommel en kalebas

een, twee, enzovoort. U gaat pas over tot het aanroepen van de Heilige 3 als u merkt dat de krachtstroom door u heen gaat.
Het aanroepen van de Heilige 3, de kracht van de planten, de kracht van het oervertrouwen en de onschuld, gaat in een driekwartsmaat, een, twee, drie; een, twee, drie; enzovoort. (De 'een' krijgt telkens nadruk.)
Het aanroepen van de Heilige 4, de kracht van het noorden, van de dieren, de kracht van het verstand en de logica, verloopt in vierkwartsmaat: een, twee, drie, vier; een, twee, drie, vier; enzovoort.
Het aanroepen van de Heilige 5, de kracht van de mens, gaat in vijfkwartsmaat: een, twee, drie, vier, vijf; een, twee, drie, vier, vijf; enzovoort.
Alle andere aanroepingen worden steeds in verhouding tot de 5 getrommeld.
Bij het aanroepen van de Heilige 6, de kracht van het zuidoosten, de kracht van de voorouders, trommelt u: een, twee, drie, vier, vijf, een; een, twee, drie, vier, vijf, een; enzovoort. Daarbij denkt u innerlijk: het is de Heilige 5, de mens, die zich met de Heilige 1, de zon, verbindt tot de Heilige 6, de kracht van de voorouders.
Bij het aanroepen van de Heilige 7, de kracht van het zuidwesten, de kracht van de droom, trommelt u: een, twee, drie, vier, vijf, een, twee; een, twee, drie, vier, vijf, een, twee; enzovoort. Het is de Heilige 5, de mens, die zich met de aarde, de 2, tot de 7 verbindt.
Bij het aanroepen van de Heilige 8, de kracht van het noordwesten, de kracht van de kringloop en de wetten, trommelt u een, twee, drie, vier, vijf, een, twee, drie; een,

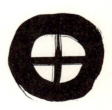

III Het wiel van openbaring

Ziekte en genezing
· Trommel en kalebas

twee, drie, vier, vijf, een, twee, drie; enzovoort. Het is de 5, de mens, die zich met de 3, de kracht van de planten, verbindt tot de kracht van de Heilige 8.

Bij het aanroepen van de Heilige 9, de kracht van het noordoosten, de kracht van de beweging en het medicijn, trommelt u een, twee, drie, vier, vijf, een, twee, drie, vier; een, twee, drie, vier, vijf, een, twee, drie, vier; enzovoort. Het is de 5, de mens, die zich met de 4, de kracht der dieren, verbindt tot de kracht van de 9.

Bij het aanroepen van de kracht van de Heilige 10, de kracht van het Hogere Zelf, trommelt u een, twee, drie, vier, vijf, een, twee, drie, vier, vijf; een, twee, drie, vier, vijf, een, twee, drie, vier, vijf; enzovoort. Het is de mens die zich met de mens verbindt tot de Heilige 10.

Als u met de trommel de krachten van de Heilige 1 tot en met de Heilige 10 aanroept, bewerkt u daarmee ook de aanroeping van de Hogere Octaven, de krachten van de Heilige 10 tot en met de Heilige 20.

Let bij deze trommelmeditatie op uw chakra's, die door de vibrerende slag in trilling komen, waarbij het slaan van de eenkwartsmaat de 1e chakra raakt, het slaan van de tweekwartsmaat de 2e chakra, enzovoort.

Bij deze manier van aanroepen kunt u ook de trommel en de kalebas tegelijkertijd gebruiken, maar ook alleen de kalebas.

Kalebas en trommel zijn symbolen voor de wereld, de wereldbol. Zodra de mens ze ter hand neemt en ze slaat of schudt, betuigt hij zijn eenheid met de kosmos.

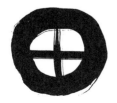

U moet een kalebas in uw medicijnbundel hebben als persoonlijk krachtvoorwerp. U kunt hem zelf maken uit een

III Het wiel van openbaring

Ziekte en genezing
· Trommel en kalebas

pompoen. Dan laat u de vrucht eerst helemaal uitdrogen, maakt vervolgens een kleine opening bovenin en schept met een smalle lepel of mes de verdroogde inhoud eruit. Dan rookt u de binnenruimte uit en vult hem met 20 zaden (dat kunnen maïskorrels, kleine harde bonen of rijstkorrels zijn; ook kleine kiezels of halfedelstenen zijn geschikt). Het aantal roept de 20 Heilige Krachten in herinnering, de Heilige Kracht die volledig maakt. Als handgreep neemt u een stevig stuk hout, misschien van uw lievelingsboom, en lijmt het in de opening. Als u dat wilt, kunt u de kalebas met symbolen en tekens van uw medicijn beschilderen. Heeft u een tuin, dan kunt u de pompoen ook zelf kweken.

Als trommel is elk soort trommel geschikt. U kunt hem zelf maken als u goed met hout en leer kunt omgaan. Als u er een in opdracht laat maken, heeft dat als voordeel boven kant-en-klaar kopen dat u hem zelf kunt ontwerpen; voor de bespanning kunt u een huid nemen waarmee u via uw krachtdier een band heeft.

Trommels en kalebassen worden bij elke sjamaanse handeling gebruikt voor het aanroepen en vasthouden van krachten en voor het verzinken in het 'magische deel' van zichzelf. Het zijn hulpmiddelen waarvan we ons veel vaker zouden moeten bedienen om de kracht en de magie met iedere trilling die met de instrumenten wordt opgewekt, in de innerlijke ruimte te laten weerklinken. Het zijn geen snuisterijen in het Medicijnwiel, maar heilige voorwerpen vol kracht en met die houding moeten ze worden ingezet en gerespecteerd.

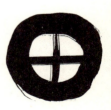

III Het wiel van openbaring

Ziekte en genezing ## De wetskring

De kleinste bouwsteen van het leven, het atoom, is door acht richtingen met het Al verbonden. De acht Heilige Richtingen in het Medicijnwiel zijn de heilig makende krachten waarbij de mens zich moet aansluiten om heel, volledig te worden. Zoals dat voor de afzonderlijke mens geldt, geldt dat ook voor de gemeenschap van mensen, voor het openbare politieke bestel. Met de groeiende tekens van de Waterman zullen de ideologische sluiers van de maatschappij verdwijnen en wat eens als utopie is begeerd, zal zich vrij kunnen ontplooien. Er zal een samenleving ontstaan die zich niet meer, ontworteld uit de Al-samenhang, eigen-willig van de Grote Wil van het Universum afsplitst. Ze kiest als innerlijke structuur de orde van de Heilige Cirkel en voegt zich weer naar de natuurlijke wetgeving, die het hele leven volgt. In de openbaring van het Heilige Wiel door de indianen in het begin van de Waterman-tijd heeft de hele mensheid de sleutel daartoe ontvangen. De acht richtingen van de cirkel zijn de grondpijlers voor het volledige zijn op aarde. Het zijn de poorten die voor ons het nagual openen, die onze voorstelling van de werkelijkheid als wereld van het zichtbare, het materiële, volledig maken door de openbaring van de Andere Wereld, de wereld van de geest. De indianen en vele andere oude stammen die nog niet uit de oersamenhang met het geheel zijn gevallen, regelen de orde en de structuur van hun stamleven altijd met hulp van de Grote Geest, de kracht van het nagual. Daarom heten hun regeringshoofden ook medicijnmannen of medicijnvrouwen. Als ze voor de rechtspraak in de Heilige Cirkel

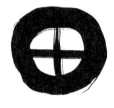

III Het wiel van openbaring

De wetskring

gaan zitten en zich met de krachten van het nagual verbinden, is datgene waarover ze rechtspreken of nadenken, in de universele wetgeving ingebed en uit hun stem spreekt de stem van de Grote Geest, de stem van de volledigheid, die genezing, medicijn voor de mensen wordt.

Onze voorouders, de Germanen, hadden het 'ding', een heilige ruimte in de natuur, voor hun rechtspraak. Dat was een stenen cirkel met in het midden een paal die naar de poolster, het midden van de hemel, gericht was, waar in het 'Idaveld' de goden rechtspraken. In deze cirkel moeten we nu ook gaan zitten om weer een levendige samenhang tussen onze gemeenschappelijke orde en de universele orde tot stand te brengen. Misschien klinkt het in veel oren te dromerig of zelfs lachwekkend, maar om te voorkomen dat een oordeel te snel wordt geveld, moet men de oer-betekenis van de wetskring concreet ervaren door het idee ervan in een handeling om te zetten.

Elke grotere gemeenschap stoot telkens weer op problemen en het is vaak moeilijk richtlijnen te vinden die recht kunnen doen aan de samenhang. Zulke problemen zijn aan te pakken met de aanwijzingen van de wetskring. Daarvoor zijn zestien mensen nodig, die op de acht plaatsen van de cirkel gaan zitten. In elke richting gaan een man en een vrouw zitten, behalve in het oosten, waar twee mannen zitten, en in het westen, waar twee vrouwen zitten. In het midden van de cirkel moet een boom staan, die ervoor zorgt dat tegenover elkaar liggende richtingen elkaar niet kunnen zien.*

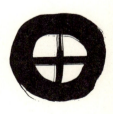

III Het wiel van openbaring

De wetskring   De tegenover elkaar liggende plaatsen zijn tegengestelde paren, wat bijzondere nadruk krijgt door de bezetting van het oosten met twee mannen en van het westen met twee vrouwen.

De verdeling en betekenis van de acht plaatsen

- *Het oosten*

De plaats van de Heilige 1 en 11

In het oosten zitten de 'boodschappers', die het nieuwe als een visioen in de cirkel brengen. Dat kan een probleem zijn, een idee, een creatief voorstel, dat voor de gemeenschap belangrijk is, iets wat de gemeenschap naar hen toe heeft gebracht en dat nu in de cirkel, de belichaming van de hele gemeenschap, van alle kanten belicht moet worden. Men noemt deze twee mannen bij de indianen de 'Heyoka's', de 'Heilige Narren'. Ze zijn wetend en hebben de dingen doorzien. Ze formuleren wat besproken moet worden in omgekeerde vorm om het werken met de tegenstellingen te versterken. Stel, het oorspronkelijk aangedragen probleem luidde: 'Iedereen die veel geld heeft, moet degene die weinig heeft, financieel steunen.' De Heyoka's formuleren dat als volgt: 'Iedereen die veel geld heeft, moet het in zijn eigen belang gebruiken en niet een ander ermee steunen.'

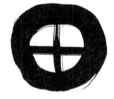

- *Het zuidoosten*

De plaats van de Heilige 6 en 16

Dat is de eerste plaats die op het aangedragen probleem antwoordt. Hier zitten de vertegenwoordigers van de geschie-

---

* Als u de wetskring in een kamer opzet, kunt u het midden aangeven met een kamerplant of een grote, dichte tak in een vaas.

III Het wiel van openbaring

denis. De historici, die in hun argumentatie uitgaan van aansluiting bij het historische weten. De academici, de filosofen, die in bezit van het weten zijn. Ze spreken op de plaats van de Heilige 3 en 13, tot degenen die links van hen op de plaats van het zuiden zitten. De beweging volgt de baan van de zon, de beweging van de hemel.

De wetskring
· De verdeling en betekenis van de acht plaatsen

- *Het zuiden*

De plaats van de Heilige 3 en 13
Op de plaats van het zuiden zitten de ondernemers, in de taal van de stammen de 'krijgers'. Het hangt van hen af hoe de behoeften, de motivaties met het probleem te verenigen zijn, opdat het bevorderlijk voor de groei is. Ze spreken naar het zuidwesten.

- *Het zuidwesten*

De plaats van de Heilige 7 en 17
In het zuidwesten zitten de medicijnmensen, de priester-artsen. Hun stellingname houdt rekening met de psychisch-geestelijke gezondheid van de gemeenschap, de droom van de mens. Ze spreken tot de vrouwen in het westen.

- *Het westen*

De plaats van de Heilige 2 en 12
Het westen is de plaats van de vrouwen. Ze letten erop dat er niets wordt gedaan wat schadelijk voor de kinderen is. Het nieuwe van het oosten, dat de Heyoka's inbrengen, moet zo worden geïntegreerd dat het de aarde en al haar levende wezens geen schade kan toebrengen. Ze spreken in noordwestelijke richting.

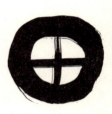

III Het wiel van openbaring

De wetskring
· De verdeling en betekenis van de acht plaatsen

- *Het noordwesten*
De plaats van de Heilige 8 en 18
In het noordwesten zitten de politici, de raadsleden. Ze zijn er verantwoordelijk voor dat het probleem met de wijsheid van de Grote Wetten en cycli van het Al worden verbonden. Ze spreken naar het noorden.

- *Het noorden*
De plaats van de Heilige 4 en 14
In het noorden zitten de arbeiders en consumenten. Ze onderzoeken mogelijkheden voor integratie van het nieuwe in het bestaande. Ze spreken naar het noordoosten.

- *Het noordoosten*
De plaats van de Heilige 9 en 19
In het noordoosten zitten de wetskundigen, de jurisprudentie. Ze moeten alle argumenten en meningen tot dan toe samenvatten en daaruit de nieuwe wet formuleren. Ze spreken tot de Heyoka's in het oosten, die zelf geen meningen verkondigen.

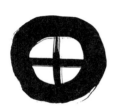

Nu komt het tot stemming over het nieuwe wetsontwerp. In totaal zijn er veertien stemmen, want de Heyoka's mogen niet stemmen. Daarbij hebben de stemmen van de vrouwen de overhand: acht vrouwenstemmen tegen zes mannenstemmen. De indianen verklaren deze omstandigheid als volgt. Omdat we op de aarde leven, die onze Grote Moeder, de kracht van het Vrouwelijke is, waaruit alle leven voortkomt, is zij de doorslaggevende kracht en dus moet zij in de natuurlijke wetgeving altijd voorrang hebben. Een wet

III Het wiel van openbaring

De wetskring
· De verdeling en betekenis van de acht plaatsen

wordt rechtsgeldig als hij elf stemmen voor krijgt. Minder mogen het er niet zijn, er kunnen maximaal drie stemmen tegen zijn. Dat is de natuurlijke evenredigheid van het leven, verklaren de indiaanse medicijnmannen, die nog een harmonisch evenwicht garanderen. Het is precies de verhouding van de zuren-basenhuishouding in het menselijk lichaam: 11 : 14 = 0,786. Dat betekent in wezen dat twintig procent ontbrekende overeenstemming niets uit zijn evenwicht kan brengen, het kan moeiteloos in de tachtig procent worden opgevangen en geïntegreerd.

Als we een probleem inzake de openbaarheid op deze manier bekijken en overwegen, zullen we volkomen onverwachte oplossingen tegenkomen, die we zonder een verbinding met de acht richtingen in de cirkel niet hadden kunnen bereiken. Als we een probleemstelling in de cirkel plaatsen en haar met alle richtingen in verband brengen, is het mogelijk haar in volledig bewustzijn te doordenken.

Ik wil de wetskring als visioen voor politiek en parlement in het kader van dit boek openbaar maken, opdat de vertegenwoordigers van de nieuwe samenleving weer in de kring gaan zitten en in de wijsheid van hun Hogere Zelf, in de Al-eenheid met de kosmos, de hemelse orde met de aardse verbinden.

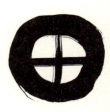

IV
Ritueel voor de helingsweg

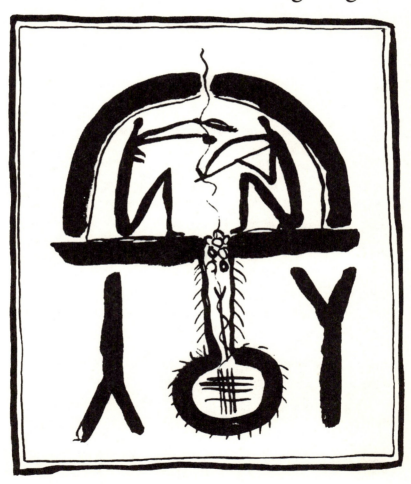

IV Ritueel voor de helingsweg

Ons leven is vol rituelen of rituele handelingen. Dat weerspiegelt elke cultuur. Maar in alle culturen kan een ritueel gemakkelijk een gewoonte worden. Een gewoonte is een inhoudsloos geworden ritueel, dat mechanisch wordt verricht en waaruit de mens geen kracht meer ontvangt zoals bij het eigenlijke ritueel. De oorspronkelijke zin van een rituele verrichting was altijd iets heiligs – heilig omdat de werking helend was en voor de mens de deelname aan het geheel mogelijk maakte. Het ritueel bezit een orde op zichzelf, een wetmatig verloop van afzonderlijke stappen, die door de erfenis van de voorvaderen zijn overgeleverd of door degene die het ritueel leidt worden bepaald. Er zijn dus oude, traditionele rituelen en nieuwere, en ontelbaar vele die de geest al heeft geschapen, maar die nog geen gestalte op aarde hebben gekregen – die echter nog wel bestaan en erop wachten door de mens in het aardse bestaan te worden getransformeerd. Een ritueel wordt verricht om al het leven te vieren. In het ritueel kan de mens vragen of danken, het is zijn brug, die voor hem aarde en hemel verbindt en waarover zijn hemelse helpers naar hem afdalen. In het ritueel wordt de mens gevraagd geestelijke inhouden symbolisch te materialiseren of symbolisch uit te voeren. Dat helpt hem 'zijn droom op de aarde te brengen', zijn geest te belichamen en tegelijk het belichaamde op het eeuwig geestelijke te ijken.

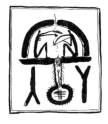

Over het algemeen is het ritueel gericht op de gemeenschap, die daaruit voor haar harmonische groei telkens weer kracht kan krijgen. Elk ritueel dat een gemeenschap samen viert, staat onder een bepaald thema waarop de deelnemers zich kunnen voorbereiden; onder dit thema sluiten de afzonder-

IV Rituel voor de helingsweg

lijke deelnemers zich bij elkaar aan en herkennen ze zich in de gemeenschappelijke overgave aan het thema. Niemand is beter of slechter met betrekking tot het thema, maar het gaat alle deelnemers aan en daardoor bezit het een verenigende kracht, die het leven van de gemeenschap bevrucht. Daarom bleven rituelen ook in kleinere gemeenschappen levendiger, in dorpen meer dan in steden, waarbij in de steden de gemeenschap van de mensen in wezen geen leefgemeenschap meer is, maar een gemeenschap die in vele deelaspecten is opgesplitst, zodat de relatie tussen de delen en het geheel niet meer te zien is.

Binnen onze cultuur zien we in het christendom nog de meeste rituelen: het vieren van de Heilige Mis, de doop, de huwelijkssluiting, de begrafenis, de kerkelijke feesten... Maar voor vele christenen zijn deze rituelen niet meer 'open', niet meer transparant in hun oorspronkelijke betekenis. De symbolische handelingen zijn ook vaak sterk vervormd en er is dan niets meer over van de oorspronkelijke zeggingskracht van hun oerbeeld. Omdat de christenen deze oerbeelden als heidens en afgodisch veroordeelden en met alle mogelijke middelen probeerden niets van het 'werk van de duivel' over te laten, moesten ze die beelden versluieren, hoewel ze ze ondanks alles in hun nieuwe religie opnamen. De individuele mens werd onmondig gemaakt, de kerk had volledige macht over haar aanhangers en had via de geloofsbekentenissen veel te zeggen over de goddelijke verbinding van het individu met zijn oorsprong. Dat maakte het de mens moeilijk innerlijk deel te nemen aan de rituelen, waarom het eigenlijk gaat.

Om de huidige toestand van het christendom recht te doen

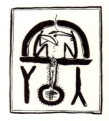

IV Ritueel voor de helingsweg

moeten we echter ook vermelden dat sommige priesters zich weer inspannen om de oerbeelden terug te vinden, de symbolen weer te openen, opdat de deelname eraan weer een echt delen wordt.

Een symbool moet open zijn en een symbolische handeling inzichtelijk voor iedereen die aan een ritueel deelneemt, en niet alleen voor de ceremoniemeester. Dan pas zijn allen aangesloten op de kracht die bij elk ritueel helend op allen neerdaalt.

Nu, in het tijdperk van de Waterman, waarin er geen plaatsvervangende Verlosser meer is, gaat het er weer om dat we de oorspronkelijke kracht van het ritueel overwegen. Daarvoor hebben we geen speciale ceremoniemeester uit diverse religies of sekten nodig. Ieder mens heeft de mogelijkheid om zijn leven ritueel te vieren, voor zichzelf en met anderen. Ieder mens kan daarvoor de verantwoordelijkheid op zich nemen, er is geen plaatsvervanger van God meer nodig, omdat God in ieder mens werkt die zich weer met hem verbindt.

Hierna wil ik enkele rituelen beschrijven, die ons nu als bij deze tijdgeest passende steunpunten kunnen helpen ons thema 'Ik en het Geheel' begrijpelijker te maken en die ons genezing schenken omdat ze op het geheel gericht zijn.

Alle rituelen kunt u alleen voor uzelf vieren, maar de meeste worden verrijkt als er meerdere mensen aan deelnemen.

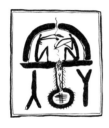

IV Ritueel voor de helingsweg

Reinigings- en balanceringsrituelen

Ziekten en innerlijke tegenstrijdigheden zijn altijd tekens dat de 'drie-eenheid' van de mens, de lichaam-ziel-geeststructuur, niet meer in evenwicht is. De mens is dan niet in natuurlijke, harmonische trilling met het geheel en wordt een eigen-willige 'wetteloze' in de universele orde. De oer-religieuze oriëntatie van een mens op het geheel, die wegwijzer voor alle activiteiten in zijn leven is, is zijn 'gulden midden'. We zijn gauw geneigd ons midden te vergeten, dat spiegelt ons telkens weer de instelling van onze vier schilden voor, die van onszelf en die van de anderen. Het vergeten ervaren we als verdriet, leed, angst, haat, jaloezie, ontevredenheid, hulpeloosheid, onrechtvaardigheid... Om het 'in het midden zijn' te stabiliseren vinden we baat bij de rituelen die we als 'balanceringsrituelen' of 'reinigingsrituelen' willen betitelen. Hun oorsprong of oerbeeld gaat terug tot de Oude Tijd van de mens. De kennis ervan is tot op heden niet verloren gegaan, want er zijn altijd 'medicijnen' geweest van bepaalde mensen wier taak het was Oude Kennis te bewaren en door te geven.

Door de openbaring van de sjamaanse kennis hebben we de mogelijkheid ons weer met de oorspronkelijke kracht van deze rituelen te verenigen.

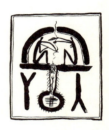

IV Ritueel voor de helingsweg

Reinigings- en balanceringsrituelen

De spiraal

Het symbool van de spiraal is heel erg oud. We vinden het op alle inwijdingsplaatsen van de mensheid die behouden zijn gebleven. Het beroemdst is wel de spiraal bij Nazca in Peru, die meer dan een kilometer lang is. Ook in de vormen van de natuur is de spiraal te zien, bijvoorbeeld in slakken, schelpen, in varenbladeren en in het lichaam van de mens, in de dubbele matrix van de erfelijke informatie, het DNA, in het slakkenhuis van ons oor, zelfs de foetushouding herinnert aan de spiraal.

Welke wijsheid bevat de spiraal? Waar komt haar tekening vandaan? Het antwoord geeft ons de baan van de zon zoals we die vanaf de aarde waarnemen. Als de zon vanaf de zomerzonnewende afdaalt naar haar diepste punt, de winterzonnewende, moet ze vervolgens weer opstijgen om haar hoogste punt te bereiken. Zoals we weten draait de zon zich niet vanuit haar diepste punt om teneinde weer op te stijgen, maar blijft ze steeds in dezelfde bewegingsrichting, dat wil zeggen, ze draait zich vanuit haar diepste stand in dezelfde richting weer omhoog, waarbij ze de baan snijdt die ze bij de laatste omloop heeft getrokken. De lijnen die daardoor ontstaan, vormen het beeld van een naar binnen draaiende spiraal. De spiraalbeweging van de zon onthulde de mens van de Oude Tijd de wijsheid van het eeuwige leven, van de eeuwige geest, het geheim van dood en wedergeboorte. De in deze kennis ingewijde beschouwde de loop van de zon, die zich spiraalvormig tot in het oneindige voortzette, als spiegelbeeld van zijn levensweg. De zon als zijn Grote Vader liet hem zien hoe ze uit de dood, de dag

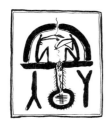

IV Ritueel voor de helingsweg

Reinigings- en balanceringsrituelen
· De spiraal

van de winterzonnewende, weer opstaat om een nieuwe spiraal, een nieuwe levenscyclus te beschrijven, waarvan de vruchten in de hoogste stand, de zomerzonnewende, rijpen. Daarna sterven de vruchten weer en worden geoogst opdat er weer iets nieuws geboren kan worden. Ze leerde hem de oneindig-eindige levenscycli.

De spiraal is het constant draaiende wiel van dood en wedergeboorte. Het draait om de naaf, om het midden, dat onbeweeglijk is. Het midden is het rustende centrum, dat alles als mogelijkheid in de leegte (oer-grond) bevat en waaruit alles ontstaat (oer-sprong). Rondom het midden is de open ruimte, die tot in de oneindigheid reikt, de constant verder draaiende spiraal. Het midden als centrum, vanwaaruit de spiraal de impuls tot bewegen krijgt, bevindt zich ook in de mens. Daardoor heeft hij ook de gave om elk ding in zijn oorsprong te begrijpen en alles in zich op te nemen, te ontvangen, wat het universum, het geheel bevat. Zo herinnert de spiraal ook aan de wet van 'zo boven, zo beneden'.

Wie een mens niet alleen in zijn materiële gedaante ziet, maar ook in het licht van zijn aura, weet dat hij er als een stralend ei uitziet. In deze energiemantel beweegt zich de energie weer spiraalvormig; ze vormt, verticaal gezien, een boven- en een onderkegel, die met hun grondvlak tegen elkaar komen. Dit grondvlak is ons midden.

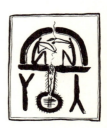

IV Ritueel voor de helingsweg

Reinigings- en balanceringsrituelen

· De spiraal

- *Ritueel van de spiraal*
Bouw en rituele handeling

Laten we nu met het eigenlijke ritueel beginnen. Het bouwen van een spiraal met stenen behoort ook tot het ritueel als u dat voor het eerst doet. U zoekt een plek in de natuur of in uw tuin waar u de spiraal kunt bouwen. Daarvoor heeft u een grondvlak nodig van ongeveer vijf bij zes meter. U kiest voor het middelpunt van de spiraal een 'krachtplaats', een plaats die positieve energie bevat. Om die plaats te vinden kunt u uw bondgenoot te hulp roepen, die uw instinct en uw intuïtie zal opwekken, zodat u zich door deze plaats kunt laten roepen. Of u neemt een pendel, die u de positieve energie van de plaats verraadt met een krachtige cirkelbeweging met de wijzers van de klok mee. Of u vraagt een wichelroedeloper om hulp.

Vervolgens gaat u stenen verzamelen. U heeft er zoveel nodig dat u er in een cirkel van zes meter doorsnee een viervoudige spiraal mee kunt leggen. U verzamelt de stenen op sjamaanse wijze, u zegt waarvoor u ze nodig heeft, en laat wat tabak als dank achter. U markeert eerst het middelpunt van de spiraal en de vier kardinale punten, het oosten, westen, zuiden en noorden, met een steen op de buitenste spiraallijn; dan gaat u verder naar binnen, parallel lopend aan de buitenste, en legt weer stenen op de vier richtingspunten voor de tweede omloop van de spiraal, ongeveer op 60 centimeter afstand van de eerste omloop; u gebruikt ook vier stenen voor de derde en de vierde omloop, die dan het midden van de spiraal aangeven. Nu begint u vanuit het midden de kardinale punten onderling te verbinden met lijnen die steen aan steen worden gelegd, totdat u bij de uit-

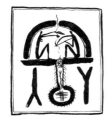

IV Ritueel voor de helingsweg

Reinigings- en
balanceringsrituelen
· De spiraal

gang respectievelijk ingang van de spiraal komt, die in het noorden moet liggen (zie tekening hiernaast).
De toegang tot de spiraal bouwt u met grotere stenen in een dubbele rij, waarover een langere steen komt te liggen. Met die steen kunt u de spiraal symbolisch afsluiten als u hem niet gebruikt. Met het uitleggen van de spiraal heeft u een 'Heilige Ruimte' gecreëerd. Het is het grondvlak van de spiraalbeweging, vanwaar u zich een tweevoudige, kegelvormig

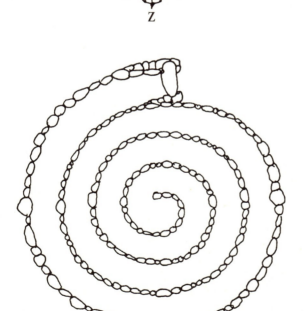

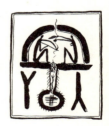

IV Ritueel voor de helingsweg

Reinigings- en balanceringsrituelen
• De spiraal

lopende energiebeweging moet voorstellen; de ene loopt met de kegelpunt naar boven en stelt de aardse energie voor, de andere loopt met de kegelpunt naar beneden en symboliseert de kosmische energie. Binnen deze kegels loopt de spiraal onbegrensd door.

Vervolgens moet de kracht van de spiraal worden opgewekt. Daarvoor roept u de krachten van de Heilige Richtingen en de kracht van het midden, de kracht van de oergrond en de oorsprong. U neemt uw rookschaal en gaat roepend in die richtingen, warbij u uw roep met de rook het Al in stuurt. Dan stapt u eenmaal door de hele spiraal, waarbij u de weg tot het midden rookt en wijdt. In het middelpunt roept u de Heilige Kracht van Oermoeder en Oervader aan en vraagt u hen hierheen, naar het midden, te komen. Dan gaat u weer rokend langs dezelfde weg terug.

Daarmee is de spiraal gewijd en 'opgewekt' en kan hij kracht overdragen op u of op allen die aan dit ritueel meenemen. Als er meerdere mensen bij zijn, moet een van hen met de trommel het volgende ritme slaan: een-twee, een-een-twee, een; enzovoort. De anderen zeggen bovendien de mantra 'OEMA KON'. OEMA en de trommelslag 'een-twee' betekenen de aarde; KON en de trommelslag 'een' betekenen de hemel. Het trommelen en het uitspreken van deze oude mantra, die uit het Quechua, de taal der Inka, afkomstig is, zorgt voor de vereniging van de aardse (OEMA) en de hemelse (KON) krachten, opdat Boven zich met Beneden vermengt.

Terwijl alle deelnemers zich in een kring om de spiraal opstellen en onder begeleiding van de trommel de mantra hardop uitspreken, gaat telkens een van hen de spiraal

IV Ritueel voor de helingsweg

Reinigings- en
balanceringsrituelen
· De spiraal

binnen en let erop dat eerst de linkervoet de spiraal binnenstapt. De spiraal draait naar links, tegen de wijzers van de klok in. Dat betekent, energetisch gezien, een ontlading; storende energiestromen worden aan de aarde doorgegeven, die ze dan weer in krachtige energiestromen verandert. Als iemand in het midden van de spiraal is aangekomen, wendt hij zich eerst tot het westen, heft beide armen omhoog om diep te kunnen inademen, zuigt daarbij de kracht van de aarde in en ademt weer uit, waarna hij nog eens in- en uitademt. Dan draait hij zich om, met de richting van de spiraal mee, en kijkt naar het oosten, naar de kracht van de zon, en haalt ook hier met omhoog gestoken armen de kracht met de adem in zichzelf naar binnen. U kunt in het midden blijven staan zolang als u zich door de uitwisseling en de 'wisselstroom' met deze kracht aangetrokken voelt. Mediteer over deze kracht in uw midden en denk eraan dat u hier met de kracht van uw eigen midden in aanraking bent, het uitgangspunt van het leven, dat zich spiraalvormig door alle levensverschijnselen heen trekt, als krachtgevende, creatieve vloed, het fijnstoffelijke energienet dat alles wat bestaat met elkaar verbindt. Zodra u het middelpunt van de spiraal verlaat om aan de terugweg te beginnen, beweegt u zich naar rechts draaiend, dus met de wijzers van de klok mee. Deze bewegingsrichting staat voor een energetische oplading.

Door deze bewegingswisseling, bij het binnengaan tegen de wijzers van de klok in, het ontladen, dan bij het verblijf in het midden, de leegte in de eenheid met de volte, het midden als rustend centrum in het evenwicht van aarde en hemel, van tonal en nagual, en tot slot bij het weggaan met

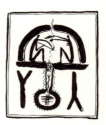

IV Ritueel voor de helingsweg

Reinigings- en balanceringsrituelen
· De spiraal

de wijzers van de klok mee, het opladen met positieve energie, ervaart de mens een energetische balancering, die hem voor een hele dag versterkt. Daarom is dit ritueel bijzonder geschikt om bij zonsopgang te vieren, zodat u de verplichtingen van de dag rustend in uw centrum tegemoet kunt gaan.

Als ook de laatste persoon door de spiraal is gegaan, sluit u hem met de 'deursteen', die u over de ingangsstenen legt. Daarmee is het ritueel ten einde.

Als u dit ritueel alleen voor uzelf doet, zegt u innerlijk zachtjes de mantra op of u trommelt en roept hem voordat u de spiraal binnengaat, als meditatie en instemming.

De zweethut
- het ritueel van dood en wedergeboorte

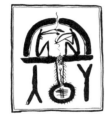

Het ritueel van de zweethut is een gemeenschapsritueel. Het wordt door vrijwel alle volken op aarde gevierd, zij het in zeer uiteenlopende vormen. Wat daarvan in ons deel van de wereld nog is overgebleven, zijn sauna en stoombad, die echter alleen nog de reiniging van het lichaam dienen. De zweethut als oervorm van sauna en dampbad is echter een complete reiniging die lichaam, ziel en geest zuivert, ze van vuil en ballast ontdoet – aspect van het sterven – en ze opnieuw met kracht vervult - aspect van vernieuwing of wedergeboorte. In deze zin werd en wordt het ritueel ook nu nog gevierd. Met de openbaring van het Medicijnwiel door de sjamaanse medicijnmannen van de Noord-Amerikaanse indianen is het ons opnieuw geschonken in de kracht van hun volledigheid.

IV Ritueel voor de helingsweg

Reinigings- en balanceringsrituelen
· De zweethut

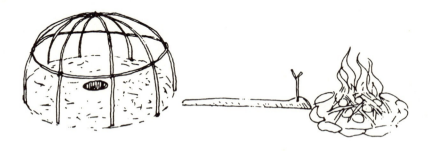

De uiterlijke vorm van de zweethut is een ronde, gevlochten korf, die onderste boven op de grond ligt. Deze kleine 'wigwam' wordt van wilgentakken gemaakt, die in een halfronde boog op de acht richtingen stevig in de grond worden verankerd. Aan de zijkant wordt nog een lange, bladloze, gespleten tak erdoor gevlochten. Dit vlechtwerkhuis wordt met dekens en matten behangen, zodat het binnen volkomen donker is. Binnenin, in het midden van de cirkel, is een gat van ongeveer 80 centimeter diep gegraven, waarin tijdens het ritueel hete stenen worden gelegd; de ingang van de zweethut ligt in het oosten, waarvoor, op vijf stappen afstand, een grote vuurplaats is aangelegd waarin de stenen worden verhit tot ze gloeien. Vanaf de vuurplaats wordt een smal pad naar de ingang van de hut gemaakt. Dit pad heet de 'weg van het hart'; tijdens de ceremonie stroomt de spi-

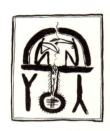

IV Ritueel voor de helingsweg

Reinigings- en balanceringsrituelen
• De zweethut

rituele kracht van het universum en al zijn wezens symbolisch naar het pad. Op het pad, dat naar het vuur toe openwaaiert, staat de tak als teken van de eeuwige liefdesomarming van Oermoeder en Oervader, die ons eraan herinnert dat alleen de weg van de liefde en de overgave ons deze eenheid kan schenken; alleen op de weg van de liefde zijn we in ons Hogere Zelf en alleen als het Hogere Zelf vinden we de weg terug naar onze oer-grond, waaruit we voortkomen.

Als we de zweethut willen betreden, dwingt de lage bouw ons om op handen en voeten te kruipen; we worden weer krabbelende kleine kinderen. De zweethut zelf is symbool voor de baarmoeder van onze Grote Moeder Aarde. Het vuur in het oosten is symbool voor onze Grote Vader Zon, wiens sperma de gloeiende stenen zijn. Als bij het ritueel de mensen naakt (zoals Zon en Aarde hen hebben geschapen) de zweethut binnenkruipen, wordt de ingang de vagina van de aarde en kruipen ze weer in de schoot van hun eigenlijke moeder. De zin die ieder voor het kruipen hardop roept, luidt: 'Voor al mijn voorouders en verwanten!' Hij verwijst nogmaals naar de verbondenheid met de 'Grote Kosmische Familie' waarin wij als mensen net zo goed kinderen van Zon en Aarde zijn als de stenen, de planten en de dieren en evenals onze voorouders, die ons als geestelijk na staande verwanten steeds begeleiden.

De gloeiende stenen worden vanuit het buitenvuur, het oostvuur, naar het innerlijke vuurgat gebracht. Dat stelt de verwekkingsdaad voor: de stenen als het sperma van de zon dringen in de schoot van de aarde door. En wij mensen, een van hun kinderen, kijken daarbij naar onze eigen verwekking en worden opnieuw geboren als we aan het eind van de

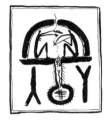

IV Ritueel voor de helingsweg

Reinigings- en
balanceringsrituelen
· De zweethut

ceremonie de schoot van de aarde weer verlaten.
Bij het feest van het zweethutritueel moet altijd iemand aanwezig zijn die in het ritueel is ingewijd, die er ervaring mee heeft en het op een verantwoorde wijze kan leiden. Dat geldt ook voor de bouw van de zweethut, die een heilige handeling is en in elk van zijn gebaren een bepaalde kracht weerspiegelt, waarvan het symbool aan alle deelnemers moet worden verklaard. Het snijden van de takken, hun opstelling in de windstreken en hun verbindingen – een in het oosten, die naar het westen wordt gebogen, een in het zuiden, die naar het noorden wordt geleid, een in het zuidoosten, die in zijn tegenoverliggende richting, het noordwesten, wordt gebogen, en een die vanuit het zuidwesten naar het noordoosten gaat – het uitgraven van het vuurgat, het verzamelen van de stenen, het uitspreiden van varens op de vloer van de hut... het zijn allemaal zinvolle gebaren die de leider moet kunnen verklaren aan de deelnemers.
Het ritueel zelf wordt vrijwel altijd 's nachts gevierd. De nacht helpt ons onze zintuigen meer open te stellen voor het nagual. Het schijnt dat ze ons ons materiële gewaad ontneemt, in duisternis oplost en onze geest bevleugelt en naar zijn eigenlijke thuis draagt, het rijk van het weten en het volledige zien.
Ongeveer een tot twee uur voor het begin van de ceremonie moeten de stenen op het oostvuur worden verhit. Voor die taak dient een van de deelnemers van het ritueel verantwoordelijkheid te dragen; hij of zij is 'vuurman' of 'vuurvrouw'. Er zijn ongeveer twintig stenen ter grootte van een klein brood en veel takken nodig. Het aansteken van het vuur, het onderhouden ervan en het tot gloeien brengen van

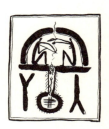

287

IV Ritueel voor de helingsweg

Reinigings- en balanceringsrituelen

· De zweethut

de stenen is een belangrijk deel van het ritueel; het is een heilige handeling, een gebed tot de kracht van het vuur en de stenen, een verzoek of ze willen helpen allen die in de zweethut zijn, te reinigen en tot een nieuw leven te laten overgaan. Men dankt de stenen, onze verwanten, die zich voor deze ceremonie 'offeren', evenals de bomen die daarvoor hun hout schenken. Om de reinigings- en veranderingskracht van het vuur te versterken doet men salie in de vlammen. De deelnemers van het ritueel moeten zich, zodra het oostvuur is aangestoken, verzamelen en zich meditatief op de ceremonie voorbereiden. Het is het beste als ze in een kring in het Medicijnwiel zitten, waarbij ieder zijn eigen zitplaats kiest, al kan dat ook door de leider van de ceremonie worden gedaan. Omdat het grondvlak van de zweethut ook een kring, een Medicijnwiel, is, moeten deze zitplaatsen gehandhaafd blijven. Alle aanwezigen worden gerookt.

Kort voor het begin wijden de aanwezige vrouwen de zweethut in en 'wekken hem op'. (Het opwekken en wijden wordt door vrouwen gedaan omdat ze met hun vermogen om te baren een inniger contact met de zweethut, de baarmoeder van de aarde, hebben dan mannen). De binnenkant wordt met salie, lavendel en levensboom (thuja) uitgerookt. De Heilige Krachten van het Medicijnwiel worden aangeroepen en hun wordt gevraagd voor deze ceremonie naar het midden van de cirkel te komen. De zweethutceremonie kan ook een bepaald thema hebben. Als ze bijvoorbeeld aan het zuiden is gewijd, viert men een 'zuidhut', waarbij men vraagt om gevoelens, harmonie, vertrouwen. Of men viert een van de andere richtingen, een 'dierenhut' of een 'droomhut'... Als dat het geval is, wordt dit bijzondere ver-

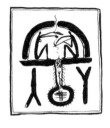

IV Ritueel voor de helingsweg

Reinigings- en
balanceringsrituelen
· De zweethut

zoek tot de krachten uitgesproken.
Aansluitend roken de vrouwen ook de buitenkant van de zweethut, waarbij ze in de vier kardinale richtingen nog eenmaal de krachten aanroepen en storende krachten worden verjaagd. Nu is de zweethut een Heilige Ruimte en bereid mensen te ontvangen. De deelnemers kleden zich uit en nemen alleen een handdoek mee om op te zitten. Ieder kan tijdens het ritueel een voorwerp in de ruimte om de gespleten tak leggen om het op te laden en te wijden. Nu gaan de deelnemers naar binnen. Ze verplaatsen zich binnen alleen met de wijzers van de klok mee en altijd in de vorm van een cirkel; nooit mag iemand het vuur in het midden oversteken. Bij het binnengaan zegt iedereen hardop: 'Voor al mijn voorouders en verwanten.' Als iedereen in een kring om het vuurgat zit, komt de leider de hut binnen en gaat meteen op de plaats van het oosten zitten, waarvan de kracht hem gedurende de hele ceremonie zal leiden. Achter hem sluit de vuurmaker het vertrek met een mat, zodat er geen licht meer in de zweethut kan binnendringen.

Eerst zit iedereen stil, neemt het donker in zich op en ook de kracht die zich in deze kring bevindt. Dan vraagt de leider aan de vuurmaker of hij een bepaald aantal stenen naar binnen wil brengen. Zodra de gloeiende stenen in het vuurgat liggen, strooit hij er salie en andere kruiden over, waardoor een fijne, welriekende geur opstijgt en zich door de hut verspreidt. Voordat de ingang weer wordt afgesloten, reikt de vuurmaker de leider een grote kom met water (het liefst zuiver bronwater of rivierwater) aan. Met een pollepel giet de leider het eerste water op de gloeiende stenen, het

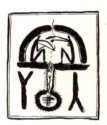

IV Ritueel voor de helingsweg

Reinigings- en balanceringsrituelen
• De zweethut

zijn de 'begroetingsdruppels'. Hij roept tot de Oermoeder en de Oervader en tot de krachten van de vier richtingen; hij vraagt hun of ze aanwezig willen zijn en willen helpen; na elke oproep giet hij wat water op de stenen. Hete damp stijgt luid sissend van de stenen op, de lichamen beginnen te zweten, de hitte neemt bij elke schenking toe en stijgt constant; het kan erg inspannend worden, want ook het inademen gaat steeds moeizamer. Maar dat zijn allemaal hulpmiddelen die de mens tot aan zijn grenzen voeren, welke hij vervolgens kan overschrijden.

Het ritueel kent vier gangen, in overeenstemming met de vier wegen van het midden, de krachten van de vier richtingen:

- Bij de eerste gang bevindt men zich op de weg van het zuiden.
  Elke deelnemer vraagt op de rij af iets voor zichzelf, voor alles wat hij als wezenlijk ervaart, waarvan hij de vervulling nodig heeft om te kunnen groeien, bijvoorbeeld voor de harmonie van zijn ziel, voor het oervertrouwen in het leven. Ieder spreekt zijn verzoek hardop uit, als zijn persoonlijk gebed tot de krachten van het Al, die hier in deze kleine Heilige Ruimte aanwezig zijn. Na elk gebed wordt wat water uitgegoten. Na beëindiging van het eerste kwart kan de leider om een nieuwe steen vragen, als hij dat noodzakelijk acht.
- Dan begint de tweede gang, de weg naar het westen. Hier vraagt men iets voor zijn medemensen, voor zijn vrienden en bekenden en voor de genezing van de aarde. De

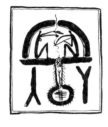

IV Ritueel voor de helingsweg

Reinigings- en balanceringsrituelen
• De zweethut

verzoeken worden ook hier op de rij af uitgesproken, met de wijzers van de klok mee, en elk verzoek wordt ondersteund met het uitgieten van water.

Tussen de tweede en de derde gang kan een pauze worden ingelast waarin de deelnemers even de zweethut kunnen verlaten, in het bedauwde gras kunnen gaan liggen en naar de sterrenhemel kunnen kijken. Het is een wonderlijk gevoel, naakt en door de kracht die we tijdens dit ritueel krijgen, bevrijd van alle ballast, ons ingebed te voelen in het ritme van de natuur, als de eigen levensstromen pulseren met de stromen van het Al.

- Nadat allen weer in de zweethut hun plaats hebben ingenomen, laat de leider een aantal nieuwe hete stenen naar binnen brengen en begint hij met de derde gang, de weg van het noorden.

Hier bezint ieder zich erop wat hij wil weggeven, iets wat hem op dat moment stoort en hem ervan weerhoudt om zijn taak te leren kennen en te verrichten. Dat kan jaloezie zijn of gebrek aan zelfvertrouwen, haat, schuldgevoel, verdriet, verwachtingen, irreële wensen enzovoort. Maar ook lichamelijke aandoeningen kunnen worden weggegeven, bijvoorbeeld een ziekte waarvan iemand niet meer hoeft te leren omdat hij de boodschap ervan als wijsheid heeft geïntegreerd. Het weggeven is ook het belangrijkste deel van de ceremonie, want hier voltrekt zich de verandering: het oude sterft en het nieuwe kan zich ontplooien. Het weggeven moet vanuit heel het hart gebeuren, in de kracht van de dieren die zich weggeven opdat de mens zich kan

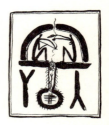

IV Ritueel voor de helingsweg

Reinigings- en balanceringsrituelen
• De zweethut

voeden. Het is een belofte aan moeder aarde, waaraan men zich moet houden. Daarom moet iemand ook alleen weggeven wat hij voortaan ook echt niet meer nodig heeft om van te leren. Want alle dingen die ons leed bezorgen, die ons uit ons midden, ons evenwicht halen, zijn leermiddelen die ons laten groeien als we bereid zijn om ze te aanvaarden. Alles wat we weggeven, neemt de aarde op en verandert ze liefdevol in iets nieuws, dat ons als krachttoevoer ten goede komt. Het weggeven wordt zodoende richtinggevend 'weggeven', het maakt de weg vrij van hindernissen zodat we ons doel kunnen bereiken.

Ook in dit kwart van de ceremonie spreekt iedereen luid en openlijk, zonder iets te verbergen. Ieder laat de anderen deelhebben aan zijn eigen zwakten en gebreken, want door het delen met elkaar ontstaat een sterke verbondenheid tussen alle aanwezigen, ieder wordt een spiegel voor de ander, die men onbevooroordeeld accepteert.

Het derde kwart vergt, energetisch gezien, over het algemeen de meeste inspanning. Het is goed te voelen hoeveel krachtgolven door de hut spoelen, die wat is weggegeven opvangen en omvormen.

• Voor de vierde en laatste gang komen nog een keer nieuwe stenen in het vuurgat. De weg van het oosten wordt in stilte begaan.

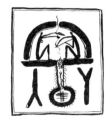

De leider giet twintig keer water uit voor de 20 Heilige Krachten van het universum, voor de helende kracht van het geheel. De deelnemers verzinken in gedachte en luiste-

IV Rituéel voor de helingsweg

Reinigings- en balanceringsrituelen
· De zweethut

ren naar de stem van het Al, die hier twintigvoudig tot hen spreekt. Het vuur van het oosten komt in de kracht van de geest naar ieder toe en schenkt hem licht, inspiratie en scheppingskracht. In dit deel stijgt de hitte door de snel op elkaar volgende scheppen water die worden uitgegoten, en wordt vaak ondraaglijk voor het lichaam. Daarbij is het goed te leren zich aan deze hitte over te geven, zich te laten vallen en zich er totaal niet meer tegen te verzetten. Het zich-laten-vallen is de 'Kleine-dood', die men bereid moet zijn te sterven om opnieuw geboren te worden, om vernieuwing te ondergaan. Het is een ongelooflijk gelukkig makend gevoel door deze absolute lichamelijke uitputtingsfase, door dit 'ik-kan-niet-meer' heen te gaan, de grens te overschrijden naar een nieuw, onbekend land, waarin een mens 'opnieuw geboren' wordt als hij de schoot van de aardmoeder weer verlaat. Lichaam, ziel en geest zijn gereinigd, hebben een transformatie ondergaan en zijn opgeladen met kosmische kracht – een nieuw leven kan beginnen! Na het ritueel gaan alle deelnemers nog eenmaal bij elkaar zitten om hun belevenissen en ervaringen te delen die ze op hun gemeenschappelijke 'reis' langs de vier wegen met het midden als doel hebben opgedaan. Daarna kan het ritueel met een uitgebreide maaltijd worden beëindigd.

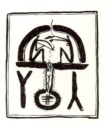

IV Rituéel voor de helingsweg

Rituelen van
de vier elementen
• De zweethut

Rituelen van de vier elementen

De vier elementen – het vuur van het oosten, de aarde van het westen, het water van het zuiden, de lucht van het noorden – zijn de vier grondstoffen van het leven, die we in de volgende rituelen kunnen ervaren en vieren als krachten die ook in de mens aanwezig zijn.

Het vuurritueel

Dit ritueel is een gemeenschappelijk feest, maar kan ook individueel worden gevierd. Ook hier dient iemand als verantwoordelijke en leider aanwezig te zijn, iemand die ervaring met het ritueel heeft en de deelnemers beschermt. Voor de uitvoering is een geschikte vuurplaats nodig. Dat kan een vertrek met een open haard zijn, maar een vuurplaats in de natuur is beter. Er moet voldoende hout zijn, dat op 'sjamaanse wijze' door de deelnemers wordt verzameld. Er is ook een bundel verse takken nodig; verder kruiden om te roken, een halve liter goede olijfolie en een flesje welriekende etherische olie.

De ceremonie begint 's avonds, als het buiten donker is geworden. De innerlijke voorbereiding van de deelnemers begint twee uur daarvoor. De leider legt de voorbereidingsoefening uit: elke deelnemer bezint zich op een fundamentele wens voor zijn 'medicijn' en op een zwakke kant in hem, die hij wil weggeven. Voor deze bezinningsoefening moeten de deelnemers de natuur in gaan, in een nabijgelegen bos, een tuin of – als het ritueel in de stad wordt gehou-

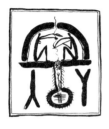

IV Ritueel voor de helingsweg

Rituelen van
de vier elementen
• Het vuurritueel

den - een park. Daar moet ieder zijn wens en zijn zwakte symbolisch vorm geven, bijvoorbeeld met een tak waarin een briefje hangt waarop de wens geschreven staat of met een stukje hout waarin wens en zwakte gekerfd zijn... Het symbool moet wel brandbaar zijn.

Als alle deelnemers weer bij elkaar zijn, begint de leider eerst een heilige ruimte te scheppen. Als het ritueel bij een open haard plaatsvindt, vormen de deelnemers een halve cirkel; wordt het buiten gedaan, dan maken ze een hele cirkel om de vuurplaats. De plaats wordt gerookt en de Heilige Krachten worden opgeroepen. De cirkel of halve cirkel wordt verzegeld doordat men er buiten rokend omheen loopt of hem met water of tabak omringt. Daarna worden alle deelnemers gerookt, evenals de vuurplaats en het brandhout. De leider steekt het vuur aan. Opdat het vuur een 'Heilig Vuur', een helende kracht wordt, moet zijn geestelijke kracht worden geroepen en gewekt.

De indiaanse sjamanen zingen daarvoor een lied waarin ze de geest van het vuur uitnodigen om in dit aardse vuur te komen. Ze roepen de vuurgeesten, de salamanders en de faunen en vragen hun dit vuur vriendelijk te stemmen, opdat het hun geen schade berokkent, maar hun de kracht van de reiniging en transformatie deelachtig laat worden. Een of meer aanwezigen moeten daarvoor op een trommel slaan in het ritme van de Heilige 1 en de Heilige 2, opdat vuur en aarde zich verenigen, dus: een, een-twee; een, een-twee, enzovoort. De anderen kunnen een kalebas schudden of het ritme met handgeklap ondersteunen.

Het is mooi als voor het aanroepen van de vuurgeesten een geschikt lied wordt gevonden, dat alle aanwezigen kunnen

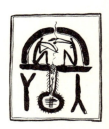

IV Rituaal voor de helingsweg

Ritualen van
de vier elementen
• Het vuurritueel

zingen; dat lied kan heel eenvoudig en kort zijn en moet eerder de kracht van een mantra hebben dan een hoge artistieke waarde. Intussen stookt de leider het vuur op, hij roept de kracht van de zon en vraagt om haar aanwezigheid in dit vuur. Daarbij gooit hij telkens kruiden en etherische olie in de vlammen, die de vuurgeesten moeten aanlokken. Een mogelijke formule voor het aanroepen van de vuurgeesten is de volgende:

> *In naam van het element vuur,*
> *bij uw laaiende gloed,*
> *roep ik u – salamander!*
> *Kracht van mijn magische wil,*
> *wezen van het vuur, dat ons welgezind is,*
> *kom hierheen, wijd dit vuur met uw kracht!*

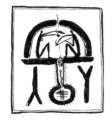

Het is belangrijk dat de leider elke handeling aan alle deelnemers uitlegt, opdat allen de zin ervan begrijpen en niet halfslachtig aan de rand blijven zitten en toeschouwers blijven. Voor dit ritueel is de kracht van alle aanwezigen nodig, de inzet van ieder afzonderlijk. 'Het vergt de kracht van een hart,' zei eens een Peruaanse medicijnman. Daarom moeten allen zich samen met de leider op de wijding van het vuur concentreren. Alle ogen zijn op het vuur gericht. Soms is een van de vuurwezens te zien of het vuur spreekt op zijn eigen wijze met tekens en beelden die het in de vlammen zichtbaar laat worden. De leider let op het signaal dat het vuur hem geeft en waaraan hij kan zien dat het in een gewijd vuur is veranderd. Dan kan hij met beide handen in de vlammen grijpen, ze daarin bewegen, er de kracht uit

IV Rituel voor de helingsweg

Ritúelen van de vier elementen
· Het vuurritueel

halen om zich ermee op te laden.

Als de leider van de ceremonie merkt dat hij zijn handen in het vuur kan houden zonder ze te verbranden, weet hij dat de geest van het vuur is gekomen en de algemene stemming van de vlammen vriendelijk is. Maar als zijn handen worden afgestoten door de nog verwoestende vlammen, moeten de aanroeping en de gaven van kruiden en etherische olie nog worden voortgezet, totdat hij zijn handen rustig en gelaten in het vuur kan leggen.

Als het zover is, giet de leider de olijfolie in het vuur en vraagt hij of het met zijn vriendelijke stemming elk van de deelnemers wil ontvangen. De leider begint als eerste. Hij knielt met zijn symbolische voorwerp voor het vuur en spreekt tot de geest van het vuur. Hij vertelt het zijn wens en zijn zwakte, hij deelt ze aan het vuur en aan de anderen mede door ze hardop uit te spreken en hij vraagt aan het vuur zijn wens aan te nemen, hem te vervullen en zijn zwakten te veranderen, opdat er kracht uit voortvloeit. Dan legt hij zijn symbool in de vlammen en kijkt hoe het door het vuur wordt aangenomen. Soms reageert het vuur geïrriteerd en slingert het 't voorwerp er weer uit – 'Zijn gebed kwam niet uit zijn hart!' – of het reageert verheugd en laat een regen van vonken ontstaan, of het laat dikke rook in een bepaalde krachtrichting zien, of in het voorwerp ontstaat een bepaald beeld of gezicht... Uit al die dingen is het antwoord van het vuur af te lezen.

Dan grijpt de leider driemaal met beide handen in de vlammen; bij de eerste keer put hij kracht uit het vuur en leidt hem naar zijn 1e chakra, bij de tweede keer leidt hij hem naar zijn 4e chakra, zijn hartchakra, en bij de derde keer naar

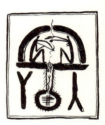

IV Ritueel voor de helingsweg

Rituelen van
de vier elementen
· Het vuurritueel

zijn 6e chakra, zijn geestesoog. Hij dankt het vuur, buigt ervoor en laat degene die links van hem zit, naar het vuur gaan. Met de wijzers van de klok mee stappen allen na elkaar op die manier naar het vuur. Daarbij kan het voorkomen dat enkele deelnemers niet door het vuur worden geaccepteerd en hun handen niet onbeschadigd in de vlammen kunnen leggen. Daar kunnen verschillende redenen voor zijn: de wens is niet oprecht gemeend, hij komt niet 'uit het hart', een zwakte wordt te vroeg weggegeven of de wens is niet van wezenlijk belang voor het 'medicijn' van de betrokkene. Het is de taak van de leider dit alles zorgvuldig gade te slaan, leiding te geven en behulpzaam te zijn waar dat nodig is. Vaak is naderhand een gesprek met de 'gebrandmerkten' heilzaam. Als de laatste bij het vuur is geweest, sluit de leider het ritueel af met een dankgave aan de vuurgeesten – etherische olie of zoete likeur – en legt hij aansluitend de bundel verse takken in de vlammen om afscheid van het vuur te nemen en nog één keer een instructie ervan te krijgen die in de zwarte opwolkende rook verborgen zit. De rook kan bijvoorbeeld duidelijk één kant op gaan, loodrecht als een zuil opstijgen of dicht bij de grond blijven. Dat zijn allemaal vingerwijzingen die de dagen daarna in acht genomen moeten worden. Men moet zich bijvoorbeeld intensiever bezighouden met de kracht van de richting waarin de rookwolken gingen, er bewuster mee in contact blijven.

Pas als de rooktekens vervagen, dooft de leider de gloed met water en tekent hij het kruis met de vier richtingen op de ceremonieplaats, opdat zijn energie zich weer kan verbinden met de energieën die oorspronkelijk op deze plaats heersten. Daarmee is het ritueel ten einde.

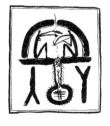

IV Rituheel voor de helingsweg

Het aarderitueel

Rituelen van
de vier elementen

Het volgende aarderitueel is een uitgesproken helingsritueel. Voor de uitvoering is altijd iemand nodig die al geruime tijd vertrouwd is met de sjamaanse heelkunde. Het wordt vooral toegepast bij ziekten in de beenderen, zoals reuma, artritis en misvormingen, maar ook bij kanker en verschrompeling van de spieren. Het is ook heilzaam voor alle oppervlakkige psychische ziekten, bijvoorbeeld voor mensen die er grote moeite mee hebben om hun ouderbinding te verwerken of voor mensen die in onze taal 'krankzinnig' heten (in de sjamaanse taal zouden ze worden omschreven als 'te zeer in het nagual levenden', waardoor ze geen band meer met het tonal, de aarde, kunnen hebben). Het is ook goed voor mensen die geen wil meer hebben en niet meer met beide voeten in de aardekracht verankerd zijn. Over het algemeen betekent dit ritueel genezing voor iedereen, want er zijn er maar heel weinig die een gezonde, hele verhouding met de aarde hebben, met hun droom die ze op aarde willen verwezenlijken.

Bij het aarderitueel wordt de zieke in de aarde of in zand begraven, meestal voor enkele uren of een hele dag of nacht. Dat vergt een goede voorbereiding. De plaats moet zo mogelijk in de woeste natuur zijn en vrij van milieuvervuiling zijn. Ook moet er een rivier, een meer of een bron in de buurt zijn. Het is belangrijk dat men daar ongestoord kan werken.

Eerst wordt de plaats gewijd door het omlopen van een grote kring, die gerookt wordt. De ceremonie vindt binnen deze kring plaats. De leider roept de Heilige Richtingen aan

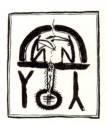

IV Ritueel voor de helingsweg

Rituelen van de vier elementen
· Het aarderitueel

en vraagt hun bij deze genezing aanwezig te zijn en te helpen. Als de zieke in staat is zelf het gat in de aarde te graven, moet hij dat alleen doen, met zijn handen of met een schep. Het gat moet ongeveer een halve meter diep zijn en zo lang zijn als het lichaam van de zieke. De bodem van het gat wordt met varenbladeren of met verse bladeren bedekt. Deze helpen de slechte energie uit de zieke te halen. Dan wordt het inwendige van het gat sterk gerookt. De zieke wordt uitgekleed en naakt in het aardegraf gelegd. Als zijn ziekte op een bepaalde chakra betrekking heeft, kan er een kristal op de betreffende plek worden gelegd als de leider met het kristalmedicijn vertrouwd is. Vervolgens wordt er zachtjes aarde of zand over het lichaam gestrooid, totdat het helemaal in de aarde is ingebed en alleen nog het hoofd eruit steekt. De nek moet goed gesteund worden om stijfkramp te voorkomen.

Bij dit ritueel is het goed drie helpers te hebben, die rondom het graf in de Heilige Richtingen zitten, in het westen, het zuiden en het noorden. In het oosten zit de leider, die zich door de kracht van de inspiratie laat leiden. De drie helpers leiden als kanalen de krachten van de andere richtingen naar hem toe. In het begin van de genezing roept de leider de kracht van de Grote Moeder Aarde en vraagt haar met deze of soortgelijke woorden: 'In uw sterke armen, moeder, in uw vruchtbare schoot geef ik uw kind aan u. Ik vraag u, neem het, geef het wat het mist om vertrouwen in u te vinden, en neem weg wat het verhindert om zijn droom te beleven.'

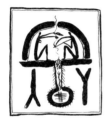

Dan roept hij de aardgeesten, de helpers van de aardmoeder, de dwergen, de gnomen en de kabouters. Hij spreekt luid

IV Ritueel voor de helingsweg

Rituelen van de vier elementen
· Het aarderitueel

de helingswens uit en vraagt hun medewerking bij de transformatie van de zieke. De aardgeesten hebben binnen de kosmische stofwisseling de taak om etherisch-elektrische energiestromen naar de mineralen, stenen, aarde en zand te leiden. Deze energiestromen worden bij de ingegraven zieke als golvende vibraties op de lichaamscellen overgedragen en werken daar helend op het lichaam in. In het totale beeld van lichaam-ziel-geest is de gezonde energiestroom geblokkeerd. (Sommige mensen, bijvoorbeeld de sjamanen, kunnen de energie die van de aardgeesten uitgaat, als golvende lichtcirkels zien, die in de bontste kleuren schitteren en prachtige klanken voortbrengen.) De ingegravene zal vooral in het begin heel krachtig moeten ademen. De leider kan hem erbij helpen zich niet tegen de aarde te weren, maar zich eraan over te geven, zich in haar te laten vallen, bijvoorbeeld met bepaalde ademhalingsoefeningen die hij samen met de zieke doet.

De zieke is vertrouwd met de aarde als zijn ware moeder. Als hij zich aan haar overgeeft, zal ze in hem onthullen wat voor zijn genezing nodig is. Meestal moet de ingegravene diverse angsten doorstaan, moet hij alle leed en pijnlijke situaties nog een keer doormaken, maar als hij op de kracht van de aarde is aangesloten kan hij veel dingen met andere ogen zien en begrijpt hij de zin van al zijn leed. De leider herkent deze transformatie van het persoonlijke vervlochten-zijn met de neutrale, holistische visie vaak aan het feit dat de tranenvloed van de zieke ophoudt en zijn gezicht een bijna verlichte extase vertoont. Wie als helper aan zo'n ritueel deelneemt, zal de verschillende energiefluctuaties waarnemen die de helende transformatiekracht van de aarde

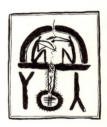

IV Rituéel voor de helingsweg

Rituelen van de vier elementen
· Het aarderitueel

bewerkstelligen. Meestal duurt het enkele uren voordat de ingegravene een algeheel ontbindingsproces ervaart. Dan kan hij de grenzen van zijn eigen lichaam niet meer waarnemen en heeft het gevoel dat zijn lichaam in zijn afzonderlijke bestanddelen, cel voor cel, uiteenvalt en dat hij uiteindelijk met het lichaam van de aarde versmelt. Dat is een belangrijk, maar ook niet ongevaarlijk moment in de genezing en vergt de grootste waakzaamheid van de leider en zijn helpers. Ze moeten vooral op de ademhaling letten, die juist in de beleving van de ontbinding, die de ingegravene als sterven ervaart, in gevaar komt. De ervaring van het sterven is voor de zieke een onvergetelijke belevenis. Hier wordt de zin 'Aarde zijt ge en tot aarde zult ge wederkeren' voor hem tot een levende waarheid. Uit de diepte van deze belevenis ervaart hij het geschenk van de wedergeboorte, van de vernieuwing, dat onmiskenbaar op zijn gezicht te lezen is als een lichtschijnsel en een groot geluk. Na enige tijd vraagt de leider aan de 'geheelde' of hij hem uit zijn graf kan bevrijden. Dan graaft hij hem voorzichtig uit de aarde (dat moet heel langzaam gebeuren om de ingegravene te laten voelen hoe zijn lichaam langzaam weer gestalte krijgt, hoe hij zichzelf gelijkmatig opnieuw opbouwt). Hier mag niet verzwegen worden dat bij het uitgraven een nare lucht kan opstijgen. Dat is een teken dat er inderdaad een stoffelijk veranderingsproces heeft plaatsgevonden.

Als het lichaam helemaal is blootgelegd, neemt de zieke even de tijd om zuurstof in zijn lichaam op te nemen. Het opstaan is een kritisch moment. Daarom laat men de liggende een embryohouding aannemen, vanwaaruit hij op zijn knieën rolt en op beide armen steunt, zodat hij eerst

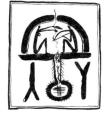

IV Ritueel voor de helingsweg

Rituelen van
de vier elementen
· Het aarderitueel

hurkt. Dan pakt de leider hem onder zijn armen en helpt hem voorzichtig overeind. Dat proces weerspiegelt in het waarnemingsgebied van de ingegravene nog eenmaal de belevenis van het opnieuw geboren worden: hij komt herboren uit de schoot van zijn moeder met het vertrouwen en de onschuld van een kind. Dan wordt hij naar de rivier of de wasplaats geleid en zorgvuldig gewassen. Het gat waarin hij heeft gelegen, wordt met water besprenkeld.

De aardgeesten worden voor hun hulp bedankt met munten of glinsterende linten, die bij het vullen van het gat worden begraven. Daarmee is de uiterlijke vorm van het ritueel ten einde. De leider of heler zal aansluitend nog een gesprek met de patiënt hebben, de afzonderlijke fasen van het genezingsproces doorlopen en hem de eerstkomende tijd met raad en daad bijstaan, want de tijd die op het ritueel volgt is er vrijwel altijd een van ommekeer en verandering.

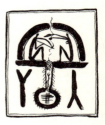

IV Rituel voor de helingsweg

Rituelen van
de vier elementen

Het waterritueel

Bijna zeventig procent van het menselijk lichaam bestaat uit water. Daardoor werkt de magnetische aantrekkingskracht van de aarde, de zwaartekracht, die ons dwingt op de aarde te blijven. Water is voor de mens een absoluut noodzakelijke levensstof, die de innerlijke lichaamssappen reinigt en vers houdt.

In de rituele visie speelt het water altijd een reinigende rol, reinigend voor de ziel van de mens. In het christelijke ritueel van de doop is nog een klein deel van de oorspronkelijke betekenis van het waterritueel behouden gebleven. Daar heet het dat de erfzonde van de opnieuw geboren mens wordt gewassen. Maar wat betekent 'erfzonde' als ondogmatisch symbool? Zonde hangt samen met 'afzondering', ofwel gescheiden zijn van de oereenheid. En omdat ieder mens door zijn aardse geboorte in de materie 'valt' en daardoor zijn geestelijke al-bewustzijnstoestand verlaat, wordt hij 'zondig'. Dat is de betekenis van 'erfzonde', het is de afzondering, de polariteit, de weg van kennis als erfenis van de menselijke soort.

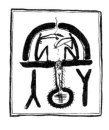

Het water van de doop is heilig water, dat de mens genezing schenkt doordat het hem met de kracht van de eeuwige levensstroom doordringt en hem eraan herinnert dat ook in hem het eeuwige stroomt, het onsterfelijke in hem, zijn geest, die nooit uit de Al-eenheid is gevallen. In de wereld van zijn geest is hij heel of compleet gebleven. En met behulp van zijn ziel heeft hij de mogelijkheid het stoffelijke, zijn lichaam, te vergeestelijken en zich al in het aardse leven weer met het geheel te verbinden. Met de reinigende kracht

IV Rituéel voor de helingsweg

Rituelen van
de vier elementen
• Het waterritueel

van het water als geestelijke herbinding met het geheel – onder dat aspect werkt en verbindt de sjamaan zich met de kracht van het water.

Het waterritueel dat hier beschreven wordt, moet in de gemeenschap worden gevierd. Als ceremonieplaats is stromend water, bijvoorbeeld een rivier of beek waarin nog goed te staan valt, het meest geschikt. De leider van de ceremonie reinigt eerst weer de plaats door hem te roken en wijdt hem tot een heilige ruimte. De deelnemers staan, alleen in een doek gehuld, in het water en vormen een kring. Ook zij worden allemaal gerookt.

Als voorbereidingsmeditatie gaan allen eerst met de voeten tegen de stromingsrichting in staan en sluiten de ogen. Vervolgens proberen ze het gevoel van wrijving en weerstand helemaal in zich op te nemen. Dan mediteert ieder in stilte over de plek waar hij deze weerstand voelt, waar zijn kracht gehinderd wordt en niet vrij kan stromen, waar hij druk voelt, waar hij moeilijkheden ondervindt. Dan draait iedereen zich om en staat met de voeten in de richting van de stroming. Alle deelnemers sluiten weer de ogen en nemen ook deze lichamelijke ervaring helemaal in zich op. Aansluitend mediteert men over de kracht van de stroom: waar zijn we haar de laatste tijd tegengekomen, waar stroom ik zelf zo? Mediteren betekent dat we in ons innerlijk luisteren, dat we in ons denken stil worden en in het ritueel het water als kracht van het eeuwige stromen laten spreken.

Na deze voorbereiding gaan de deelnemers zo in de kring staan dat hun blik naar het midden gericht is. De ceremoniemeester roept de Heilige Krachten van de Richtingen, met name de kracht van het zuiden, de kracht van het water.

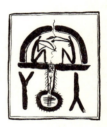

IV Ritueel voor de helingsweg

Rituelen van
de vier elementen
• Het waterritueel

Hij vraagt de watergeesten, de undinen en nixen om bijstand voor het ritueel. Dan stapt ieder apart naar het midden van de kring om daar door de 'doop' het geestelijke levenselixer te ontvangen. Daarbij spreekt ieder afzonderlijk hardop tot de geest van het water en deelt hem mede waar hij zijn weerstand ondervindt, waar hij niet kan stromen, en hij vraagt het water hem weer bij de stroom, het eeuwige stromen, aan te sluiten.

Daarop neemt de leider van het ritueel, de 'doper', een grote veer, doopt hem in het water en strijkt de 'dopeling' daarmee over de ogen, dompelt de veer onder en strijkt hem over de oren, dompelt de veer weer onder en strijkt hem over neus, mond, tong en de beide handpalmen. Daarbij herinnert hij ieder eraan de vijf zintuigen bij de stroom van de vloeiende geest aan te sluiten om geestelijk wakker te worden, om het zichtbare met het onzichtbare te vermengen. Tot slot neemt hij een schaaltje, vult het met water en giet het over de 7e chakra uit, over de fontanel, het zevende lichtlichaam van de mens, via welke hij zijn droom ontvangt. (Wie met het kristalmedicijn werkt, kan als leider van dit ritueel ook een kristal nemen die hij in het water doopt en waarmee hij met dertien omwentelingen de 7e chakra uitbalanceert.)

Als alle deelnemers op deze manier zijn 'gedoopt', sluit men het ritueel af met een dankzegging aan alle aanwezige krachten en geeft een klein geschenk aan het water en de watergeesten, bijvoorbeeld munten, parelen of reukwater.

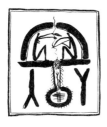

IV Rituéel voor de helingsweg

Het luchtritueel

Rituelen van
de vier elementen

De lucht is eveneens een levenselixer van de mens. Via onze adem hebben we een constante uitwisseling met de lucht. Door bewust te ademen kunnen we beleven hoe we worden beademd door de universele, goddelijke adem, die alle leven doordringt, en als een in zichzelf besloten ademketen elk afzonderlijk deel in het Al omvat. Deze ademketen toont de mens het universele netwerk tussen alles wat bestaat. Daardoor kunnen we met bewuste ademhaling contact leggen met alle leven tot de oorsprong.

Voor het luchtritueel zoekt men een plaats die een gevoel van luchtigheid, van wind teweegbrengt, bijvoorbeeld een hoge bergtop of een boomkruin.

Voor het hier beschreven ritueel, dat zowel met een groep als individueel te vieren is, is als ceremonieplaats een forse boomkruin gekozen.

Ieder van de deelnemers zoekt een boom uit. De beschrijving geldt hier voor het individuele ritueel. Als u uw boom heeft gevonden, begroet u hem en vraagt hem of hij u voor een paar uur ter beschikking wil staan. U luistert heel goed naar zijn antwoord. Als u een duidelijk ja heeft gekregen, rookt u om de boom een Heilige Cirkel met de wijzers van de klok mee en roept de krachten van de Heilige Richtingen, met name de kracht van het noorden, de kracht van de lucht en van de wind. U roept de luchtgeesten, de sylfen, de feeën en de trollen en vraagt hun of ze u willen bijstaan. Nu klimt u in de boom (u neemt ook een trommel mee) en zoekt een plaats waarop u stevig kunt staan of zitten. U ademt eerst een keer krachtig in en uit. Ter voor-

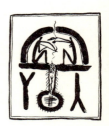

IV Ritueel voor de helingsweg

Rituelen van
de vier elementen
• Het luchtritueel

bereiding trommelt u een vierkwartsmaat, de maat van het noorden, in relatief snelle, maar gelijkmatige slagen, dus: een-twee-drie-vier, een-twee-drie-vier, enzovoort. Daarmee wekt u ook uw 4e chakra op. U trommelt totdat u de kracht kunt voelen en zich erbij kunt aansluiten. Dan houdt u op met trommelen en begint op de volgende manier te ademen:

U stroomt met uw bewustzijn bij het inademen vanaf de basischakra, de 1e chakra, naar boven tot de kruinchakra, het zevende lichtlichaam, en vandaar stroomt u in de uitgestrekte hemel, alsof u in deze ene ademhaling uw lichaam zou verlaten en in het Al zou vliegen. Bij het uitademen gaat u dan weer, uit het Al komend, via uw schedel uw lichaam binnen en laat u zinken tot op het punt waar u met uw voeten of uw zitvlak contact heeft met de boom. U doet deze oefening heel lang, totdat u duidelijk merkt dat u bij het inademen contact heeft met het oneindige en zich ermee verenigt, en bij het uitademen uw eindigheid, uw aardse stoffelijkheid bewust bent.

Deze ademhalingsoefening leidt de mens in zijn as tussen aarde en hemel en opent de weg tussen de materiële en de niet-materiële wereld. U wordt zelf de wereldboom, die als centrum van de wereld uw eigen midden is, het enige punt, de enige plaats vanwaaruit u de kracht van de eeuwige levensstof kunt ontvangen. Bij het uitademen ontvangt u uit de volheid van de ideeën van de eeuwig scheppende geest en bij het uitademen dringt de idee in de materie, verdicht zich tot gestalte en verwerkelijking. Eenmaal aangesloten bij de kosmische adem vraagt u welke 'cel' u in dit kosmische organisme bent, welke functie van u wordt ver-

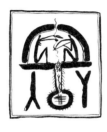

IV Rituel voor de helingsweg

Rituelen van de vier elementen

langd, opdat het geheel gezond kan zijn. U blijft in de boom totdat u in de volgende stap wordt ingewijd, die voor uw taak nodig is. Dan pas beëindigt u het ritueel met een dankzegging aan alle krachten. U ademt een paar keer diep in en uit en klimt uit de boom. U omarmt hem en dankt hem met tabak of een ander klein geschenk.

Het ochtend- en het avondritueel

Het ritueel vieren van het begin en het einde van de dag of het begin en het einde van de nacht geeft een mens het gevoel dat elke dag uniek is. In het ritueel viert hij deze uniekheid. Dat we 's ochtends wakker worden is al een groot geschenk, omdat we dat nooit bewust waarnemen, maar het als vanzelfsprekend beschouwen. We struikelen onnadenkend de dag binnen. Niemand weet wat de dag hem zal brengen en of hij de avond mag beleven, hoewel we altijd doen alsof we dat weten! Als we elke dag ritueel beginnen en afsluiten, hebben we de mogelijkheid om stap voor stap over onze levensweg te gaan. Elke dag bevat de telkens noodzakelijke stap. Daarop kunnen we ons 's ochtends bezinnen, of liever, hem ontvangen en 's avonds tijdens een gewetensonderzoek zijn verwezenlijking en vervulling overdenken.

Het ochtend- en het avondritueel kunt u met anderen vieren, bijvoorbeeld met een vriend, met uw familie, uw leefgemeenschap, maar ook alleen voor uzelf. De hier beschreven voorbeelden zijn individuele rituelen, maar zijn ook met anderen uit te voeren.

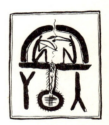

IV Rituleel voor de helingsweg

Rituelen van
de vier elementen

Het ochtendritueel

Als u 's ochtends wakker wordt, probeert u eerst uw droom uit de wereld van het nagual in de wereld van het tonal te brengen. Daarvoor kennen de sjamanen een hulpmiddel dat eruit bestaat dat u meteen na het wakker worden heel stil blijft liggen totdat u uw droombeeld weer voor ogen heeft. U zegt dat met elke beweging van uw lichaam een stuk droomweefsel verloren gaat, zich oplost en niet kan worden teruggevonden. U neemt uw droom dus nog eens door, laat de beelden en boodschappen ervan langs uw geestesoog gaan als een teruggespoelde film. Als u in het geheel geen beeld, geen herinnering van uw droom krijgt, roept u de Heilige Kracht van de 17, de droomhoeders, en vraagt hun om ondersteuning bij het terugvinden van uw droom. Wees geduldig en geef het niet meteen op. Uw droom zal bij u terugkeren als de droomhoeders inzien dat dat voor u belangrijk is. U staat pas op als u uw droom heeft teruggevonden of als u diep in uzelf merkt dat het verloren gegane deel van uw leven nog niet aan u kan worden geopenbaard.

Als u een tuin heeft, kunt u de ochtend, de nieuwe dag, buiten vieren. Het is bijzonder mooi als u daarbij de zonsopgang beleeft. Anders gaat u in uw kamer in het Medicijnwiel zitten, dat u met de acht richtingen snel kunt opstellen als u geen permanent wiel heeft. U gaat in de cirkel op de plaats van het westen zitten met uw gezicht naar het oosten, naar de geboorteplaats van de ochtend. U rookt uzelf en dankt de zon, de Grote Vader, hardop dat hij is teruggekomen en u zijn inspirerende kracht deelachtig

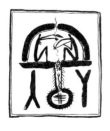

IV Ritueel voor de helingsweg

Rituelen van
de vier elementen
· Het ochtendritueel

laat worden, u dankt hem voor het geschenk van de nieuwe dag. Als u meer tijd aan het ritueel wilt besteden, kunt u de volgende zes manieren van ademhalen toepassen, die het lichaam opwekken en er een weldadige uitwerking op hebben. U doet dat staande, maar blijft met uw gezicht naar de zon gekeerd.

Eerste ademhaling: U ademt krachtig in en stoot de lucht schoksgewijs in uw 3e chakra en met nog een schok tot in uw borst, in uw 4e chakra. Daar houdt u uw ingeademde lucht net zolang vast totdat u de drang tot uitademen voelt. U doet deze ademhaling vijf keer.

Tweede ademhaling: U ademt stotend kleine beetjes lucht in en uit, zodat uw buik en uw middenrif krachtig worden bewogen. U herhaalt deze ademhaling enkele malen snel achter elkaar.

Derde ademhaling: Kleine-dood-ademhaling: u ademt gedurende twaalf hartslagen in, houdt de adem twaalf slagen vast, ademt gedurende twaalf slagen uit en blijft weer twaalf slagen in die toestand, zonder te ademen. U doet deze oefening zeven keer.

Vierde ademhaling: U houdt bij het inademen uw armen omhoog en blijft, zolang u de adem kunt inhouden, in deze gespannen lichaamshouding. Bij het uitademen laat u zich helemaal gaan, zakt vanuit de spanning in elkaar door uw bovenlichaam naar voren en uw armen naar beneden te laten vallen. U doet dit drie keer.

Vijfde ademhaling: 'Het leeuwengebrul': u ademt krachtig in en houdt daarbij weer uw armen omhoog. Bij het uitademen gaat u met uw bovenlichaam horizontaal, uw hoofd

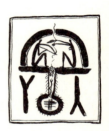

IV Ritueel voor de helingsweg

Rituelen van
de vier elementen
· Het ochtendritueel

naar voren, uw armen met een zwaai naar achteren gestrekt en u laat een krachtig gebrul horen. Deze oefening doet u drie keer.

Zesde ademhaling: U ademt krachtig in, vormt bij het uitademen uw lippen alsof u op een trompet blaast, en ademt stotend weer uit, waarbij u trompetachtige klanken laat horen.

Na deze ademhalingsoefeningen* gaat u weer in het westen zitten en kijkt naar het oosten, naar de kracht van de zon. U roept deze kracht, de kracht van het licht, van verlichting en inspiratie, en vraagt of ze u licht voor deze dag willen schenken, uw huidige stap met scheppende kracht wil doordringen en u in liefde over de aarde wil laten gaan.

Denk aan uw nachtelijke droom en neem de boodschap ervan als teken voor de dag van vandaag. U kijkt wat hij u wil mededelen, mediteert over aspecten van de inhoud: waar laat hij u duidelijke beelden zien, die onmiskenbaar verwijzen naar gebeurtenissen die de dag van vandaag u zal brengen? Waar is hij vervlochten met dingen die u nog van gisteren in u draagt, die op u drukken, omdat u er nog weerstand aan biedt? Luister naar de taak van vandaag, naar het noodzakelijke dat u moet veranderen opdat er kracht uit kan ontstaan. Als u deze instructie heeft ontvangen, roept u de kracht van de Heilige 2, de kracht van de aarde, en vraagt hem uw wil te sterken opdat uw huidige dag een 'heilige' wordt en zijn samenhang met het geheel voor iedereen zichtbaar wordt. Als u wilt, kunt u uw krachtlied zingen of uw dier dansen... en dan aan de ochtendkoffie beginnen.

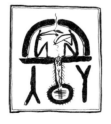

* U kunt in plaats daarvan ook de ademhalingsoefeningen voor de chakra's doen, zoals op pag. 186 beschreven, of u zingt de lettergrepen 'AH-OESOL-E-SOEN-SOEM-OHM', om de kracht van uw lichtlichaam op te wekken.

IV Ritueel voor de helingsweg

Rituelen van
de vier elementen
• Het ochtendritueel

Soms krijgt u in dit ochtendritueel ook een bijzonder thema voor deze dag. Probeer dan al uw handelen en alles wat van buiten naar u toe komt, onder de gezichtshoek van dit thema te zien, zodat alle voorvallen van de dag met elkaar verweven worden en in hun samenhang het symbool van het thema duidelijk kan worden.

Het avondritueel

's Avonds, voordat u naar bed gaat – of door het rijk van het nagual reist – kunt u de dag met een kort ritueel afsluiten door uw 'dagdroom' nog eenmaal door te dromen en bewust in de nachtdroom weg te glijden. Daarvoor gaat u in uw Medicijnwiel zitten op de plaats van het zuidwesten, de plaats van de droom. U rookt uzelf en roept de Heilige Krachten. U bezint zich op de dag van vandaag:
Wat heeft hij u laten zien? – Was hij vol vreugde of vol zorgen? Waar had u problemen? – Waar bent u op weerstanden gestoten, innerlijke of uiterlijke? – Waar, in welke situatie was u helemaal in uw kracht? – Waar heeft u iets nieuws ervaren? – Is het u gelukt fragmenten van uw nachtdroom in uw dagdroom te integreren? – Heeft u de instructie die u bij het ochtendritueel heeft ontvangen, uitgevoerd? Zo nee, waarom niet? Wat hield u tegen? – Was u in de kracht van de liefde? – Welke dingen heeft u kunnen overwinnen, welke niet? – Welke van de vier schilden waren u vandaag tot last? – Waar liet u zich uit uw evenwicht brengen? – Waren er situaties waarin u met uw bondgenoten in één kracht was?

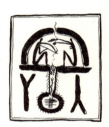

IV Ritueel voor de helingsweg

Rituelen van de vier elementen
• Het avondritueel

De vragen zullen uit zichzelf naar u toe komen, soms is het er maar één, soms zijn het er veel. Geef eerlijk antwoord en zoek geen uitvluchten. Als u een situatie tegenkomt die u niet in de hand had of enkele dingen van de dag onduidelijk blijven, vraagt u aan de droomhoeders of ze u in de nachtdroom daarvoor de sleutel willen geven. Of als u uw bondgenoot kent, wendt u zich tot hem. Houd daarbij uw krachtvoorwerp van dat moment met uw linkerhand op de bijbehorende chakra (bij een stenen bondgenoot de 2e chakra, het aardewiel; bij de plantaardige bondgenoot de 3e chakra, het plantenwiel; bij de dierlijke bondgenoot de 4e chakra, het dierenwiel), spreek uw vraag hardop uit en probeer het antwoord van daaruit te ervaren. Dat is een oefening die u zonder verwachting moet doen, in onschuld en vertrouwen. Zing, als u uw bondgenoot roept, uw krachtlied of dans uw dier.

Ter afsluiting kunt u met de lichtmeditatie uw 7e chakra, uw droomlichaam, opwekken. U gaat op de grond liggen, met uw hoofd in het zuidwesten. U stuurt met meerdere ademhalingen uw aandacht geconcentreerd naar de 7e chakra. Bij het inademen haalt u de kracht van de aarde door uw 1e chakra naar binnen, dan door de hele wervelkolom omhoog, door uw kruinchakra het Al in; bij het uitademen komt u vanuit het Al met een witte lichtstroom, die u zich verbeeldt, via uw 7e chakra weer uw lichaam binnen en laat het licht van daaruit in uw innerlijk stromen. Als u met het kristalmedicijn vertrouwd bent, kunt u in plaats van de lichtmeditatie uw droomwiel ook met een kristal uitbalanceren. U doet dat door hem met uw rechterhand boven uw hoofd te houden, met de vingertoppen naar de

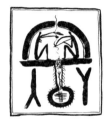

IV Ritueel voor de helingsweg

Rituelen van
de vier elementen
· Het avondritueel

schedel gericht, en dertien kleine cirkels te beschrijven met de wijzers van de klok mee. U dankt de krachten voor de dag en gaat naar bed.

We voegen hier nog een droomoefening aan toe, waarmee u kunt leren bewust vanuit de waaktoestand over de drempel in de slaaptoestand te glijden.
U stelt zich met gesloten ogen voor dat u in een spiegel kijkt en uw eigen gezicht ziet. Daarbij moet u proberen uw gezicht helder en duidelijk voor u te hebben. Zodra dat u is gelukt, gaat u door de spiegel.

Nog een oefening.
Als u voor het inslapen in bed ligt, sluit u uw ogen en probeert uw handen te zien. U concentreert zich zodanig dat u uw handen ook echt ziet.

Het is het mooist als ieder mens zelf zijn persoonlijke ritueel bedenkt en vorm geeft. De hier beschreven rituelen zijn slechts suggesties die u in het begin kunt overnemen. In de loop van de tijd zult u ze veranderen of uitbreiden als u uw eigen stijl in rituele vieringen heeft ontdekt. Daarvoor gelden geen voorschriften, behalve dat u moet weten wat u doet en dat uw doen heilig is.

Het vollemaanritueel

Zoals het ochtend- en het avondritueel ons helpen weer aansluiting bij het natuurlijke ritme te krijgen, ons laten

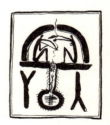

IV Ritueel voor de helingsweg

Het vollemaanritueel meevibreren in de wisseling van licht en donker, zo kunnen we bij het vieren van volle maan weer aansluiting krijgen bij de natuurlijke cycli van de maan door ons te verbinden met het toenemen en afnemen ervan. Bij elke maancyclus kunnen we ons bezinnen en ons afvragen: 'Wat wil er in mij toenemen, groeien? Wat in mij wil verminderen, afnemen?' Wat wil toenemen en afnemen, verbindt u met de krachten van het Medicijnwiel, met de vier Heilige Richtingen die u met behulp van de vier schilden opent. Telkens als u op de plaats van een schild gaat zitten, vraagt u wat u moet doen om ervoor te zorgen dat dit schild in evenwicht komt.

Het vollemaanritueel wordt 's nachts gevierd. Als de maan pas in de loop van de dag vol wordt, viert u het de nacht ervoor, nooit de nacht erna. Het is het mooist als u het ritueel buiten viert, alleen of met anderen. Daarvoor maakt u de Heilige Cirkel met de acht richtingen of u gaat naar uw Medicijnwiel, als u er een in de vrije natuur heeft. U wijdt de plaats met het roken van de Heilige Kruiden, roept de Heilige Krachten aan en vraagt hun hierheen te komen, naar het midden van uw cirkel. U rookt alle deelnemers die met u in het Medicijnwiel zitten. Dan roept u de kracht van de maan en vraagt haar bij u te zijn. Ter voorbereiding kan de trommel of de kalebas worden geslagen, in driekwartsmaat: een-twee-drie; een-twee-drie; enzovoort. Dat draagt ertoe bij dat iedereen zich voor de kracht van de maan openstelt en hem via de 3e chakra, het plantenwiel, kan ontvangen. Dan volgt een meditatie, waarbij men naar de lichte schijf van de maan kijkt.

Aansluitend begint de 'gebedskring': ieder spreekt op de rij af zijn voornemen hardop aan de anderen uit. Ieder zegt wat

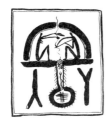

IV Ritueel voor de helingsweg

Het vollemaanritueel

hij wil laten toe- en afnemen en ieder belooft de maan haar op haar omloop te begeleiden, met haar af te nemen en toe te nemen. Als iedereen gebeden heeft, begint het opladen met de maankracht. Daarvoor gaat iedereen weer op de rij af in het midden van de cirkel staan en sluit de ogen. De anderen lopen nu met de wijzers van de klok mee om de persoon in het midden en 'laden hem op' met de energie van de maan. Daarvoor grijpen ze met hun linkerhand naar de aarde, scheppen de ingestraalde maanenergie eruit en brengen haar naar de persoon in het midden, waarbij de linkerhand achter de rechterhand ligt en deze naar voren schuift. Na zeventien omwentelingen (de Heilige 17 is de kracht die de Heilige 3, de kracht van de maan, aanvult tot de Heilige 20!) gaat de volgende in het midden staan.*

Het opladen met de energie van de maan is lichamelijk duidelijk waar te nemen. We hebben het idee groter te worden, in de hoogte te groeien, en kunnen de energie spiraalsgewijs om ons lichaam voelen stromen als een energetische krachtmantel waarin we worden gehuld. Bij het opladen met kracht moet elke deelnemer weten waarom het gaat, opdat hij zijn gebaren bewust maakt, want alleen dan kunnen ze vol kracht zijn.

Daarna gaat iedereen weer in de kring zitten. Een van de deelnemers – misschien u zelf als u de ceremonie leidt – neemt een beker of schaal met helder water dat al aan het begin van die dag op een gewijde plaats, binnen of buiten, is klaargezet om de energie van de maan op te nemen, en houdt het voor zijn 3e chakra. De beker zit in de linkerhand, de rechter bevindt zich er vlak boven, met de hand-

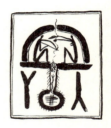

---

* Als u de ceremonie in een permanent Medicijnwiel viert, gaat u niet in het eigenlijke midden staan, dat u nooit mag betreden, maar in het zuidelijke midden van de cirkel, op de plaats van de Heilige 5.

IV Rituéel voor de helingsweg

Het vollemaanritueel

palm naar het water gekeerd. Nu ademt u driemaal diep en maakt zich bewust tot een kanaal waardoor de kracht van de maan via de rechterhand in het water wordt geleid. Daardoor wordt het water gemagnetiseerd en gewijd met de energiestroom van de maan. Op de rij af drinken alle deelnemers uit de beker.

Ter afsluiting houden de deelnemers elkaars hand vast en vormen een energiecirkel. Ze concentreren zich erop dat ze met hun linkerhand de energie uit de rechterhand van de persoon links van hen ontvangen, en sturen die met hun rechterhand door naar de linkerhand van de persoon rechts van hen. Na enige tijd voelt men de steeds sterker aanzwellende kring van een energiestroom. Deze energie kunt u nu geestelijk naar iemand sturen die daar behoefte aan heeft. U verbeeldt zich die persoon alsof hij voor u staat, en geeft de door u stromende energie door. – Met een lied voor de maan of een dankgebed wordt het ritueel beëindigd.

Een andere mogelijkheid om de kracht van de maan in zich op te nemen is de volgende chakra-meditatie.

- *Chakra-meditatie*

U leidt uw bewustzijn eerst in de stilte van uw lichaam, waarmee u op de aarde zit, dus in uw basischakra, het 1e lichtlichaam. Dan haalt u bij het inademen de kracht uit de aarde en gaat tot de 2e chakra. Bij het uitademen stoot u de kracht weer terug naar de basischakra. Zo gaat u stap voor stap langs uw zeven lichtlichamen omhoog en omlaag; bij het uitademen komt u telkens tot uw basis, bij het inademen komt de lucht van de plaats waar u met de kracht van

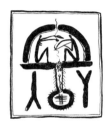

IV Rituéel voor de helingsweg

Het vollemaanritueel

de aarde verbonden bent. Als u bij de 7e chakra bent gekomen, stroomt u een paar keer met uw adem van de basis tot de kruin, en als deze energiestroom vrij door u heen gaat, neemt u de omgekeerde weg: met het inademen blijft u daar en laat het binnen deze energiewervel wegstromen. Bij de volgende inademing haalt u de kracht van de maan en leidt hem via de 7e chakra verder naar de 6e chakra. Daar laat u hem met het uitademen wegstromen. Op die manier gaat u verder totdat u weer bij de basis aankomt. Dan stroomt u met enkele ademhalingen, zonder te pauzeren, vanaf de kroonchakra, die met de kracht van de maan verbonden is, naar beneden tot de 1e chakra. Daarbij verbeeldt u zich dat het licht van de maan bij u naar binnen stroomt.

Als u met krachtvoorwerpen werkt, kunt u ze in de nacht van volle maan open in het licht van de maan leggen – hetzij de hele nacht, als u een geschikte plek in de open lucht heeft, hetzij voor de duur van het ritueel. Dan kunt u hem ook met een meditatie over uw krachtvoorwerpen combineren. U pakt ze stuk voor stuk en laat hun 'medicijnen', hun band met deze voorwerpen, tot u doordringen.

Elke dag die op volle maan volgt, is bij uitstek geschikt voor het weggeven van een ziekte, van lichamelijke pijn en disharmonie. Daarvoor kunt u het beste naar een boom gaan. Het ritueel is bij de plantaardige bondgenoot (pag. 236 en verder) beschreven.

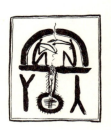

In het kader van het maanritueel wil ik u nog een oud gebruik vertellen, dat onze voorvaders, de Kelten en de Germanen, kenden.

IV Ritueel voor de helingsweg

Het vollemaanritueel Ze droegen het maanamulet, de 'torques'. Die was van massief zilver of goud en lag als een ring om de hals, soms met een maansikkel in het midden. Dit maanamulet diende als bescherming tegen de hoge spanning die tijdens volle maan, maar ook tijdens nieuwe maan, heerst. Goud en zilver zijn edelmetalen die straling kunnen afweren als deze te sterk voor de mens wordt. Reeds onze voorvaders wisten dat maan en aarde elektrisch gelijkpolig geladen zijn. Misschien wisten ze niet dat ze negatief waren, maar ze voelden hoe de aarde en de maan allebei de elektriciteit van de zon aantrekken, en dan met name als de maan tussen de aarde en de zon in stond, bij nieuwe maan dus, en als hij vanaf de zon gezien achter de aarde stond, bij volle maan. Artsen en wetenschappers hebben de invloed van de maan op de mens en op alles wat op aarde groeit, diepgaand onderzocht en de mens enigszins van zijn bijgeloof kunnen bevrijden. Intussen weet men ook dat de maangevoeligheid die veel mensen bij volle en nieuwe maan ondervinden, geen inbeelding is, maar door de grotere zonne-elektriciteit wordt veroorzaakt. Daardoor worden namelijk de fijne bloedvaten, de capillaire of haarvaten, in het menselijk lichaam sterker samengetrokken, zodat de algehele doorbloeding verminderd wordt. Dat kan leiden tot moeheid, gebrekkige concentratie en hoofdpijn, men is gauw geïrriteerd, slaapt onrustig of helemaal niet – over het algemeen is er sprake van verhoogde prikkelbaarheid, die ook vaak oorzaak van ongevallen en tegenspoed kan zijn. Het maanamulet, dat mensen in oude tijden bij die gelegenheid bij zich droegen, en wel drie dagen voor en drie dagen na volle en nieuwe maan, hielp de mens hem verre van deze overspannen stralingsvelden te

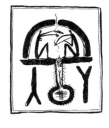

IV Ritueel voor de helingsweg

Het vollemaanritueel

houden; daardoor konden ze hem niet lastig vallen. Het zou nu ook zinvol zijn een maanamulet te dragen als persoonlijke bescherming en tot behoud van de gezondheid. U kunt het naar eigen ontwerp laten maken of zelf smeden.

Een andere mogelijkheid om het maanritueel vorm te geven is dat u het 'spiralenmedicijn' erbij betrekt. De spiraal verleent namelijk harmoniërende kracht aan de menselijke energiehuishouding en houdt de mens in evenwicht in het door maanlicht verhevigde spanningsveld.

Ook hier geldt: de vreugde bij het vormgeven van het maanritueel kan zeer groot zijn, maar het gaat erom dat elke handeling een betekenis voor het geheel, voor het ritueel heeft.

Als u het hiervoor beschreven ritueel kiest, moet u proberen zich bewust met de cycli van de maan te verbinden tot het feest van de volgende volle maan. U begeleidt het afnemen van de maan met het afnemen van uw 'innerlijke maan' doordat u bewust tot het begin van de nieuwe maan erop let dat u alles weggeeft, vermindert, wat u de maan heeft beloofd, opdat u het dan op de dag van nieuwe maan ritueel weggeeft, begraaft of verbrandt en zodoende transformeert. Als de maan toeneemt, begeleidt u dat met uw 'innerlijke toenemen', waarbij u weer denkt aan de belofte bij de laatste vollemaanceremonie en zich ook echt inspant om ervoor te zorgen dat dit kan toenemen. Bij het volgende vollemaanritueel kunt u nog eens van voren af aan deze cyclus en de vervulling van uw belofte overdenken.

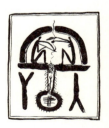

IV Ritueel voor de helingsweg

Het verjaardags-
ritueel

Het verjaardagsritueel
- Visioenentocht aan het begin van een nieuw levensjaar

Het verjaardagsritueel viert u alleen, in de Al-eenheid van de kosmische krachten. Als u het voor het eerst viert, kunt u aan een vriend vragen u te begeleiden als beschermer, als uw lijfwacht zogezegd. Het ritueel begint in de nacht voor uw verjaardag. Het enige wat u nodig heeft en moet meenemen, is wat u als medicijn- en krachtvoorwerpen in uw medicijnbundel heeft. Daarnaast neemt u mee een trommel en een kalebas, uw rookschaal met de kruiden en de veer, tabak, zoete likeur, een flesje etherische olie, misschien een kompas om de Heilige Richtingen te kunnen vaststellen, en lucifers of een aansteker. Ter voorbereiding denkt u na over een voorwerp dat de voor u belangrijkste gebeurtenis van het afgelopen jaar voorstelt. Ook dat voorwerp neemt u mee.

Aan het eind van de middag gaat u op weg naar een plek in de natuur waar u ongestoord een nacht lang kunt waken en ook een vuur mag aansteken. Als u een wachter meeneemt, moet u niet met elkaar praten. U verdiept zich in de taal van de natuur en laat zich naar de plaats leiden. Als u hem heeft gevonden, bouwt u een Medicijnwiel. Het is voldoende als u met acht stenen de acht richtingen markeert; in het midden kunt u later een vuur maken. Zodra u de cirkel heeft gelegd, zoekt u voldoende brandhout voor een nacht (net als bij het zoeken van stenen voor het Medicijnwiel moet het verzamelen van hout op een respectvolle, vragende en dankende manier gebeuren). Als u alles bij elkaar heeft,

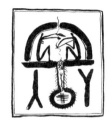

IV Rituéel voor de helingsweg

Het verjaardagsritueel

wijdt u de cirkel en roept de Heilige Krachten met het verzoek uw cirkel te heiligen, hem heel te maken. U rookt uw begeleider en laat zich door hem roken. Dan vraagt u hem buiten uw gezichtsveld te blijven, maar wel binnen gehoorsafstand, om u te kunnen beschermen. Als de zon zich klaarmaakt om onder te gaan, moet ook u klaar zijn om uw Medicijnwiel binnen te gaan.

U gaat op de plaats van het westen zitten en kijkt naar de dalende zon. Zoals de zon ondergaat, haar licht heengaat, zo gaat voor u een levensjaar ten einde. U kijkt terugblikkend naar het verstreken jaar. Wat heeft het u opgeleverd? Wat betekende het voor uw 'medicijn'? Bekijk het voorwerp dat uw belangrijkste gebeurtenis, uw wezenlijkste visioen van dat jaar symboliseert, en breng u zijn boodschap te binnen. Ga met dit voorwerp in de hand naar het noorden van het wiel en mediteer erover hoe en waar u zijn boodschap, uw visioen van het afgelopen jaar, in uw 'medicijn' heeft geïntegreerd. En dan neemt u de beslissing of u dat voorwerp en zijn symbolische kracht kunt weggeven, weer aan de aarde kunt toevertrouwen, zich weer leeg kunt maken, opdat het nieuwe u kan vullen. Als u bereid bent het weg te geven, begraaft u het voorwerp met een bedankje in het westen van het Medicijnwiel.

Nu begint het tweede deel van de ceremonie. U heeft afscheid genomen van het verleden – het is als getransformeerde kracht in uw innerlijk geïntegreerd, in wijsheid, in weten veranderd, dat uw 'medicijn' versterkt – u staat voor het niets, voor het nieuwe onbekende, voor het visioen waarvan u bidt. Nu gaat u in het oosten van de cirkel zitten, op de plaats van inspiratie en visioenen. U neemt uw trom-

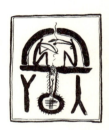

IV Ritueel voor de helingsweg

Het verjaardagsritueel

mel en kalebas, roept met hun kracht nogmaals de afzonderlijke krachten en vraagt hun met geheel uw hart u hier, nu, in deze nacht, tekens en instructies te geven voor uw visioenentocht van het komende jaar. U mediteert bij elke roep van de trommel over de kracht die u gebruikt: de kracht van uw 'medicijnbondgenoot', uw helpers uit de wereld van stenen, planten en dieren, de kracht van uw voorouders en verwanten, die u nastaan, die u een zingeving voorspiegelen met hun manier om het leven de baas te worden, de kracht van de droom (waar heeft u in dit jaar een 'Grote Droom' aan het wankelen gebracht?)... U vraagt alle krachten tot bronnen van kracht te worden, tot bronnen van licht dat u het nieuwe jaar toont dat nog in het duister voor u ligt en nog als brakke aarde is, en u laat zien waar u de handen uit de mouwen moet steken om dit stuk aarde vruchtbaar te maken. U laat telkens weer uw ogen waakzaam door het nachtelijk donker dolen. U probeert uw aandacht in alle vier richtingen te sturen, opdat u via de krachten van uw vier schilden alles kunt waarnemen wat de Heilige Wezens van het Al u als antwoord geven.

Hier volgen enkele voorbeelden van tonale antwoorden: een bepaald dier dat plotseling uit een van de acht richtingen uw cirkel binnentreedt; een uil of een roofvogel die in een bepaalde richting of recht boven het Medicijnwiel cirkels trekt; de roep van een nachtvogel die een gebed, een bijzonder voornemen ondersteunt; een bliksemflits of weerlichten in een van de vier windrichtingen; een plotselinge windvlaag uit een bepaalde richting; een glimwormpje dat op een van de cirkelstenen gaat zitten. En dit zijn voorbeelden van naguale antwoorden: u ziet verschillende lichtverschijn-

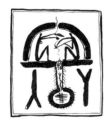

IV Ritueel voor de helingsweg

Het verjaardagsritueel

selen, de geestelijke verschijning van een voorouder of een heilige, geestelijke natuurwezens, mythische gestalten...
Soms kunt u ook heel angstaanjagende dingen ervaren, die u als donkere schaduwen lijfelijk op u af voelt komen. Dat zijn meestal projecties van uw eigen innerlijke angsten, die uit hun schuilplaats tevoorschijn komen, zich aan u vertonen en u daarmee een kans geven om ze definitief te overwinnen, ze onder ogen te zien en ze vanuit een ander standpunt te bezien dan dat van angstige, onwerkelijke gevoelens en een ander schild ernaar uit te steken dan het zuidelijke kinderschild, dat zijn vertrouwen verloren heeft. De sjamanen beweren dat angst niet bestaat, dat het een volkomen onwerkelijke kracht is die in de natuur niet thuishoort en alleen in een onwerkelijke voorstelling van het menselijk gevoel bestaat. Daarom moeten de sjamanen zich bij de eerste beproeving van hun leertijd hun angsten voor ogen houden en deze onwerkelijke, schijnbare wereld doen verdwijnen door te leren met hun angsten te 'dansen', zoals dat in hun taal heet. Dat betekent dat ze die angsten niet vanuit één punt moeten beleven, maar dat u ze als een vriend bij de hand moet nemen, er op alle plaatsen van het Medicijnwiel mee moet 'dansen' en ze met de kracht van de volledigheid moet ontmoeten, die zegt: 'Alleen liefde bestaat.'
Probeer u niet meteen in uw kinderschild van het zuiden te laten dringen. Als iets u tijdens uw nachtwake op het eerste gezicht beangstigt, roept u niet meteen uw wachter te hulp, maar herinnert u zich dat u in een heilige ruimte bent, die u beschermt en u de kracht van het geheel tot overwinning of verandering van de angst in vertrouwen ter beschikking stelt. U gaat deze angst, deze schaduw binnen, vraagt wat de

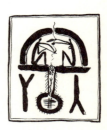

IV Ritueel voor de helingsweg

Het verjaardagsritueel

angst u voorspiegelt, roept uw bondgenoot, bijvoorbeeld uw krachtdier, laat zijn kracht in uw lichaam overgaan doordat u het danst, en bekijkt het schaduwwezen met diens ogen. Of u neemt de trommel en verbindt zich met de driekwartsmaat, met de kracht van de Heilige 3, de kracht van vertrouwen. U laat zich daarbij steeds leiden, want u krijgt beslist tekens en aanwijzingen van de krachten van het Heilige Wiel, waarnaar u zich moet richten, bij welke kracht u zich kunt aansluiten om deze 'strijd' met succes te kunnen doorstaan. Het is een ongelooflijk krachtig gevoel als u daarna merkt hoe de angst in een kracht verandert, hoe de schaduw in licht oplost. Als dat u gelukt is, heeft de nacht u een groot geschenk gegeven.

Nu pas steekt u het vuur in het midden van uw cirkel aan. U spreekt daarbij tot uw 'verwanten', tot het hout, tot de kruiden die u aan de vlammen geeft, tot de vlammen zelf. U zingt en trommelt voor de geest van het vuur, u roept hem, legt in al uw handelen de kracht van uw hart, uw liefde en dankbaarheid. Met uw gebeden, uw offergaven (kruiden, etherische olie), met uw muziek, met uw dans stemt u het vuur vriendelijk, opdat het u goedgezind is en uw zijn genegenheid laat merken doordat u ongedeerd uw handen in de vlammen kunt leggen. U haalt telkens weer de kracht van het vuur naar uw chakra's, die u daarmee reinigt en harmonieert, opdat ze zuivere verbindingskanalen met de wereld van het nagual worden.

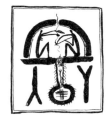

U mag toestaan dat uw waakzaamheid verslapt; deze nacht moet u wakker en zo 'volledig' mogelijk vieren. De tekens die u krijgt, zijn een geschenk van de krachten voor uw medicijn. U neemt ze allemaal op in uw hart en laat ze daar

IV Ritueel voor de helingsweg

Het verjaardagsritueel

tot een beeld rijpen, dat u zin en duiding geeft voor uw nieuwe levensjaar. Misschien was het geschenk een nieuwe bondgenoot die zich aan u openbaarde, misschien een visioen dat u de moed geeft in uw werk iets nieuws te beginnen, misschien een aanwijzing hoe u een belastende, gestoorde relatie met een bevriend mens kunt veranderen, misschien een teken van een ziekte die u iets wil zeggen...

Pas met de ochtendschemering zakt de magie van deze nacht weg en met het uitstromende licht van de zon wordt uw nieuwe levensjaar geboren. U dankt de Heilige Krachten van de plaats, het vuur, alle helpende geesten en uw bondgenoten, en dooft de energie van deze plaats door water en zoete likeur te sprenkelen. U roept uw wachter en dankt hem voor zijn bescherming. Samen met hem gaat u weer naar huis, waar u door uw vriend wordt ontvangen met een zweethut voor uw verjaardag, waarin u uw visioen van die nacht met hem deelt.

Het dagelijks leven, een ritueel

De zojuist beschreven rituelen zijn er slechts enkele uit een oneindige reeks rituelen die het leven over ons uitgiet. Het is weliswaar heel nuttig rituelen bij ceremoniën en feesten uit te voeren, maar de kracht van een ritueel is pas compleet of volledig als u hem in het dagelijks leven laat stromen en niet aan het eind van de ceremonie laat wegzakken. Als we al onze dagelijkse kleine en grote verrichtingen bewust, met volledige waakzaamheid van onze vier-schilden-krachten beleven, ze altijd in samenhang met het overkoepelende

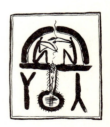

IV Ritueel voor de helingsweg

Het dagelijks leven, een ritueel

geheel zien, wordt tenslotte elke handeling, elke bezigheid, elke beweging een ritueel feest, waarin we de schoonheid van de aarde respecteren en haar uitdrukking verlenen. Als we niet meer volgens gewoonten leven, maar met ogen die geen gisteren en geen morgen kennen, het nu om ons heen zien, waarin ons de volheid van het leven steeds opnieuw en onverwacht raakt, als ons elke stap wordt getoond die ons in ons 'medicijn' versterkt, zal de kracht van vertrouwen ons in dit nu leiden. Ons overdadige streven naar zekerheid en vooruitplannen zullen we weer daarheen sturen waar ze vandaan zijn gekomen, namelijk voorbij de vier richtingen. Geen mens kan met zekerheid van tevoren zeggen wat het volgende uur hem zal brengen, hij weet niet eens of hij het wel zal overleven. Hij weet niet of hij de vriend die hij op dat moment nog spreekt, ooit weer zal zien. Hij weet niet of zijn huis er nog zal staan als hij van zijn werk terugkeert. Hij weet niet of zijn vrouw zoals gewoonlijk (!) daar op hem wacht. Hij weet niet of de zon de volgende ochtend bereid is het ochtend te laten worden... Ondanks al die onzekerheid doet hij alsof hij het wel weet – omdat het altijd zo is geweest, omdat hij het gewend is. En elke ervaring die zijn gewoonte doorbreekt, verrast hem zodanig dat hij volledig uit zijn evenwicht wordt geworpen en 'ziek' wordt.

Als we bereid zijn het unieke van elke dag, elk uur, elke minuut te onderkennen, dat er geen onderscheid meer is tussen doordeweekse dagen en zon-dagen, maar dat elke dag 'zonnig' is, geïnspireerd en bevrucht door de kracht van het zijn in het Nu, kunnen we het leven vieren als dienst aan God, als eeuwig vuur in harmonie met hemel en aarde.

Ons leven als ritueel opvatten betekent de spiegel van de

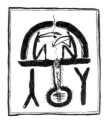

IV Ritueel voor de helingsweg

Het dagelijks leven, een ritueel

macrokosmische werkelijkheid als microkosmische gelijkenis zien. Om ons gescheiden-zijn, ons ontworteld-zijn uit de Al-eenheid te veranderen in de verenigende kracht van het geheel, mogen we ook hier, in het werk met het Medicijnwiel, niet vervallen in de fout om een nieuwe scheiding op te bouwen door alle handelingen en oefeningen van dit werk te isoleren van de rest van ons leven. Het mag geen vrijetijdsbesteding worden, er mag geen eerzucht achter liggen, die honger naar macht opwekt. De meest veeleisende en moeilijkste spirituele oefening is beslist de dienst aan het goddelijke in alles wat we doen, in het dagelijkse geschenk van het leven tot uitdrukking te brengen en te vieren. Het ontwaken is daarvoor een voorwaarde. Het heeft geen zin als we af en toe inslapen, in het oude terugvallen, nederlagen moeten ervaren; het enige wat telt, is onze bereidheid, onze moed, om telkens weer te willen ontwaken.

Hierover twee citaten van ontwaakte mensen:

> *De mens is 'fundamenteel op avontuur uitgezonden'. Mislukken is minder schadelijk voor hem dan vermeend afgeschermd zijn. God wil geen zoekers naar metafysische nooduitgangen, maar voltooiers van het mens-zijn van het zintuiglijke tot het bovenzintuiglijke.*
> Herbert Fritsche

> *Alleen hij die inziet hoe moeilijk ontwaken is, kan begrijpen dat ontwaken langdurig en hard werken is.*
> G. Gurdjieff

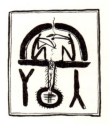

V
De acht jaarfeesten of zonnefeesten van de aarde

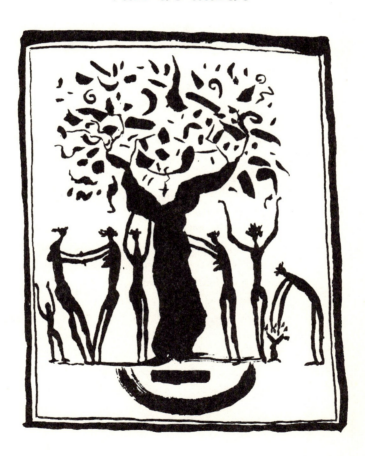

V De acht jaarfeesten of zonnefeesten van de aarde

'We leven op aarde om ons leven in harmonie met het hele universum te vieren.' Dat zijn de woorden van een indiaanse sjamaan. De acht zonnefeesten zijn de feesten van de acht Heilige Richtingen van het Medicijnwiel. Daarmee vieren de mensen hun eenheid met het Al als oerreligieuze daad van de menselijke soort.

Om de acht zonnefeesten in de zuiverheid en de oorspronkelijke kracht van hun oerbeelden weer te kunnen vieren moeten we weer naar onze erfenis uit de Oude Steentijd teruggrijpen. Onze voorouders uit de Oude Steentijd wisten dat ze lid van de 'Grote Kosmische Familie' waren. Ieder mens zag zichzelf als kind van de zon en de aarde, hij vereerde ze als zijn 'Grote Ouders', die hem het leven hadden geschonken en hem in leven hielden als hij zich tot hen zou blijven wenden en zich niet van hen vervreemdde. Hij begreep instinctief dat zijn eigen lichaamsas zijn verbinding met de aarde en de hemel was. In deze as moest hij rusten om zijn visioen, die zijn Grote Vader hem onvermoeibaar ten deel liet vallen, te kunnen ontvangen en deze als zijn 'droom' op de aarde, zijn Grote Moeder, wakker te kunnen dansen.

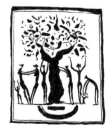

In zijn Grote Ouders had hij twee uitstekende helpers, die hem aarde en hemel als eenheid lieten beleven. In hun liefdesdans, waarin de aarde jaarlijks om haar echtgenoot, de zon, draait, heeft ze elke anderhalve maand, acht keer per jaar, een bijzondere ontmoeting met haar geliefden, die van groot belang is voor haar eigen groei, haar bewustzijnsontwikkeling. Al het leven op aarde is bij deze ontmoeting betrokken, het zijn de getijdenstromen van het jaar, de ritmen van de natuur, het groeien, rijpen en sterven; het is

V De acht jaarfeesten of zonnefeesten van de aarde

de kracht van de lichtspiraal die elk jaar opnieuw en eeuwig een cirkel beschrijft en daarbij de eindig-oneindige krachten van het nagual als zonnepijlen naar de aarde schiet. De mens van de Oude Steentijd voelde deze jaarlijkse golven van eb en vloed in zich. Hij pulseerde in de vibrerende adem van zijn aardemoeder en dook met haar in de achtvoudige zonne-impulsen, in het eeuwig cirkelende licht. Door zijn wezensverwantschap voelde hij zich een met zijn Grote Ouders en hun bevruchtende huwelijken waren voor hem een reden om ze te vieren, met hen feest te vieren.

Wat betekent dat nu voor ons als we die acht feesten weer gaan vieren?

Het gaat er in wezen om dat we de band met onze 'Grote Familie' weer vinden. De acht zonnefeesten van de aarde als oerreligieuze feesten, als meditatie en godsdienst van de mensheid, zijn onze visioenscirkel. Het is de mens in het oerbeeld van het Medicijnwiel, die zich in de visioenscirkel van de aarde, onze Grote Moeder, vlecht. Ieder mens is in zijn bewustzijnsontwikkeling – van de Heilige 5 via de Heilige 10 en de Heilige 15 tot de Heilige 20 – in de cirkel van zijn volledigheid, zoals het Medicijnwiel ons toont, door de acht Heilige Richtingen met het Al verbonden. Dat zijn richtingskrachten, oriëntatiezuilen naar zijn midden. Daarmee 'dansen' we elke dag, elk uur; soms communiceren we meer met de kracht van het zuiden, soms meer met de kracht van het noorden...

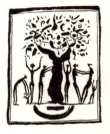

Het geweldige en unieke van de acht feestdagen is nu dat op acht vaststaande momenten in het jaar de hele mensheid haar 'wielen', samen met de aarde, in dezelfde positie naar de zon richt, om zich samen met haar, als gelijkgezind

V De acht jaarfeesten of zonnefeesten van de aarde

wezen, met een thema bezig te houden, dat telkens uit de acht richtingen van het wiel naar voren komt. Op die manier kunnen we als mens onze wezensverwantschap met aarde en zon steeds meer 'belichten' en, gedragen door de kracht van de natuurlijke ritmen, die een spiegel van ons innerlijk worden, kunnen we weer 'normaal' worden, onze 'krankzinnige' houding weggeven, ons weer in de Kosmische Cirkel voegen, in onze oerfamilie, waar we dan ook zullen weten waartoe ieder van ons gebruikt wordt – als medicijnvrouw en medicijnman!

Ook nu nog zijn we kinderen van zon en aarde – ook als dat voor ons intellectuele bestaan kinderlijk mag klinken. Dat is een kosmisch oerbeeld, dat voor de menselijke soort eeuwige geldigheid bezit. De zon als kracht van het licht en van het visioen was en is altijd symbool van het totale menselijke bewustzijn, ze is de draagster van het bewustzijn. Als vaderlijke erfenis hebben we van de zon een bepaalde taak voor de deelname aan het mens-zijn gekregen – onze 'droom' – en ze schenkt ons telkens weer haar inspiratie voor de aardse vormgeving ervan als we ons als zoekers van visioenen tot haar wenden. Als we ons met de aarde verbinden, haar met intensieve deelname op haar jaarlijkse kring om de zon begeleiden en innerlijk acht keer met haar stilstaan bij de krachten van de acht Heilige Richtingen, kunnen we samen met haar de impuls ontvangen die de zon op deze halteplaatsen als specifieke lichtkracht over de aarde uitgiet.

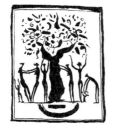

Als de acht zonnefeesten precies op de daadwerkelijke astronomische zonnestand worden gevierd, ervaart de mens daarin de gebundelde naguale kracht, waarvoor hij zich op

V De acht jaarfeesten of zonnefeesten van de aarde

dat tijdstip gemakkelijker dan op andere tijdstippen kan openstellen. De zon is op dat moment namelijk helemaal op de aarde, op een van de acht richtingen betrokken.

Uit de feesten van de vroegchristelijke kerken is ons nog iets behouden gebleven van het oorspronkelijke karakter van die feesten, die uit de vier kardinale ontmoetingen van aarde en zon ontstaan:

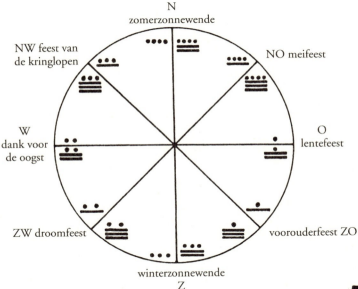

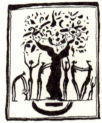

Laten we, vanuit de aarde gezien, beginnen met de laagste stand van de zon. Het is de langste nacht van het jaar, de winterzonnewende op 21 december. Dit feest kennen we als het kerstfeest. Vandaar stijgt de zon weer omhoog in haar baan en na een kwartaal, op 21 maart, is de dag-en-nacht-evening, het begin van de lente. Hier ligt het oerchristelijke

V De acht jaarfeesten of zonnefeesten van de aarde

tijdstip van het paasfeest. Weer een kwartaal later, op 21 juni, is de zon in haar hoogste stand; het is de langste dag van het jaar, de zomerzonnewende. Op die dag vieren we in christelijke zin Sint-Jan en steken we sint-jansvuren aan. Vanaf de hoogste stand zakt de zon weer in haar baan, tot licht en donker na weer een kwartaal in evenwicht zijn, bij de herfstdag-en-nacht-evening op 23 september. De oerkerk vierde dan haar oogstdankfeest.

In dit viervoudige ritme zijn ons de jaarfeesten nog vertrouwd. Maar slechts heel weinig aanhangers van de verschillende religies dringen in hun feesten door tot de oerbetekenis van deze feesten, zoals de 'kindmens' in de Oude Steentijd ze nog vierde. We zouden bij het vieren van de vier feesten hun ware betekenis kunnen begrijpen als we slechts de vier jaargetijden als uitgangspunt zouden nemen. Laten we eens naar de volgorde van de seizoenen kijken. Daar is het tere kloppen van de lente, de eerste kleuren na de schraalheid en de stilte van de winter. Dan komt de luidruchtige zomer, die de lente met grote overvloed overrompelt, die met uitbundige taferelen en verzengende hitte gepaard gaat en zich in de armen van broeder herfst werpt. De herfst, die zijn hoorn des overvloeds over het land uitschudt, in zachte melancholie het doodslied in de wind neuriet tot het een gesuis wordt, en alles wat gestalte heeft gekregen in de zee van nevels verdwijnt. Dan komt broeder winter tevoorschijn, die zijn plaats inneemt en rijp en ijs over de kale velden en bladloze bomen werpt. Alleen al deze beelden zouden ons kunnen inspireren bij de zin- en vormgeving van de vier feesten.

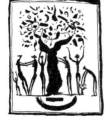

Als we de viervoudige jaarfeestcirkel compleet maken door

V De acht jaarfeesten of zonnefeesten van de aarde

de tussenliggende oerfeesten erbij te betrekken, krijgen we de hele cirkel van de acht zonnefeesten (zie de afbeelding op pag. 335).

Bij de volgende beschrijving van de acht feesten steun ik bewust 'slechts' op de wijsheid van het wiel en op de vormsuggesties die van de natuur uitgaan. Er zijn beslist nog meer of andere aanknopingspunten, bijvoorbeeld uit de Chinese cultuurkring. De Chinezen behoren namelijk tot degenen die – tot de Revolutie van 1911 – traditiebewust hebben aangeknoopt bij de erfenis van de Oude Steentijd, met name bij de achtvoudige reeks van jaarfeesten. Daarom kan het *Boek der veranderingen*, de *I Tjing*, met zijn acht oertekens betrokken worden bij de duiding van de acht feesten. De astrologie is in dit verband eveneens zinvol.

Natuurlijk moeten we beseffen dat deze feesten op het zuidelijk halfrond of op de polen een ander karakter hebben. We spreken hier alleen over de Europese breedtegraad.

We vieren de acht feesten in overeenstemming met de natuurlijke beweging van de aarde om de zon, dus tegen de wijzers van de klok in. In deze kringloop van de aarde om de zon voegen we ons in als hun eeuwige kinderen. Samen met onze Grote Moeder trekken we onze feestgewaden aan, we versieren ons en de plaats waarvoor we zorg dragen, en bereiden ons voor op de eredienst waartoe de hele mensheid in de geest van de zon is opgeroepen.

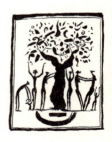

V De acht jaarfeesten of zonnefeesten van de aarde

21 december – het feest van het zuiden

We beginnen onze reidans van feesten met het natuurlijke begin van het jaar, de winterzonnewende op 21 december. De gewijde nacht (in het Duits is Kerstmis *Weihnachten*) is de langste nacht van het jaar. De aarde en al het leven duikt in het diepste donker van het jaar, in het vormloze zwart, in de hoorbare stilte van de kosmische duisternis. De aardemoeder geeft zich moedig over aan dit geheim van de langste nacht; ze is helemaal in haar eigen donkerte teruggetrokken, in haar diepste diepte geconcentreerd, om te dromen in het nog niet geopenbaarde, om in deze droom de krachten te verzamelen die ze voor haar nieuwe jaarcirkel nodig heeft.

Dit oergedrag van de Grote Moeder is het symbool van de 'kindmens', die als Gilgamesj, de lichte godgelijke, in zijn eigen afgrond, in zijn eigen zielendonker moet afdalen om zijn broeder Enkidoe, de zwarte schaduw, te ontmoeten, zoals een van de oudste verhalen van de mensheid vertelt. Iedereen houdt van Gilgamesj, die straalt als de zon, en iedereen schuwt Enkidoe, de duistere broeder. Maar het zijn de helften van de 'complete' mens en ze moeten een verbinding aangaan om één te worden – want waar licht is, daar is ook schaduw. We kunnen 'licht' alleen kennen, begrijpen, als we tegelijkertijd aan 'donker' denken. In het zuiden van het wiel, de diepste jaarnacht, vierde de 'kindmens' zijn broeder Enkidoe.

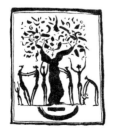

Het zuiden in de kracht van de Heilige 3 en 13 verbindt de ziel van de mens met de wereld van de planten en het rijk van de gewassen. Daaraan herinnert ons nu nog het gebruik

V De acht jaarfeesten of zonnefeesten van de aarde

21 december · Het feest van het zuiden

om met Kerstmis een groene naaldboom in huis te halen waarop we het licht ontsteken. De planten herinneren ons op dit feest aan de kracht van vertrouwen en onschuld: zoals ze zich in hun zaad zonder angst voor de duisternis van het aardrijk overgeven en voelen dat daar de krachtbron van hun groei, hun kiemplaats is, die hen naar het licht zal leiden, zo moet ook de mens in de diepste afgronden van zijn ziel onderduiken in het donkere water van zijn zielenzee en het vertrouwen hebben dat hij door overgave aan het donker naar het licht wordt geleid. Dat is namelijk het eigenlijke geschenk van deze nacht: de wedergeboorte van het licht.

De langste nacht van het jaar verkondigt ons het afscheid van de duisternis en is de begroeting van het pasgeboren en herboren licht. We bewijzen eer aan Christus, die het universum ons in deze nacht schenkt als pasgeboren, onschuldig lichtkind dat verlichting aan de duisternis brengt. Op dit feest delen we met de aarde en al haar schepselen in liefde en vrede het herwonnen licht, dat nog amper waarneembaar in de teerheid en broosheid van de pasgeborene tot ons komt, dat zijn eerste stralen in de duistere spelonken van ons innerlijk laat vallen en ons verlichting kan brengen bij onze vragen: 'Welk zaad in mij is het dat voor het komend jaar wil ontkiemen en rijpen, welke verantwoordelijkheid neem ik op me, welke zorgen draag ik, opdat het in harmonie met alles kan groeien? Waar beleef en zie ik mijn donkere en lichte kanten, wie in mij is Gilgamesj en wie Enkidoe?' We ontmoeten ook Heracles, een eregast in ons, want ook wij hebben heldhaftig de twaalf beproevingen van de twaalf maanden in de jaarcirkel doorstaan. We mogen

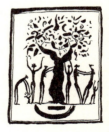

V De acht jaarfeesten of zonnefeesten van de aarde

21 december
· Het feest van het zuiden

zonder valse bescheidenheid een held zijn om ons dan met vereende kracht op een nieuwe avontuurlijke reis te begeven, die als plan, nog zonder gestalte, als overvloed van mogelijkheden voor ons ligt. In deze Heilige Nacht ervaart onze ziel iets heiligs, iets helends. Ze is in harmonie, in de kracht van de planten, van de lichtboom, en net als de herders behoeden we de vrede van deze nacht en delen we de vreugde door geschenken te geven en te ontvangen.

4 februari – het feest van het zuidoosten

We begeleiden de aarde anderhalve maand lang vanaf de dag van de winterzonnewende op haar baan om de zon en staan even samen met haar stil om het voorouderfeest, het feest van de Heilige 6 en 16, te vieren. Het is nog winter, maar met de langzaam langer wordende dagen beginnen we de lente al te vermoeden. We hebben een vermoeden van wat zich in het verborgene van de aarde, onder haar witte sneeuwkleed, aan levenskrachten begint te ontvouwen, van de ijverig scheppende handen van de Grote Moeder, die al aan het werk zijn om zich kort daarna aan het leven te openbaren. We zien al de eerste spruiten, die het aardrijk hebben doorbroken en zich door de zon laten beschijnen.

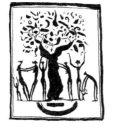

Alle krachten van de natuur zetten zich aan het werk. En ook de mens is opgeroepen om een bijdrage te leveren aan het werk van zijn kosmische familie. Daartoe wekken onze voorouders ons op. Ze spreken op deze dag tot ons en we kunnen vragen aan hen stellen en hun hulp inroepen. Met hun licht, waaraan ze als mens hun leven hebben gewijd,

V De acht jaarfeesten of zonnefeesten van de aarde

4 februari
· Het feest van het zuidoosten

bestralen ze onze vermoedens en onze stoutste dromen en utopieën. Die willen we in ons handelen op aarde als eeuwig licht, dat zich bij de lichtketen van de geschiedenis aansluit, aan het universum teruggeven als onze bijdrage aan het goddelijke werk. De voorouders en de avatars als eeuwige zonnen, als verlichten, ontmoeten ons op deze dag. We bezinnen ons op een van onze voorvaderen, op het wezen van zijn werk, zijn daden, en treffen hen op de brug van het nagual om zijn geest met de onze te verbinden en de vraag toe te lichten: 'Wat is het dat mijn licht met dat van hem verbindt?' Op dit feest sluiten we ons aan bij de toekomstdroom van de aarde, waaraan ook wij als een van haar kinderen deel hebben en voor de verwezenlijking waarvan we verantwoordelijk zijn. We zijn werktuigen en dienstbare medewerkers, die vreugde beleven aan hun activiteiten, aan het ontvouwen van hun talenten en gaven, en deze zinvol inzetten voor de genezing van het geheel.

21 maart – het feest van het oosten

En weer zijn we anderhalve maand verder gereisd met de aarde en maken we ons opnieuw mooi om het ritme en de melodie van een feestelijke dans te leren, de intrededans van de lente! Dag en nacht zijn even lang. We vieren het weer opgestane licht, dat weer zichtbaar is aan de langer wordende dagen. We bloeien op met de eerste bloesems en staan in voor onszelf en alles wat ons in onze groei tot volledige vrucht overkomt, in het op ons nemen van de schuld en de zonde (afzondering). De Grote Moeder laat ons hier

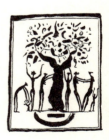

V De acht jaarfeesten of zonnefeesten van de aarde

6 mei
· Het feest van het noordoosten

met name zien hoe ze elke dag de zon ontvangt, de kracht van het vuur en de creativiteit opneemt en haar tot een eigen krachtbron transformeert.

Op dit feest schenkt de zon ons haar vuur, dat ons visioen ontsteekt. En met het vuur leert ze ons dat iets moet sterven om opnieuw geboren te worden – de dood van de materie baart het licht. Wij zijn zelf scheppers, door visioen en orgasme, wij zijn kinderen van de zon. We vragen bij dit feest om ons dagelijkse visioen, om de instructie voor de volgende stap die we moeten zetten. Het is het feest van openbaring, de zonneboodschap, het hooglied van het onsterfelijke en eeuwige licht, dat het goddelijke, de Al-schepper-geest, verkondigt. We beleven met de aarde en alle levende wezens onze eigen opstanding in de drang naar buiten, in de overgave aan de oprijzende levensgeesten; we zijn zelf het laaiende paasvuur, het lam met het zegevaandel, verlichten door het hangen aan het kruis, ingewijden in het mysterie van dood en geboorte.

6 mei – het feest van het noordoosten

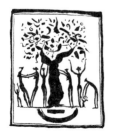

Anderhalve maand later vlechten we bloemenkransen en gaan met kleurige linten naar de meiboom, versieren hem en dansen om hem heen. Bij deze dans verschijnt ons Pan, de gehoornde god. Hij voert de reidans aan, opent onze zintuigen om ons op de toon van de aarde af te stemmen. We worden één met het wezen van steen, plant en dier, dronken van de volheid der vormen en gestalten, en genieten als in een roes van het overvloedige lichaam van de Grote

V De acht jaarfeesten of zonnefeesten van de aarde

6 mei
· Het feest van het noordoosten

Aardgodin, die op deze dag haar geliefde ontvangt, die Walpurgis viert in de roes der zinnen, in de aardse liefde, om opnieuw leven te schenken. Hemel en aarde hebben gemeenschap en betrekken ons in hun liefdesfeest, opdat wij genezing ervaren in de eenheid van alle wezens. Het pulserende levenssap van de meiboom dringt tot ons door en wij voelen hoe het stroomt, hoe het van wortel tot kruin omhoogkruipt; onze aderen kloppen ervan en heilzaam levensgroen omgeeft ons als een mantel van bladeren.

We zijn gekomen met onze medicijnschilden, met onze 'gildebeelden', om ze aan de meiboom op te hangen, om ze alle dansers te laten zien en hun uiteenlopende gedaanten te delen. Op dit feest komen uit het nagual de Heilige Kracht van de 9 en 19 tot ons, de krachten van beweging. Ze gieten hun hoorn van overvloed over ons uit om ons 'medicijn' te bewegen, ze steeds meer te vervolmaken tot heilelixer dat de aarde mooier maakt. Onze vier schilden worden rond, we dansen ermee en balanceren hun vier lichten naar alle vier kanten.

In het contact met onze oudere broeders en zusters, de stenen, de planten en de dieren duiken we in de wereld van de materie. We luisteren naar de trillingen en tonen van hun spraak, we ruiken de geuren en proeven de samenstelling van hun werken. De kleurenpracht om ons heen stroomt over in ons lichaam en laat de lichten in ons stralen als een regenboog, die strak tussen hemel en aarde staat.

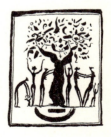

V De acht jaarfeesten of zonnefeesten van de aarde

21 juni – het feest van het noorden

Met het toenemende licht reizen we weer anderhalve maand met de aarde om de zon en vieren op de langste dag van het jaar de zomerzonnewende. Het is het feest van het noorden, want in het noorden van de aarde wordt het op deze dag niet nacht; de zon schijnt er dan 24 uur. Hier wordt ons het geheim van het licht geopenbaard, dat dan zegt: 'Kijk, zoals jullie mij vandaag de hele dag en de hele nacht kunnen zien, zo ben ik altijd bij jullie, ook als jullie mij niet kunnen zien.' In het licht van de zomer komt alles wat in de natuur verborgen is, tot ontplooiing. De hoogste stand van de zon vervult ons op deze feestdag met de kracht van de dierlijke geest, die het hart in ons verlicht opdat we het innerlijke dierlijke wezen bevrijden, zijn instinct, zijn duidelijkheid in het handelen, zijn weten in ons verstand opnemen. We steken de zonnewendevuren aan, die net als de zon in het noorden de hele nacht branden, en louteren ons doordat we al het verkeerde denken, dat niet uit de kracht van het hart komt, aan de vlammen overgeven en tot 'verlicht denken' transformeren. Bij deze reiniging ontpopt zich ons 'Hogere Zelf', barst de te nauw geworden huid van het 'Lagere Zelf' en straalt in het midden van de hemel als de poolster, waarin al het weten, alle logica en denkkracht geïntegreerd zijn.

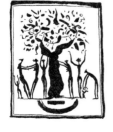

Met behulp van de Heilige Kracht van de 4 en 14, die zich bij dit feest rechtstreeks tot ons wendt als we haar roepen, beginnen we onze rol en ook die van de anderen te begrijpen, te respecteren en lief te hebben. We werpen ons ego af en verenigen ons met onze dierlijke natuur en onze dierlijke

V De acht jaarfeesten of zonnefeesten van de aarde

bondgenoot, die onze wegwijzer wordt bij de volgende opstijging, het donker tegemoet. Want de zon moet vanaf haar hoogste stand weer in de diepte van het donkere rijk afdalen. Zo vieren we in de hoogste stand van het licht de wedergeboorte van de duisternis.

21 juni
· Het feest van het noorden

8 augustus – het feest van het noordwesten

En weer anderhalve maand later bereiden we ons met de aarde voor op het feest van de kringlopen en de Kosmische Wetten. We verbinden ons met de kracht van de Heilige 8, die zich via de wereld van de planten aan ons openbaart. De planten herinneren ons aan het oervertrouwen dat ze in de wetten en de kringlopen van de natuur hebben. Ze kennen hun wezenlijke behoeften en leven ermee in harmonie omdat ze weten dat daarin wordt voorzien.

We bezinnen ons op onze gevoelens en motieven, op onze wezenlijke wensen, die onze eigen groei voeden en die we in de dialoog met onze plantaardige verwanten kunnen leren kennen. Op die manier voorbereid, ontvangen we de kracht van de Heilige 8, de eindige en toch oneindig weerkerende kringlopen en cycli. Onze voeten volgen de vorm van de 8 in de dans. We dansen en dansen, we nemen het aanrakingspunt van de beide cirkels waar en voelen hoe we het reeds vervulde achter ons laten en met een draaiende beweging binnengaan in wat nog voltooid moet worden. Daarmee stappen we door de poort tussen dood en geboorte en door dit ritme in acht te nemen beleven we de Heilige 8 en 18, de kracht van de wetgever, die door die

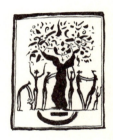

V De acht jaarfeesten of zonnefeesten van de aarde

21 juni
• Het feest van het noorden

krachten heen werkt. Ze belichten op deze dag de wetten van ons lot, die we als planten in vreugde kunnen aannemen als we de wet van de 8 als natuurlijke oerwet hebben begrepen, waarop alle groei is gebaseerd. In het licht van deze krachten kan het ons lukken in vrede met de eigen behoeften en die van de anderen (mens, dier, plant en steen) te leven.

23 september – het feest van het westen

Op deze dag verkondigt het licht van de zon het begin van de herfst. Dag en nacht houden elkaar in evenwicht. We danken de oogst. We trekken door de geoogste velden en akkers van onze Grote Moeder, versierd met de vruchten van het jaar, tot wijding bereid, tot het dankmaal uitnodigend. Alles wat ons dit jaar is overkomen, is vrucht geworden, iets wat gegroeid en gerijpt is, wat in constante wisseling van licht en donker is gevoed. We houden een terugblik op onze oogst – op onze materiële, psychische en geestelijke gaven die ons dit jaar ten deel zijn gevallen. Het oer-gedrag van de Grote Moeder bij dit feest is het schenken en verdelen van haar vruchten. Wij laten ons grijpen door dit gedrag en schelden alle schulden die anderen bij ons hebben – materiële en psychische – kwijt, we bevrijden ons van die last om in onszelf braakliggend land te scheppen, lege velden, die weer bereid zijn te ontvangen.

Zoals bij dit feest dag en nacht elkaar in evenwicht houden, moet ook ons geven en nemen in harmonisch evenwicht zijn. Daarvoor hebben we het vermogen om te delen in ons-

V De acht jaarfeesten of zonnefeesten van de aarde

zelf. Rondom de levensboom branden de vier vuren van de Heilige Richtingen. Hier offeren we onze gaven, we laten ze los en aan de vlammen wordt opnieuw onze wil ontstoken om weer te zaaien, te groeien, te nemen, te geven. De angst om te sterven, om weg te geven verdwijnt en wordt in het vuur veranderd in wilskracht, die tot nieuw leven bereid is. Met de vallende bladeren legen we ons op de aarde; de geuren van de stervende bladeren en de donker wordende kleuren begeleiden ons op de reis in de innerlijke wereld, waarin we ons terugtrekken en verzinken.

23 september
· Het feest van het westen

8 november – het feest van het zuidwesten

De steeds langer wordende nachten bereiden ons voor op het feest van de Heilige 7 en 17, het feest van de droom en zijn hoeders. De blik in het rijk van de droom wordt ons alleen via de aarde toegestaan. De Grote Moeder deelt haar droomwevende helpers met ons: de geesten van de elementen vuur, aarde, water en lucht; de salamanders en faunen, de gnomen, dwergen en deva's, de undinen, wallinen en nimfen, de feeën, sylfen en trollen. Ze zijn de geesten die ons naar dromenland voeren, ons als welkome gasten op beelden en wonderlijke werken 'onthalen', ons laven met het tijdloze Eeuwige Licht in de eindeloze ruimte.

We komen naar dit feest als gastheren die de tafels met de lievelingsgerechten van de droomgeesten dekken, met glinsterende linten, glimmende munten, bonte ringen en kleine kransen. We bevochtigen de aarde met zoete likeur en danken haar met zachte melodieën voor haar hulp. We

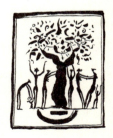

V De acht jaarfeesten of zonnefeesten van de aarde

8 november

· Het feest van het zuidwesten

brengen een droom mee, die werkelijkheid wil worden, die we wakker dansen, op de aarde zichtbaar willen dromen. Met deze droom gaan we naar een van de onzichtbare helpers en vragen om zijn licht, om het 'medicijn' van de droom te verlossen. Iets in onze diepte begrijpt dat de aarde ons deze helpers stuurt, want ze heeft ons nodig als bouwmeesters die licht in materie veranderen. Dat is namelijk onze ware roeping. De aardemoeder herinnert ons er bij dit feest aan dat we alleen door bemiddeling van de droomgeesten de drempel tussen droom en werkelijkheid kunnen overschrijden en dat we alleen in samenwerking met hen de verbinding van de beide werelden levendig kunnen houden. Na de novembernevelen bereiden we ons er in de adventstijd op voor om opnieuw de wedergeboorte van het licht uit de diepste nacht te begroeten. Zo wordt de reidans afgesloten, het jaar is rond, aan het einde ligt al het begin van de nieuwe weg van de Grote Moeder.

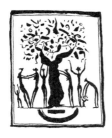

Aan de geest van het boek

*Ik neem nu afscheid van Jou
en stuur Je weg
naar de onbekenden die Jou vinden.
Jij was een jaar lang mijn begeleider,
was vriend en vijand,
was mijn strijd, mijn dans,
was licht en schaduw voor mij,
was medicijn – zoet en bitter.
Jij bracht me naar nieuwe landen,
waar woestenij, berg en rots
mijn grenzen vormden,
waar stilte tot me sprak
en duisternis tot licht brak.
Jij leidde me van het vele
naar de bron,
die uit waterdruppels woorden vormde,
die een maandkring lang opdroogde
en mij tot absolute leegte dwong.
Maar hij vulde zich opnieuw
in de geest van de wil
en het ontvangen:
er groeiden nieuwe instincten, geboren
uit de droom van de nacht,
gevoed in het waken bij de
heilige stenen,
die achtvoudig mij omcirkelden.
Met Jullie hulp, geesten van deze aarde,
weefde ik draad na draad.
Met Jouw grondbeginsel,
mijn geliefde,
controleerde ik de pijlers
van mijn gebouwen.
Lucecilla, citrien, maretak,
uilengeest en bergkristal,
fluitenfee en merelwiel,
Jullie waren mijn trouwe helpers!
Mijn dank aan Jullie
en aan al mijn leraren –
die mijn dromen vermeerderden.

Ik laat Je los, mijn boek,
Jij oogst van mijn eilandjaar,
ik geef Je een weg,
ik laat Je gaan,
ben weer leeg
en verheug me op een weerzien.*

Literatuur

Capra, Fritjof: *The tao of physics*. Z.pl., 1975. (Ned. vert. *De tao van fysica*. Amsterdam, 1995.)

Dethlefsen, Thorwald: *Schicksal als Chance*. München, 1981.

Dethlefsen, Thorwald, en Dahlke, Rudiger: *Krankheit als Weg*. München, 1982. (Ned. vert. *De zin van ziekzijn*. Deventer, 1995.)

Dömpke, Stephan (red.): *Tod unter dem Regenbogen*. München, 1982.

Eliade, Mircea: *Schamanismus und archaische Ekstasetechnik*. Frankfurt a.M., 1982.

Haich, Elisabeth: *Tarot: die zweiundzwanzig Bewußtseinsstufen des Menschen*. München, 1971. (Ned. vert. *De wijsheid van de tarot*. Utrecht, 1991.)

Harner, Michael: *The Way of the Shaman*. San Francisco, 1980. (Ned. vert. *De weg van de sjamaan*. Haarlem, 2001.)

Hawken, Paul: *The Magic of Findhorn*. Z.p.,1975. (Ned. vert. *De magische wereld van Findhorn*. Amsterdam, 1978.)

Höhne, Anita: *Die neuen Magier der Gesundheit*. München, 1984.

Keyserling, Arnold: *Das Erdheiligtum. Die Urriten von Raum und Zeit*. Wenen, 1983.

Keyserling, Arnold en Wilhelmine: *Kriterien der Offenbarung. Astrologie, Mantik, Numerologie, Mystik, Magie*. Wenen, 1982.

Keyserling, Arnold en Wilhelmine: *Magie der Chakras*. Wenen, 1983.

Schrödter, Willy: *Pflanzengeheimnisse*. Eschwege, 1978.

Schwarzer Hirsch: *Die Heilige Pfeile*. Bornheim, 1982.

Seitz, Margit: *Der Meditationsführer*. München, 1983.

Sills-Fuchs, Martha: *Wiederkehr der Kelten*. München, 1983.

Storm, Hyemeyohsts: *Gesang des Heyoehkah*. Interlaken, 1983.

Storm, Hyemeyohsts: *Seven arrows*. New York, 1972. (Ned. vert. *Zeven pijlen: de diepe kennis van het medicijnwiel geopenbaard*. Haarlem, 2001.)

Waters, Frank: *The Book of the Hopi*. New York, 1977.

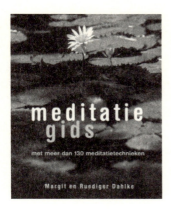

Margit en Ruediger Dahlke
MEDITATIEGIDS
Met meer dan 130 meditatietechnieken

Mediteren is en blijft het antwoord op de eenzijdige levensvisie die de westerse wereld domineert. We beschikken in het Westen wel over alle mogelijke middelen om een comfortabel leven te leiden, maar natuurlijke harmonie en diepe gemoedsrust zijn vaak ver te zoeken. Mediteren is een goede manier om het evenwicht tussen lichaam en ziel te herstellen en weer in harmonie met de natuur te leven. Dit boek bevat meer dan 130 meditatietechnieken, die elk uitvoerig worden beschreven. Bij elke techniek staat aangegeven voor wie ze geschikt is.

Meditatietechniek is een onuitputtelijke hulpbron voor beginners en gevorderden.

Paperback　　　　　　　　　　　　　　　ISBN 90 5513 401 5

Een uitgave van Verba

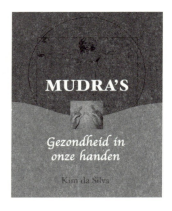

Kim da Silva
MUDRA'S
Gezondheid in onze handen

Op basis van oeroude inzichten van de oosterse geneeskunde heeft Kim da Silva een manier ontwikkeld om de zogeheten mudra's of vingerreflexzones in het dagelijks leven zinvol te gebruiken. Het enige wat u daarvoor nodig heeft, zijn uw beide handen.
Met de vingerhoudingen kunnen we onszelf in evenwicht brengen en dat is een zeer effectief middel om onze gezondheid weer in eigen handen te nemen.

Paperback   ISBN 90 5513 497 X

Een uitgave van Verba